U0380849

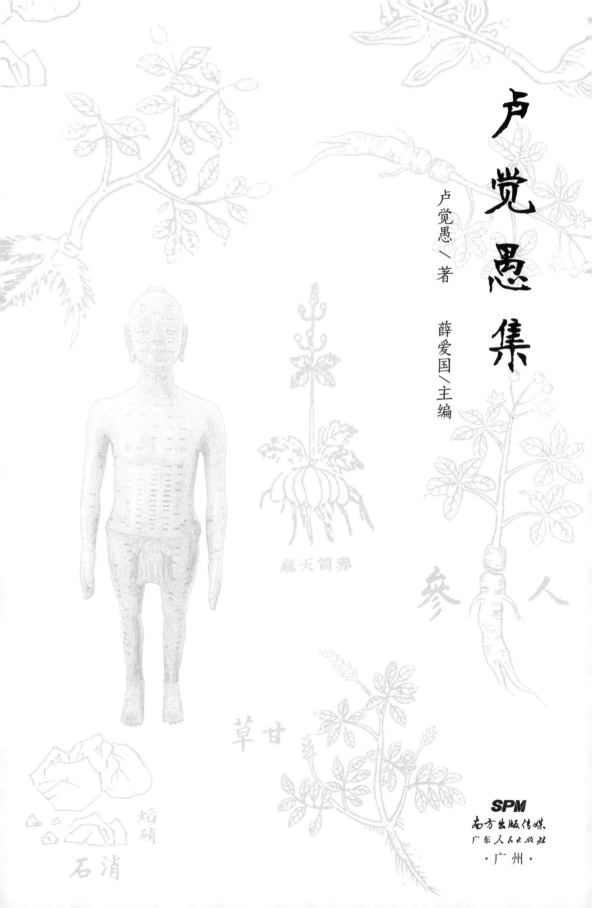

卢觉愚集

卢觉愚 \ 著

薛爱国 \ 主编

SPM
南方出版传媒
广东人民出版社
· 广州 ·

图书在版编目（CIP）数据

卢觉愚集 / 卢觉愚著；薛爱国主编. —广州：广东人民出版社，2021.9
ISBN 978-7-218-14058-2

Ⅰ.①卢…　Ⅱ.①卢…　②薛…　Ⅲ.①中医学—文集　Ⅳ.①R22-53

中国版本图书馆CIP数据核字（2019）第259240号

LU JUEYU JI

卢觉愚集

卢觉愚　著　　薛爱国　主编

出 版 人：肖风华

策划编辑：王俊辉
责任编辑：李永新
装帧设计：奔流文化
责任技编：吴彦斌　周星奎

出版发行：广东人民出版社
地　　址：广州市海珠区新港西路 204 号 2 号楼（邮政编码：510300）
电　　话：（020）85716809（总编室）
传　　真：（020）85716872
网　　址：http://www.gdpph.com
印　　刷：广州市浩诚印刷有限公司
开　　本：787 毫米 ×1092 毫米　1/16
印　　张：22　　字　数：400 千
版　　次：2021 年 9 月第 1 版
印　　次：2021 年 9 月第 1 次印刷
定　　价：120.00 元

如发现印装质量问题，影响阅读，请与出版社（020-85716808）联系调换。

编 委 会

作者简介

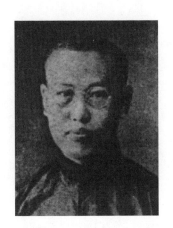

卢觉愚（1899—1982），广东东莞人。出生于中医世家，少年时代师从伤寒名医丹峰禅师。出师后在香港行医，声誉渐著。民国 15 年（1926），考入香港东华医院任内科医席。民国 27 年（1938），任香港东华医院第一任中医长。

卢觉愚是中医伤寒学名家，中西医理汇通的倡导者和实践者，被医学界尊为中医科学化的先驱。在香港除任东华医院中医长外，兼任中央国医馆广东分馆名誉董事，香港中华国医学会主任兼学术部主任。创立第一届医师研究所，举行医学演讲会，主办伤寒、针灸讲座，开香港集体讲学之先声。主要著作有《觉庐医案新解》《实用伤寒论讲义》《实用脉学讲义》《实用处方学讲义》《临床针灸要诀》等。

前　言

中医学源远流长，历史上岭南地区涌现过许多著名医家，为中医学的传承、发展、创新做出了卓越贡献，其中莞籍医家占有一席之地，卢觉愚就是杰出代表。卢觉愚是近代中医伤寒学和针灸学临床家、教育家，澄江学派在岭南的代表，中西医理汇通的倡导者和实践者。他倡导中医科学化，主张中医应兼容并蓄，吸收新知，突破局限，被中医界尊为中医科学化运动的先驱；又将针灸经穴与神经系统作出精细的对比研究，为中国第一人。他精研《黄帝内经》《伤寒论》，深得其中奥妙，在伤寒学和针灸学研究方面成绩斐然，享誉东南亚及港澳台地区。卢觉愚著作颇丰，著有《觉庐医案新解》《觉庐医话录存》《针灸问答》《觉愚医学精讲》《实用伤寒论讲义》《实用脉学讲义》《实用处方学讲义》《古今医案选读》《临床针灸要诀》等，但不少论著已毁于战乱，幸存者亦散落各地。中医学的发展关键在于传承，为更好地把卢觉愚的中医学术思想传承下去，为后学者传承、发展、创新、临床提供第一手资料，我们历时一年，在全国范围内的图书馆（包括港澳台）、医院和民间搜集他的遗著，并对其做了认真梳理，校勘订正，最终汇编成册。鉴于编者水平有限，错漏之处，在所难免，恳请读者批评指正。

本书的顺利出版，得到李炳球先生、东莞市中医院领导以及社会各界的鼎力支持，在此表示衷心的感谢！

编委会

凡　例

一、本书为卢觉愚医学著作集，分为论文、专著两部分。论文部分收录卢觉愚于民国时期发表在医学报刊上的文章凡18篇，专著部分收录卢觉愚于民国时期出版的医学专著《觉庐医案新解》《觉庐医话录存》。书后附录卢觉愚之兄卢觉非医学论著凡8篇以及相关研究资料凡14篇。

二、本书所收录的文献以发表或出版之先后为序。

三、专著部分，原书在医案之后附录有节引自卢氏早年发表之论文者，因内容相同，且篇幅较大，整理时不再赘录。

四、论文和专著的文献原件均为繁体竖排印刷，为方便广大读者阅读，现改为简体横排。带有民国时期时代特征的医学名词、术语，以及外文、汉译词汇等，为呈现文献之原貌，原则上均保留旧称，不作改动。

五、整理过程中对残缺或难以辩认的文字，用"□"标示。

目 录

专著一　觉庐医案新解

专著二　觉庐医话录存

附录一　卢觉非论著

附录二　研究资料

论文

肝与神经

肝为何物？肝之功用若何？肝病又若何？吾知一般答语当曰："肝为五脏之一，在六经为厥阴，主气为风木，应时为春日。为将军之官，故主怒；与胆相表里，故主惊。应筋故为抽搐。乘脾则消化障碍，谓之木克土；凌肺则上气喘呼，谓之木侮金。"如此答语，在中医方面，当然不错。若问肝何以称将军之官？何故与胆相表里？何以能乘脾侮肺？何以称厥阴风木？则答语颠顸，难究诘矣。且以西学眼光视之，简直无丝毫价值。然则中医学果无足取乎？是则不然。《内经》论病，最有系统，说理与西学多相通，有时且精当过之。后人不善读《内经》者，每拘于字面，只识得浅层意义，不能知其所以然之故，种种曲说，无非辗转相传，承讹袭谬，为不彻底之片面学理。以此谈《内经》，是岂知《内经》者？以此言医学，又有何意味？

《素问·阴阳应象大论》："东方生风，风生木，木生酸，酸生肝。……神在天为风，在地为木，在体为筋，在脏为肝。"后人据此，遂立"肝风"之名。然试问东方何以生风？生风何以限于东方？风何以生木？木何以生酸？酸又何能生肝？且其言"神在天为风，在地为木，在体为筋，在脏为肝"，竟是变动不居之虚位。以是知《内经》之言，不能呆讲也。《内经》全书，原以四时为骨干，故《四气调神大论》曰："夫四时阴阳者，万物之根本也。"四时曰春夏秋冬，四时有美德，曰生长化收藏。地球上之万有物类，莫不受四时支配，随气候而变化，莫知其然而然者也。为便于说明起见，因别为四时，列为五行，划为四方，区为六气。本大自然之现象，为之背景；本宇宙间之万汇，为之比附。综合之，甄别之，得其公例，然后求诸人身，就其类似者，为之比拟，为之说明。以人体生理之现象与自然界之现象贯通一气，实为《内经》立说之根。明乎此，则以上疑问，可不烦言而解。

《素问·风论》："风者，百病之长也。……风者，善行而数变。"《阴阳应象大论》："风气通肝，……在志为怒，在变动为握。"握，即筋挛抽搐之谓。以肝主筋，故以筋挛抽搐归之肝。肝气调遂者，其人愉悦舒畅；肝气郁结者，其人多疑善怒。以病时之多疑善怒，即可推知愉悦舒畅之为肝德；以不病时之愉悦舒畅，即可推知多疑善怒之为肝病。凡惊惧愤怒之暴者，每每筋挛抽搐，其慢性者，亦怔忡不寐，饮食不消，体瘠而神浮。由前之说，则在志为怒，在变动为握之所以属肝。由后之说，则《金匮》"见肝之病，知肝传脾"，后人所谓"木克土"也。盖《内经》论理，在根据形能。有生理之形能，有病理之形能。凡标著于外之病状曰病形；体内各器官因诸般激刺而起变化，足以引起异常之生活状态者曰病能。盖凡生活体，皆有必要之二条件：一为物质，一为势力。无无势力之物质，无无物质之势力。故势力之变化，原根据物质之变化来；病形之不同，原根据病能之不同来。就外表种种证状以推测体内各器官之变化而为之治，治之而效，积学理经验之结果，以肯定脏腑内景之若何变化，斯外表证状必有若何变化。复以甲例乙，就外表所现之病形，即可推知内景之病能；就病时之形能，即可推知不病时生理之形能。故肝主筋，即以筋挛抽搐为肝病；肝主怒，故以为将军之官。《易经》："风以动之。"《左传》："风淫末疾。"筋挛抽搐，动也；末，四肢也。筋挛抽搐多见于四肢，此风之所以属肝也。

虽然，在体为筋，故以筋挛抽搐为肝病。其实筋挛抽搐，为运动神经方面事。在志为怒，怒为知觉神经方面事。病源皆属脑，皆与肝无关。即《至真要大论》："诸风掉眩，皆属于肝；诸暴强直，皆属于风。"掉眩为精神方面事，强直为肢体方面事，亦皆与肝无关。解剖上之肝脏，不外摄取糖分以供营养，制造胆汁以助消化，流通血液以利转输，无他作用。知觉与运动神经，主于脑，非主于肝，则又何也？夫固曰"《内经》论病在根据形能"也。故所云之种种肝病，皆非解剖上肝脏所有。若以《内经》所云之肝病，于解剖上之肝脏求之，则南辕北辙，相去万里矣！梁漱溟先生《东西文化及其哲学》中有曰："中医所说的心肝脾肺，你若当他是循环器的心、呼吸器的肺，……那就大错了，他都别有所指。乃指的非复具体的东西，乃是某种意义的现象，而且不能给界说的。譬如他说肝经有病，乃指别一种现象为肝病耳。"祝味菊先生《中国医学概论》中有曰："《内经》言脏腑如左肝右肺，乃指其作用，非指其部位。设词取譬，隐托五行，故有五色、五声、五味诸说。后人不知为譬况之词，以为脏腑实体如是，已足轩渠。今之驳中医者，又但据后人学说以驳《内经》，不学无术，尤堪喷饭。"观此，则《内经》之义自明。质言之，《内经》之肝病，非实质上肝脏为病，直神经病也。

试再进一步从治效上研究，以求中西学理之汇通。中医于肝病，有种种治法，今择其最要者，略论如后：

（一）补血，如地黄、当归之属。肝病何故补血？以肝为藏血之脏也。《素问·五藏生成篇》："人卧血归于肝，目受血而能视，足受血而能步，掌受血而能握，指受血而能摄。"以今日解剖生理学证之，毫无疑义。目视、足步、掌握、指摄皆运动神经随意筋一部之动作表现，似与血无关。其实全身之血，皆赖神经之调节，全体神经，亦赖血为之营养，神经得血则健全，故目视、足步、掌握、指摄以得血为言也。神经失血则拘急或萎缩，故《痹论》："风寒湿三气杂至，合而为痹。其风气胜者为行痹，寒气胜者为痛痹，湿气胜者为着痹。"风、寒、湿乃形容词，行、痛、着为感觉词也。神经赖血为养，血赖神经为调节。中医以肝藏血，风生肝为言，治风治肝当补血，故曰"治风先治血，血行风自灭"。

（二）补气，如人参、黄芪之属。人体除肺司呼吸与空气有直接关系外，其他脏器不过赖与血中氧气相合而营养化，与空气无直接关系。然则补气云云，不过沿袭旧说，却有商量余地矣。实则中医所谓气，原指神经之作用而言。杜亚泉先生《中西验方新编序》曰："中医所谓气，即西医所谓神经。盖神经兴奋则镇静之，神经衰沉则激刺之，一切机官之病状与其疗法，无不与神经作用有关系。不过译西籍者曰神经，意在指其实质；我国古来谓之气，意在指其作用而已。"此言与吾意不谋而合，须知此非吾个人之私言，事实确是如此。本此义以观，所谓气逆、气滞、气虚诸说，肺气、肾气、肝气诸病，理气、顺气、补气诸法，皆可迎刃而解。且血既赖神经调节，神经又赖血管养，二者关系为密切的，二者影响为直接的，故曰"气以运血，血以载气"。神经以作用言，血液以实质言，故曰"气药有行血之功，血药无益气之理"。

（三）驱风，如独活、川芎之属。驱风之名，亦沿旧称。盖古人以拘挛为筋病，以掉眩为风病，以筋属肝，肝为风脏，拘急掉眩，得独活、川芎而愈。因目独活、川芎为风药。独活、川芎何以能愈拘急掉眩？真相如何，非待生理医化学更有进步时不能开明之。然古人根据治效立言，亦至确当。吾人但能心知其故，不必泥于字面，斯可已。恽铁樵先生《幼科全书》曰："惊风以虫类为特效药，此是事实上积久之经验，执果溯因，可以断定虫类能弛缓神经挛急。"准之虫类能弛缓神经，所谓风药，亦能弛缓神经矣。特弛缓神经，无非麻醉之效，古人有单服川芎过量而暴绝者，其故可想。然麻醉之药，必先呈暂时间之兴奋性，兴奋过后，麻醉之作用始显。古人知其然也，制剂服其适当之量，转能收兴奋之效果，故谓"风药有行气活血之功"。惟药性烈者，如曼佗罗花、草乌、番木鳖、双鸾菊等，纵服少量，已呈麻醉作用，过量即足致命矣。且风药对于神经之挛急，不过能弛缓之，究非根本治法。况风药皆燥，燥复伤血，故古人用风药，必以血药辅之。

（四）凉肝，如栀子、胆草之属。《至真要大论》："诸热瞀瘛，皆属于火；诸吐呕酸，暴注下迫，皆属于热。"昏闷曰瞀；抽搐曰瘛；酸，木之味；暴吐下迫，肝气之逆也。此二节虽非明言肝病，然就形能求之，是肝病无疑，是腑病之属火属热者无疑，属热属火而又断定属肝。以栀子、胆草治之而效。于是执果溯因，凉肝之名，为不谬尔。凡氧化机能亢进，体温增高而发热，谓之全身证。如是，本难断为某脏某腑之病，然全体血量赖神经之调节，得以平均分各布处，生理本如是也。苟神经因激刺而起变化，调节血行之力即受影响，于是有一部分充血而一部分贫血者，有此部分贫血，而他部分充血者。充血、贫血，皆属病之现象。就病之现象以断病灶是何部份，则某脏某腑之病，可得而言矣。肝风、肝火之名，凉肝、平肝之法，无非就形能治效以下定义而已。此外如介类潜阳，石物镇坠，或事疏导，或兼逐瘀，皆治肝法中所当有事，然苟明瞭以上各节，则正不难索解。

神经之解剖生理病，皆详见西籍中。吾以西说为言者，原借其说以彰吾固有之学理，无所谓轩轾，且以古书所言，证以西说，益信而有征，于以见吾国医学之确有价值。兹篇之作，特其小焉者耳。

（原载《中国医学月刊》1929年第1卷第4-6期）

细菌原虫为传染病绝对病原之商榷

导　言

西医以病菌、原虫为传染病之绝对病原，早经举世医界（西医）认为铁案，故其治传染病，必以杀菌为第一着。若夫中医固不知有菌，不知何以治菌，在理当不能以治传染病，既不能治，即不能防，尚安有存在价值？故西医以此为攻击中医之焦点，观去年三月间中央卫生执行委员会之提案可知矣。夫为中医向不知有菌，不知菌为传染病之病原，而菌又可以试验培养，可以染色撮形，确有其物，迥非阴阳五形空洞之说，所能比拟。故对于西医之攻击，大都反舌无声，即有之，不过叫嚣突嚟，绝鲜为学理上讨论声辩之文。中医界人才之寥落，诚堪浩叹已！其实细菌、原虫不过传染病病原之一种，并非绝对病原。中医之治疗传染病，其成绩何尝后于西医？西医以细菌、原虫为主，专事杀菌，而于传染病，往往束手无术，此为今日一般之实在情形，并非无稽之谈。其所以然之故，无论中西医，皆有当研究者在。今吾本个人平日经验与研究所得，参以中西医籍、时贤理论，汇为此编，纯为学理上讨论之文，以就正当世医林先觉。苟有充分学理与经验事实，能反驳吾说者，尚希不吝赐教，加以指正，有厚望焉。

前　提

吾谓细菌、原虫为传染病原之一种，非绝对的病原，其理由如下：

（一）传染病之成立，至少须备具三种条件：（甲）气候适于菌类发育；（乙）病菌入于人体，必达至目的地，具相当毒力；（丙）体内细胞起病变而感染菌毒。

（二）传染病三原则之不能成立：（甲）病菌非在同患者之一切时期皆

存在不可；（乙）病菌可得其培养而得其纯粹者；（丙）动物试验上必须发同一病证。

（三）血清治疗传染病之失败。

传染病必须具备之三条件

细菌、原虫为最下等动植物之幺微机生体，其体之微，渺乎其小，普通一针头之大可容菌至百万之多，故非藉高度显微镜之力不能见之。顾菌体虽小，而繁殖势力则硕大无朋，其繁殖之法，由本体分裂而生殖，即一裂为二，二而四，四而八，八而十六，十六而三十二，次第按级数倍增，其分裂之速度，亦至可惊。于营养充足温度适宜时，霍乱菌分裂一次需时约二十五分钟，伤寒菌约二十九分钟。以一个霍乱菌二十五分钟分裂一次而推算之，经过二十四小时，即增至一五四、二五〇、七八四、一六九、三二九、六一四、六四八个。然其致病之原全在菌体内造成毒素，菌类不同所造成之毒素亦不同。故传染病各有特异之症状，此其大略也。然传染病之成立，则必须具备三种条件。

即：气候适于病菌发育。细菌既属生机体，故必须营养以遂其生。菌体内之物质，一方不绝消耗，一方必取外界物质以补偿之，新陈代谢，无时或已。至其营养之要素有五：一碳（Carbon）、二氧（Oxygen）、三氮（Nitrogen）、四盐类（Salts）、五水分（Water）。寻常空气中，氧气约占百分之二十一、碳气约百分之零四，其余乃水气、氮气之类。空气因种种关系，其成分常有变化。如夏日空气稀薄，则氧气少；炎热之时，蒸发之力强，则水气、氮弥漫于天空；冬日地面距离太阳远，气温低落，空气浓厚，氧气增加。且不特四季气候，常起变化，因此影响于细菌之发育极大。盖菌类繁多，且各有特性，如某种之菌，对于氧气为绝对所必需，无之则不发育，于他之种类则为绝对的有害，有之则不增殖。更精密察之，各菌皆各有适宜之温度，大相悬绝者，则发育不良。惟其然也，故传染病如伤寒、天花、麻疹、发疹伤寒、猩红热、霍乱、疟疾、赤痢等，大略各有一定之流行时日。更有某地对于寒病，四时流行不绝者，亦必其气候适合于某种病菌发育之故。考之《内经》，以天人为说，着眼在形能，最是显明处，人之患病，可以分类，非人各异其病也。病之为类，各有其时，如夏之洞泄，秋之疟（病头）疟，非毫无一定者，于此而深求天人合一之故，自有迹象可寻。故其说四时曰温凉寒暑，曰寒热燥湿，曰生长化收藏，曰生长老病已，以人体生理之现象与自然界之现象比例而推，用意至简妙。盖言气候寒暑，言寒暑伤人，纵不言菌，而菌之意义已寓其中，矧菌非绝对病原乎？是故气候适宜于细菌则繁殖，否则发育不良或死灭，是气候为主，非菌为主也。今姑舍气候而言菌，菌既遇适当之温度，而发育繁殖，由是辗转侵入人体，然必达至目的地，具相当毒力，始足以显其病原作用。盖病菌之侵入人体，各有一定之门径与目的地，非从适宜门径侵入，即不能达至目的地，不至目的地，即不能引起病变。故肠胃为霍乱菌之目的地，换言之，即霍乱菌之势力范围也（霍乱菌在表皮或肺脏者，必自然死灭，决不繁殖）。又如酿脓菌，虽吞咽入胃，亦不起作用，惟皮肤上之创伤，稍沾染之，即发炎掀肿，疼痛化脓。然病菌侵入人体，亦非即起病变，必俟病菌逐渐繁殖并分泌或游离毒素至相当度量，然后能破坏人体生活组织，而引起病变。自细菌侵入以至发病时期，曰潜伏期。潜伏期之长短，各传染病，从不一致。如霍乱之潜伏期，至早二三小时，或至一二日至八日；小肠坏热症（JgphordFreuerd）之潜伏期，至早九日，至迟四周。因其病之不同，故潜伏期有长短。亦有同属一病，而潜伏期亦有迟早者，则以（一）病菌毒力强盛；（二）侵入病菌之分量多；（三）病菌繁殖力速；（四）被传染者之体气弱；（五）病菌侵入门径接近其目的地（如破伤风菌专侵病脑中枢，故由头部侵入者，自较由足部侵入者病发为速。如是者，则潜伏期短而病发速，反之则否）。然病菌既至目的地，又具相当毒力，仍未足以致病也，必其人体内细胞其病变而感染菌毒，然后其病乃得完全成立。试为引证说明如下：一八八三年，德国细菌学大家柯氏（Robert Koch）首先发现霍乱菌，谓此为霍乱之唯一病原，当时医界中人疑信参半，有古甫尔氏反对其说，乃自取霍乱菌之纯粹培养者咽下之，其结果仅起数回之下利，无霍乱症状。又有变登克氏亦反对柯说，乃从事实试验，先饮重碳纳水使胃酸中和，然后取霍乱菌少许和水咽下，当夜即发极剧烈之霍乱证，几濒于危。又美国尔立范史氏，于天气晴之日，谓学生曰："余今日身体甚健，可饮霍乱菌以行实验。"乃饮培养液一小杯，翌日仅泻三次，健壮如常。于三氏试验之结果观之，可知霍乱菌确为霍乱之病原。

其有或病或不病者，则以体细胞感染菌毒与否而断。人体内外十七种组织，由十一种细胞集合而成，各种细胞，皆有特殊作用。如欲了解细胞染感菌毒之种种现象，须先研究构成动物体各种细胞。如可摄取混于血内之营分，虽千差万别，构成体组织及各种脏器细胞，则不能不与之作平等之接触。细胞之性质，既各不同，其所需之营养分，亦必有一定，非任何皆可者，然则欲得所需之营养分于血液，其细胞中不能不有一种与所需之营养分，有特别结合力之物质，一与接触，立即接合，而同化之，此种物质为各种细胞所特有，平常于血液中能摄取其需要之营养分，即赖有此种物质。反之细胞起病变，以此同样作用之媒介而与某一种病菌之毒素相结合，则起中毒现象。传染病虽有种种，而因菌毒而起则同，某种病菌毒素与某种细胞相结合，与细胞摄取营养分之作用亦同。例如破伤风菌之毒素与中枢神经细胞结合，白喉菌与实质组织相结合。是故，各细胞机能健全不感染菌毒者，虽有病菌侵入，亦决不起病变。健康人之口腔内，常有极危险之肺炎菌、白喉菌、霍乱菌存在，并不起任何病征；又如患肠热病愈后，大便中发现肠热杆菌至数十年未已，然其人却不再病；又有终身潜伏某菌于体内，而终身不染某病者。其理由皆可以上说解释之。古甫尔氏、斐登克氏、尔立范史氏之同咽霍乱菌，而或病或不病者，其理由亦如此。

是故传染病之成立，至少须具备以上之三条件，即：（一）气候适于病菌发育；（二）达至目的地，具相当毒力；（三）体细胞起病变，而感染菌毒。

传染病三原则不能成立

传染病三原则，为德医柯氏创立，即：（一）病菌非在同患者之一切时期皆存在不可；（二）病菌可培养而得其纯粹者；（三）动物试验上，必须发同一病证。

以事实观之，殊不尽然。病菌种类至多，而传染病之发现病菌，证实为病原者，仍无几。如天花、麻疹、猩红热、发疹伤寒、百日咳、急性关节炎等，至今未发现病菌者有之，未证实病原者有之。若是者，何从得而培养？此第二原则之不能完全成立也。上文谓有病菌潜伏体内而终身不病者，有病后体中仍有病菌而却不再病者。古甫尔氏、尔立范史氏之吞咽霍乱菌，并不发霍乱病，又与第三原则抵触。更以疟疾言之，疟疾之病原体为麻拉利亚原虫，最初为拉氏Savoran发现，传染之媒介为一种疟蚊（Anopheles），自一八八○年至一八九七年以来，已认为铁案，然春夏蚊类最多之时，人不病疟，反多病于深秋。又有隆冬发病，恶寒、发热、汗出，作完全之疟型者，此时蚊类早经绝迹（疟之潜伏期至迟十五日）。则蚊传疟虫之说，已不可凭。且疟疾中有所谓假面性间歇热者，血中并无麻拉利亚原虫，特以金鸡纳（Quinine）治之而愈，故亦谓之疟，是则与第一原则不合。又有弛张热及稽留热者，有并不发热，但皮色污秽苍白、心悸气促、头重不眠、关节疼痛、体力衰脱者，以其血中皆有麻拉利亚原虫，故皆谓之疟，此与第三原则又不合。由是言之，病疟者未必由于麻拉利亚原虫、染麻拉利亚原虫而病者，其病未必作疟型；麻拉利亚原虫之传染，亦未必由于蚊类也。又如再归热之病，原为螺旋体原虫，在正发热时，此虫则见于血液中，未发热前，或热退后，则杳不可得，此亦细菌学之一大疑窦。又如燕虎鳞沙证（俗名重伤风，又名流行性感冒，西文为Influenza），病初起时，多见恶寒发热、疲倦头痛、鼻塞咳嗽等证。然粟粒热、猩红热而为伤风之转为急性肺病，为伤寒肠炎，为脑脊髓膜炎，在细菌学绝对不可通，而事实则属习见，以菌为绝对病原者，将何以索解哉？

血清治疗传染病之失败

人身血液循环不息，稍停则生命立绝，重要如此，其故何在？盖血液能将由消化系得来之营养，分转运于身体各部，以事营养；能将由呼吸作用呼入之氧气传送于全体，使起氧化作用，发生热量，以维持体温，以作活动之原动力；身体内所生之废物，则送至肾脏，排泄于体外；因氧化而生之二氧化碳气，则送于肺，由呼吸作用，呼出口外；更运送各器官所生之内分泌液，于远隔器官，互相连络，以调剂补助全体之生长。而病菌、毒素等侵入时，更能自然起种种变化，以防御毒害。血液对于动物生活之使命如此，其重要可知矣。自细菌学昌明以来，免疫血清学随之而发现，关于血液之学问，可谓登峰造极，然利用血清以治传染病，效果仍不能满意。关于此类之事实与学理，试为分述之如下：血液在普通肉眼观察之下，虽为均一之鲜红色，然自显微镜观之，则见有极规则之圆椭形赤色血球，充满于淡黄色之透明浆液中，因血球甚多，故使血液呈红色。取动物血液盛于器内，片时之后，血即凝固，更稍停置，则见凝固血液之上，浸出淡黄色之透明浆液，是为血清。血清具有一种极微妙之作用，凡动物血液中，当易混入种种异物，如传染病之病菌、毒素，或他动物之血液等，自然的或人为的混入，此时动物体内起一种微妙之调节作用，血液中之血清于是或造成对抗之物质，或设法免其毒害。例如注射细菌，则血清造成可溶解此种细菌之溶菌素Bacteriolysin以杀灭之，或造成能凝合细菌于一处之凝集素（Agglutrir）以凝集之；加毒素于血液中，则造成可以中和此毒素之抗毒素（Antitoxin）以解除其毒；注射他种动物之血清时，则生沉降素（Precipitin）以沉淀之。凡有此等性质之血清，谓之免疫血清（SerumSerum）。质言之，免疫血清具有能溶解、凝集、沉淀、中和毒素等种种防御能力。病菌、毒素侵入人体，血清自能制造种种特殊性质之物质，以扑灭之，使其无害；由其作用可以耐病菌之侵入，免毒素之攻击，以保生命之安全。医者遂利用此理，以人工制成各种血清，以治疗各种之传染病。血清之制法：先以所培养之菌，注射于某种动物体内，屡经试验，确知此种动物，得若干量之病菌，乃能致死，又知动物得病菌后，若干时间，则病状显著；于是即取此种动物之健全者，先注以极少量之病菌，经若干时间病状不显，则更注而稍益其量，如是递增，至足以致死之量，而该动物不死，反就全愈，乃取其血以制成之。此中理由，有须说明者：人与动物之生理构造，天然适合于一切环境，然于普通环境之下，其生理上之功能，适足以应付，不虞不足，亦不致有余。环境有变迁，则生理功能起变化，环境之变化以渐，生理上一部分之功能亦渐发达，以适应此特殊之环境。环境之变化以骤，则生理功能不及应付，乃痛苦而为病。人与动物决不能免病菌之侵袭，故其血液中有种种天然抗毒素存在，然通常生活亦不致骤得多量病菌，故血液中之抗毒素亦自有限，所谓"不虞不足，亦不致有余"者也。故骤注多量病菌于人体或动物体，而致病、致死者，因原由于抗毒素量不足以灭菌故也。屡次注射病菌而渐增其量，则抗毒素亦逐渐加增，以资应付，最后虽加以多量之菌而无害，则知血液中之抗毒素已充分有余，乃取其血制成血清，以治疗人体之病。顾虽如是，而血清之应用范围亦殊有限。盖传染病种类至多，注射血清以制菌毒，某一种血清只能治某一种菌毒所致之病，不能通用。今日各种血清，经医界公认为特效者，不过佩林氏（Behring）之白喉与破伤风血清。若猩红热、痢疾、肺结核等血清，其效用几等于零。此外伤寒血清、副伤寒血清等，亦止用于诊断，治疗方面，亦无用处。白喉、破伤风血清，虽称特效，然惟初病时用之则效，迟则无效，兼特别病时亦无效，故白喉血清当于病发后二十四小时内用之，破伤风血清于病发后三十六时内用之。盖以其虽有抗毒性，而无杀菌力，只能使该菌产生之毒素失其猛烈之力，而不能根本消灭病菌也。欧战时伤病骤增，堑壕中兵士之罹破伤风者至众（破伤风菌多生存于土壤，沾着于污物，从皮肤之创伤而侵入人体，故堑壕兵士多患此。即普通产后病痉，初生儿脐风，亦是破伤风。此菌由接生时，或断脐时，因不洁器具之媒介接触传染而来，故用西法接生者，甚少此病），以破伤风血清治之，无甚效果。而伤病遍地，不得已，研求他法以治之，乃发明硫酸镁（Magnesium-Sulphuric）注射皮下肌肉，或脊腔之法，其效远胜于破伤风血清。且用之静脉射注，不特可制痉，且可退浮肿。盖因镁之伊洪（Magnesium-ion）能使肌肉麻痹，而痉挛遂镇静，同时因其盐分作用，夺取组织中之水分自肾泄出，故浮肿易消，脑中壅积之毒素亦得藉此排诸体外，头痛呕逆、痉挛神昏等症，自然消退，而恢复原状。然则号称特效之破伤风血清，奏效不如硫酸镁，硫酸镁为内服之轻泻剂，并非杀菌药，反能治因菌毒而起之破伤风。又霍乱以一种固有之病菌为其病原，早为医家公认。然中医治此，于指螺未瘕之前，用大剂四逆汤，其应如响，四逆汤中之附子、姜草，并非杀菌之药，而用之得宜，有起死回生之功。即西医以樟脑制剂以强心，注射食盐水以补偿水分，亦何尝是杀菌，而樟脑盐水之治霍乱，其效亦显著，是不治菌而病可愈，治菌而病反不愈。血清治疗传染病，其效不如寻常药物，故曰血清治疗传染病之失败。

中医不知有菌而能治传染病，原因在补助人体自然疗能，为根本治法

细菌、原虫，果为传染病之绝对病原，则治法除专杀菌外，自非其他方法所能治。然硫酸镁可治破伤风，樟脑盐水针可治霍乱，已不能自圆其说。且传染病之未发现病菌，未证实为病原者，无论已。而如伤寒Typhoidreuer、副伤寒Paratyphus、重伤风Influenza等，皆经发现病菌，证实为病原，而亦无根本与特效疗法，谓非医学上绝大缺憾而何？须知疾病之原因，大别为外

因、内因二种。外因复别为理学的、化学的，及细菌原虫等。理学的原因，为机械力、光力、热力、气压力、音响、电力等，因其激刺力过度而病。化学的原因，以食物、药物、毒物等，化学作用而病。而菌之寄居人体，概因其分泌或游离之毒素与体细胞互相结合，侵害诸般组织而病，其作用与化学原因相同。原虫则专夺取人体之营养分，或以异物的激刺而病，颇似理学的原因。以上为对于疾病发起之际，直接与有效力之原因，皆所谓外因也。至于内因，则于病发时，间接为害，必待外因之侵入始成疾病。然而内因有个人的素因、一般的素因。前者如平素之习惯、旧有之疾病，或秉自先代疾病之遗传，而为个人特有之性质。后者如因体质、男女、年龄、环境等之差异，而为众人通有之性质。故病有外因同，而所发之病，则千差万别，皆此内因为其主要原因也。疾病之成，大多数皆具备内、外二种原因。今日西医所习知者，端在外因，而于内因，则知识无多。质言之，注重外因而蔑视内因，是知其一，遗其一。故其治传染病，专事杀菌，而成效不著者，端此故也。

中医虽不知有菌，不知治菌，而治法能补助人体自然疗能，以透彻病根，排除病毒，使生理机转，归于正规状态，故能收根本治愈之功。盖中医治病，根据形能，有一定之标准。何谓形能？有生理之形能，有病理之形能。各组织之构造，与种种生活机转，即生理之形能。生理机转常随环境变化而为因应，其机转得循常轨，则为生理；不循常轨，则为病理。所谓病之形能者，形指病状言，能指病之势力言。即病之症状是病形，病之传变是病能。传染病之种种症状，非病菌所能直接表现，实为生理机转之一种反应表示。使此种反应消退，则种种症状亦即平复，此中医治疗传染病所以有特效也。传染病虽有种种，而前驱症几于千篇一律，起初必恶寒发热。在张仲景《伤寒论》，恶寒发热，为太阳病。太阳病，何以必恶寒发热？欲解此理，当先知人身体温之来源与去路。人身自有生以后，无日不以饮食养身，饮食入胃，不能直接为体内各组织吸收，必先经消化作用，化为简单物质而后可。同时体内之老废成分，或为汗，或为粪尿，经皮肤二便，而排泄于体外。然饮食变为组织，老废成分化为汗粪尿，皆必须几度化学作用而后成，此即所谓新陈代谢。新陈代谢所起之化学作用，皆能燃烧而生热，此即体温之来源，名之曰造温机能。新陈代谢之热，无时或已，必赖有所裁制之道。寻常空气能传热，而空气之平均温度，恒低以体温。物理，凡高温与低温相遇，则高温之物，由辐射作用，而放热于低温之物，故人体常散热度于空气中，此其一。血液由体内大动脉管，挟高温以达于表层血管，表层血行畅盛，则高温由皮肤传于空气而消失，此其二。汗之出也，常藉皮肤之热，以蒸发成汽，热高则蒸发之力强，汗多出，体温随汗而消散，此其三。此三者，为体温之去路，名之曰散温机能。空气之温度，冬夏殊异，而体温适当量，则为九十八度。欲常保九十八度之适当量，即不能无调节之法。故夏日气温高，则造温机能减退，散温机能亢进；冬日气温低，则散温机能减退，造温机能亢进。此人体之生理机转，以适应环境之变化以骤者，生理机转，急遽不能应付，则逆折而成病。如外寒骤袭，夺去体温，此时血液却行，表层贫血，肌肤粟立，毛孔密致，逐起恶寒之感。继则因皮肤密致，汗孔闭塞，体温不能如常放散，则渐积而发热。恶寒而发热，为诸般急性传染病（霍乱为例外）初起之共有症，亦即所谓太阳病。太阳病也，中医治伤寒（就广义言），就形能上别分六经，而以太阳为首。《伤寒论》："太阳之为病，脉浮，头项强痛，而恶寒。太阳病，发热，汗出，恶风，脉缓者，名为中风。太阳病，或已发热，或未发热，必恶寒，体痛，呕逆，脉阴阳俱紧者，名曰伤寒。太阳中风，阳浮而阴弱。阳浮者，热自发；阴弱者，汗自出。啬啬恶寒，淅淅恶风，翕翕发热，鼻鸣干呕者，桂枝汤主之。太阳病，头痛，发热，身疼，腰痛，骨节疼痛，恶风，无汗而喘者，麻黄汤主之。"伤寒、中风，皆假定名词。（中医根据病形定名，以某种症状为中风，某种症状为伤寒，非谓中风者，必现某症，伤寒者必为某病也。）伤寒、中风，俱太阳病。太阳病，为官能上疾患，原无病灶可见。所以无病灶者，以热病之初，体功救济作用所起之反应症状，原属官能上势之变化，诸脏器组织实质上，尚未显有病灶者也。故治太阳病，治而得当，寒已热退，诸症随愈；惟施治不当，病势增进。势力之变化不已，即引起脏器组织淋巴系统，成发炎机转，而见寒热往来，胸胁苦满，嘿嘿不欲饮食，心烦喜呕者等症者，为少阳病。或病毒集中消化管中，而成里证，斯时病势，已造峰极，体功之反应症状，亦造于峰极，见症壮热，汗出，不恶寒，反恶热，便鞭谵语者，为阳明病。太阳为表病，汗之则愈，麻桂龙是也。阳明为里病，清下可愈，白虎承气是也。少阳则病势集中于胸腹二腔间之脏器组织中，非汗下所能治，惟独取和解一法，小柴胡等是也。盖麻黄能激刺平滑筋中之交感神经，其作用及于表层，能使毛孔开放，促汗腺之分泌。肺脏与皮肤有密切关系，皮肤散温机能障碍，体温增高，则肺脏起代偿作用，努力呼吸，以放散体温。因努力呼吸之故，而起喘息。麻黄能开发毛孔以出汗，使增加放温之量，皮肤既复放温之常，肺脏壅积之热度，自快然而衰，故能发汗以已喘。桂枝之主要成分，为挥发油与鞣酸，属芳香性神经药。

（原载《世界医报》1930年第1卷第3-7、9-10、12-15、17-19期）

肺病与麻黄（上）

一、肺藏呼吸作用与人体生活之关系

肺藏为呼吸系重要器官，呼吸为人体生存必需之作用，不能片刻停顿者也。呼吸与人生之关系，其重要者，厥有二端：（一）吸收空中氧气；（二）排除体内碳酸气。氧气为体内氧化必需之品，全体内任何部分，苟无氧气，均不得生存。空中氧气，其始由气管、支气管而至肺泡，由肺泡壁内微细管透入血液，循环全体，以供各部分氧化之用。体内之碳酸气，乃氧化作用后残废之物，苟积存体中，必生危害，故必须排除之。排除之法，始由细胞内部渗入血液，经血液之输送，而达于肺，由肺而排出体外。故呼吸最要功用，为体由气质之交换。

人体内一切化学作用，如食物之化成新组织，旧组织之分解与氧化等作用，统名曰新陈代谢。体内新陈代谢率，可以氧化率测量之。盖人体之食物，赖氧化作用，始能发生热力与能力。有热力与能力，各器官方得生存与工作。故器官之工作增加，所需之氧气，亦必增加。是以氧化与新陈代谢率，适成正比。呼吸率与新陈代谢率，亦同一关系。氧化率与新陈代谢率增加时，所需之氧气，与因氧化而生之碳酸气，亦必增多。斯时一方欲充分吸收氧气以供所需，一方又须排除过量之碳酸气，如是呼吸率自然加速。故呼吸率之迟速，常依新陈代谢率而变，此人体之天然调节机能也。

二、肺藏呼吸与心藏血流之关系

肺藏吸收空中氧气，排除体内碳酸气，已如上述。然氧气随血流运往全身各部，碳酸气亦随血流而输于肺，若仅有肺藏呼吸机能，而无血流之输送，则呼吸作用，亦不能尽其气质交换之职。故肺藏呼吸与心藏血流，关系至切。凡呼吸机能障碍而不能畅达时，则速率增加，血流亦同时加速，以补呼吸之不逮。心藏衰弱，则脉搏加速，呼吸亦必急促，以助血流之不畅，互相调剂，务使其生活机转，得其平衡。此理《内经》早已言之。观其论心藏血流：如《五藏生成篇》"诸血皆属于心"；《脉要精微论》"脉者血之府也"；《痿论》"心主身之血脉"；《脉度篇》"气之不得无行也，如水之流，如日月之行不休，如环之无端，莫知其纪，终而复始"；《营卫生会篇》"其清者为营，浊者为卫。营在脉中，卫在脉外。营周不休，如环无端"；《举痛论》"经脉流行不止，环周不休"。其论呼吸器：如《忧恚无言论》"喉咙者，气之所上下也。会厌者，音声之府也"；《六节藏象论》"肺者气之本"；《五藏生成篇》"诸气皆属于肺"；《五阅五使篇》"鼻者肺之官也"；《阴阳应象大论》"在窍为鼻"；《金匮真言论》"入通于肺，闻窍于鼻"；《脉度篇》"肺气通于鼻"。其论心肺之关系：如《营气篇》"营气之道，内谷归宝。谷入于胃，乃传之肺，流溢于中，布散于外，常营无已，终而复始。故气从手太阴出，……下注肺中，复出太阴"。此言血为饮食所化，入于血管，运至大静脉而入肺，复由肺注心，散于全体，而复注于肺也。《营卫生会篇》"中焦亦并胃中，此所受气者，泌糟粕，蒸津液，化其精微，上注于肺脉，乃化而为血"。此言养料输入静脉，静脉之血，含有残废物质与碳酸气，必经呼吸作用，成为鲜血，方可弥补组织之缺乏。由是言之，心肺呼吸与血流之关系，古人已知之详且尽矣。

三、肺藏与神经之关系

人体藏器组织之种种生活机转，皆受神经系统支配，肺藏自不能例外。神经系可分为二类：（一）中枢神经，（二）末梢神经。中枢神经包括脑与脊髓二部。脑部又分为延髓、脑桥、小脑、中脑、大脑五部。延髓者为脑之底部，亦可视为脊髓之一部分，伸入头盖中者，司各种与生命有关之机能，为身体中最重要之中枢。延髓容积虽小，而除含有神经纤维，或向外或向内传递激刺之外，更为呼吸中枢、心藏运动中枢等。此外更有多数纤维，与迷走神经，及若干之脑神经相联络，亦有与交感神经相通者。现在由动物试验，已证明迷走神经，为呼吸之感觉神经。其感觉作用，为激刺性，或抑制性，二者恒兼有之。然呼吸作用，不关于神经之自动，而实由于延髓所流通血液之性质，与体外传入神经激刺之影响。凡吸气时，输入新鲜氧气于血液中，而在呼气与吸气之际，均能使血液中碳酸气移动。血液含多量之氧气，则颜色鲜红；含多量之碳酸气，则颜色深暗。体内氧气丰富，则呼吸可以暂止。故连行深呼吸数次，吸收多量氧气后，可以停止呼吸片刻。反之血液含有多量之碳酸气时，不但不能停止呼吸，且呼吸之作用，更为加速，目的在放散多量碳酸气而吸收氧气。在各种原因发生之窒息，即由血液中碳酸气过多所致。此种现象，可视为血液循环，经过呼吸中枢时，由其性质或种类之不同，而使受影响也。盖血液中氧气丰富，呼吸中枢不受激刺；氧气缺乏，碳酸气过多，则呼吸中枢受激刺，遂加速其吸氧排碳之动作，而使呼吸加速。自体外传入神经激刺，亦能影响呼吸中枢，而变更其呼吸率。如穿湿衣，突然投入冷水中，忽然呼吸冷气，忽然感受痛苦，均能促成吸气作用。脑中发生之激刺，亦能及于吸气中枢。如在某一定范围内，吾人能由意志节制呼吸也。由是观之，呼吸神经中枢，因接受感觉纤维所传递之各种神经激刺，及流过其中血液性质之差异，而使呼吸机能起相当变化以适应之，以维持生理之均衡，并非由于自动也。

四、肺藏与皮肤、肾藏之关系

《金匮真言论》"西方白色，入通于肺，……是以知病之在皮也"；《五藏生成篇》"肺之合皮也"；《痿论》"肺主身之皮毛"。欲知肺与皮之关系，须先了解肺与皮之生理作用。皮之生理作用，约有七端：（一）裹护全身，（二）感触外物，（三）调节体温，（四）分泌汗液，（五）分泌皮脂，（六）吸氧排碳，（七）吸收油调药物。而尤以调节体温、分泌汗液二端，为最重要。人身体温之适当量，为华氏表九十八度强，寒暑皆无甚增减。体温之生成，由身体中种种化学作用而来。所以起化学作用者，因饮食及新陈代谢而来。饮食及新陈代谢，源源不断，故体温之生成，亦源源不断。然体温之适当量，为九十八度。所以有一定者，因皮肤能将过量之体温，放射于空气中。体温之来源多，皮肤所放射者亦多；来源少，所放射者亦少。炎热之际，体温增高甚速，皮肤虽尽量放射，而不轻易使降于常温，于是分泌汗液以助之。盖汗之分泌，常摄取体温而放散于外，体温愈高，则汗出愈多。故当炎热或剧劳之际，汗之分泌愈盛，此正人体天然之散热之作用也。放射与出汗，皆皮肤职务。是知皮之生理作用，最重要者，为放散体温。

前述吸氧排碳，为肺藏专司。然除皮肤放散体温外，肺藏呼吸时所呼出之碳酸气，亦能放散少量之体温。生理学家测量放散体温之比例，皮肤放散四十分之三十二，肺放散四十分之七，其余四十分之一，则从二便而放散。由是观之，肺所放散之体温，已不在少。排碳吸氧，虽肺所主，皮肤亦能排除碳酸气而吸收氧气，不过其量甚微而已。故肺司呼吸，同时助皮肤放散；皮主放散，同时助肺呼吸。此为肺与皮之连带关系，亦即"肺主皮毛"之真确解释也。人体中由氧化及新陈代谢而产生之废物质，共有多种。除肠中未被吸收系所吸收之余物质，由肛门排泄者外，其余为四种紧要之废物质。而必须排除者，即水、碳酸气、尿质、尿酸化合物是也。此四种均由血液中分出，以三种特别器官排除之。即碳酸气及少量之水，由肺藏呼吸时排除之；尿质、尿酸化合物，及多量之水，由泌尿器排除之；其余之水，由皮肤排除之。是以肺虽为呼吸系器官，而因碳酸气与少量之水，亦由肺排出，故亦可视为排泄系器官。泌尿系包括肾、输尿管与膀胱，肾与皮肤皆能排泄水分。然观夏日汗多则尿量减，冬日尿多则汗液减，足见两者互相关系，又足见肺、皮肤之互相关系也。《痿论》"肾，水藏也"，《本藏篇》"肾上连肺"，正是此义。更有进者，肾藏除排泄水、尿质、尿酸化合物（此三种物质之混合物，即寻常所谓尿）外，更有副肾素之化学作用，与心肺关系尤密。副肾亦称肾上腺，为内分泌器官之一，位于肾藏上方，为扁平三角形黄褐色之小器官。其所分泌之物，即副肾素，为人生保持康健之要素，于人体关系甚大，常存于血液中，周流全身，以促进新陈代谢之旺盛，及一切菌素之抵抗。于肺能膨大气泡，及气管枝之狭窄，以助呼吸；于筋肉能激刺，使其紧张，平滑筋更甚。施用本品，则筋肉紧张，血管收缩，血压高升，吸呼调畅。故生殖器之发育，筋肉之健全，心肺之协调，均于副肾素有重要关系也。

五、喘息之病理

肺主呼吸，与心肾皮肤神经，皆有互相关系。前文所举，其大略也。然必知此，乃能知喘息之病理。须知一切病状，皆体功救济作用之表现。如因种种原因而使呼吸机能障碍，致气质交换，不称其职，氧气不能充分供给，碳酸气不能如常排泄，于是呼吸加速，以冀完成吸氧排碳之职务，碳氧气质交换，愈失其平衡，则呼吸率亦愈速。故因呼吸加速，而致呼吸困难，而致抬肩引背，而致气急鼻煽，此即本文所言之喘息也。根据前文，可推知喘息之病理，其较著者如次：

（一）新陈代谢增加，致体温亢进，产生多量之碳酸气，激刺吸气中枢，使动作加速。

（二）凡能减少肺活量（即最深呼吸时肺部之容量），阻碍呼吸动作，增加肺部死腔（肺内气质之交换，只限于肺泡一部，气管、支气管等处，并无吸收或排除气质之能力，故名之曰死腔。肺藏呼吸之效力，适与死腔之容量，成反比例。死腔愈小，呼吸机能愈强；死腔愈大，呼吸机能愈弱。因一部分吸入空气，贮于死腔之内，不能达于肺泡也）之病变，均能碍障呼吸。其病症：（一）减少肺活量者，为心藏病（致肺静脉充血或肺水肿）、肺炎水胸（胸部积水）、气胸（胸部积气）、胸内瘤肿、腹部膨胀；（二）障碍呼吸动作者，为支气管哮喘、隔膜神经与膈膜筋麻痹（吸气乃膈膜神经与举肋肌有关之肌肉运动，呼气乃有弹力性之胸壁与肺藏退缩为原状之动作，该处之神经及动肌麻痹，肺藏即艰于呼吸）气管及支气管之狭窄（因发炎或水肿所致）及精神病；（三）增加肺部死腔者，为肺部气肿。

人身体温为九十八度，增则热，减则寒。热病之成，靡不因造温机能之增进，而放温机能之减退。故热病之初，大都无汗；即有汗，而放温之量，仍不敌造温增进之量。体温增进，皮肤不能尽量放散，于是一部分体温，改从呼吸器而放散。而肺之放温能力，只得四十分之七，体温之从呼吸器而放散者，却源源而来，势不能不增加呼吸之速度。因呼吸之加速，遂成喘息症状。凡氧化率增进时，碳酸气亦必增加。血液中含多量之碳酸气，当经过延髓时，激刺其呼吸中枢，亦足引起呼吸率之加速。血液循环全身后，还流于右心室，时血中充满碳酸气，于是上注于肺，经呼吸作用，将碳酸气呼出，而复吸收新鲜氧气。此时血液，复变为鲜红色，经肺静脉，为左心房，入左心室，复出大动脉干，以输致全身。苟心藏起病变，循环障碍，肺静脉血，不能如常归于心，而充积于肺管中，遂起瘀血症状。或因炎性机转，血液之有形成分，渗出脉管之外，浸润组织中。此渗出之有形成分，即为水。水积于肺，能减少肺活量，而起喘息。此与气胸、胸部瘤肿、腹部膨胀、气管支气管狭窄、膈膜神经与膈膜筋麻痹等之障碍呼吸动作，或增加肺部死腔，而致喘息者，同一机括，即同欲完成吸氧排碳之动作也。

六、麻黄之医治作用与其有效成分

麻黄之医治作用，载诸古籍书：《本经》"主治中风伤寒，头痛，温疟，发表出汗，去邪热气，止咳逆上气，除寒热，破症结积聚"；《别录》"五藏邪气，缓急风，胁痛，子乳余疾，止好睡，通腠理，解肌，泄邪恶气，消赤黑斑毒，不可多服，令人虚"；《甄权》"身上毒气，风疹，皮肉不仁，壮热，温疟，山岚瘴气"；《大明》"通九窍，调血脉，开毛孔皮肤"；时珍"散目赤肿痛，水肿，风肿，产后血泄"；《植物名实图考》"肺经专药"。日本吉岔东洞"主治咳逆水气，旁治恶风，恶寒，无汗，身疼，一身黄肿"；西尾重"功能发汗"；三浦"冷饮可利尿"。汇而观之，麻黄之主治作用，为"定喘，发汗，利尿"。证之《仲景书》，麻黄汤治太阳伤寒，头痛，无汗而喘。大青龙汤治太阳中风，脉紧，身疼，发热，烦躁，无汗。小青龙汤治伤寒表不解，心下有水气，干呕发热而咳喘（喘为小青龙必有之证，说详后）。麻黄杏仁甘草石膏汤，治汗下后，汗出而喘。越婢汤治风水，恶风，身肿，脉浮，汗出。越婢加半夏汤，治咳上气，此为肺胀，其人喘，目如脱状，脉浮大。麻黄附子汤，治水病脉沉。甘草麻黄汤治里水。而《千金方》《外台秘要方》《圣惠方》《圣济方》《宣明方》《御药院方》《济生方》《百一选方》《孟铣必用方》等，无卷不有配合本品之方，以治伤寒肺喘水肿等证，则麻黄之能利尿、定喘、发汗可知矣。麻黄之医治作用，在其有效成分中。近日始知其有效成分，为一种植物盐基类，名伊佛特灵，又名麻黄精。经我国留美约翰赫浦金斯医科大学陈克恢君所证明，今市上西医所常用之伊佛特灵（Ephedren）即此药也，其性质作用，皆与副肾素相仿。今略述其主治要点如下：

（一）能使血压增高，善治气喘及支气管炎症。

（二）与副肾素配合，可作局部麻醉药用，与奴吾根（Govocain）功效相同，但其本身并不含麻醉性。

（三）能激刺各种内脏之平滑筋、动静脉、筋胃等，兼能收缩子宫，放大瞳孔。

（四）用小量能使血压增高，大量可使低降。

（五）可以单独施用，内服与注射均可。

据此，则其医治作用，中西正相符合。如西药房出售之盐酸麻黄精（Gphedrinumhydrochloricum）、硫酸麻黄精（Gphedrin sulphata）、拿采姆麻黄精（Racem Gphedrim）等，皆用作神经镇静剂、血压亢进剂、气管镇痉剂，功效颇著。然麻黄不仅善治喘，且能利尿，西医俱以治喘，岂其利尿成分，尚未发现乎？

七、麻黄所能治之各种喘息

麻黄非能治一切喘息也。《伤寒论》"伤寒表不解，心下有水气，干呕发热而咳喘者，小青龙汤主之"，《金匮》"肺胀，咳而上气，烦躁而喘，脉浮者，心下有水，小青龙加石膏汤主之"，乃用麻黄之好成例。盖云"表不解"，则病之恶寒发热无汗，有待于发表出汗可知；云"心下有水气"，则胸部积水，阻碍呼吸，有待于放大气管枝，增加肺活量可知，如是正合用麻黄。恶寒发热咳喘之病，有大叶肺炎、支气管炎、渗出性胸膜炎、支气管螺旋体病、急性支气管炎等，症状皆相类，小青龙汤皆主之。此等病，异于寻常伤风咳嗽者，为呼吸困难，病势重笃，则鼻孔煽动。初起皆恶寒战栗，继之以高热，所谓"伤寒表不解"也。发炎之部，毛细管充血，血中液体成分及固形成分，渗出管外，各炎性渗出物，所谓"心下有水气"也。炎部往往觉刺痛，咳时尤甚。其咳始则干涩无痰，继则有黏厚之锈色痰，呼吸困难，不能平卧，所谓"发热而咳喘"也。凡"心下有水气"者，例无不喘，故知喘为小青龙必有之症。方中麻黄、桂枝，因表不解恶寒发热无汗而设，既可畅皮间血运而出汗，又可扩大气管枝，增加肺活量，以利呼吸；半夏、干姜，止呕兼去痰饮水气；干姜、细辛，专能镇咳，辅以五味子，一开一阖，得相济之妙；石膏善清内热烦躁，合以成方，以治恶寒发热无汗、干呕咳喘或兼烦躁之病，直锋针相对。故必如此之病，方可用小青龙；亦惟有此症状，乃可用麻黄。若喘而汗出，身无热，用麻黄者，必其病机有外出之势，因而利导之者。观越婢汤证之脉浮；射干麻黄汤证之咳而上气，喉中水鸡声；厚朴麻黄汤证之咳逆上气，胸满，喉中不利，如水鸡声，其脉浮（本

《千金要方》十八卷《咳嗽门》本方下）：皆其例也。

八、古方考证

古方用麻黄治咳喘、水气者甚夥，今略列数首如次：

（一）千金橘皮汤，治肺热，气上，咳息，奔喘方：橘皮、麻黄、柴胡、紫苏、杏仁、宿姜、石膏；

（二）麻黄引气汤，治肺痨实，气喘，鼻张，面目苦肿方：麻黄、杏仁、生姜、半夏、紫苏、白前、细辛、桂心、橘皮、石膏、竹叶；

（三）厚朴汤，治肺痨，风虚冷，痰癖水气，昼夜不得近枕，上气，胸满，喘息，气绝，此痰水盛溢方：厚朴、麻黄、桂心、黄芩、石膏、大戟、橘皮、枳实、甘草、秦艽、杏仁、茯苓、细辛、半夏、生姜、大枣；

（四）竹叶汤，治气极伤热，气喘，甚则唾血，短乏不欲食，口燥咽干方：竹叶、麦冬、小麦、生地、生姜、石膏、麻黄、甘草、大枣；

（五）麻黄煎，治风水，通身肿欲裂，利小便方：麻黄、茯苓、泽泻、防风、白术、杏仁、大戟、黄芪、猪苓、独活、大豆；

（六）大豆散，治风水，过身大肿，眼合不得开，短气欲绝方：大豆、杏仁、麻黄、防己、防风、猪苓、泽泻、黄芪、乌头、半夏、生姜、白术、甘遂、甘草。

余如《外台》所载，深师、许仁则、范汪、崔氏、《集验》、《小品》、《广济》诸家，用麻黄治上气、咳喘、水气方，亦不少。苟将其方柄所胪列诸证，合之方中诸药而深研之，其所以然之故，当可了然于心矣。

九、麻黄之宜忌

喘所由起，原因在肺藏气质交换失其平衡，为欲完成吸氧排碳之故。膈膜神经与动肌，及肺神经毛细气管枝等，皆为之兴奋。膈膜神经与动肌兴奋，则动作加速。肺神经及毛细气管枝兴奋，则发炎潋肿，分泌液增多。此分泌液浸润组织中，遂成痰饮，而阻碍气道。咳即为驱逐痰饮，及因强烈呼气而起之一种反应。至于体功种种救济作用，迭为因果，病势增进时，乃起喘息。凡治疗无非顺生理之自然，利用体功疗能以为治者。咳喘原因既如是，则治法当扩大气管枝，使分泌物易于排出，以利呼吸；消退发炎机转，使分泌物减少。以通气道，开发皮肤，使体温放散，不致壅积于肺，助肾藏排泄，使水气下行，肺气得以畅达，凡此皆麻黄所主也。惟有所当知者，青龙、越婢之治喘，皆病之暴者，故麻黄惟急性病证为宜。慢性之喘用麻黄，必其另有实证可据。质言之，实证可用，虚证不可用；病之初期可用，末期不可用。如热病无论伤寒、温病，初时不鼻煽，至三候后，病势增进，气息喘促而鼻煽，是为肺气将绝。杂证末期见鼻煽，多属肺肾病。如褥劳、煎厥、肺痿等，病皆非麻黄所主，误用则殆。又观大青龙汤下，脉微弱者，不可服；越婢汤下，恶风加附子，其义自见，不特此也。误用麻黄，固足偾事，当用麻黄而反用葶苈、槟榔、大黄等峻降之药，其害亦同。盖当用而用，是顺生理之自然；不当用而用，为逆自然之机转也。

十、结论

麻黄于肺能定喘，于皮能散放体温，于肾能助其排尿。肺皮肾合为排泄系，故麻黄可视为排泄系专药。肺皮肾同为一系，当然互相关系。而肺藏呼吸，有待于血流之协助，更有待于神经之调节，内分泌物（如副肾素等）之激刺。故心肺诸藏器，亦有互助关系。平日彼此联络，以维持生理之均衡。病者互相救济，以为治愈之机转。是以虽至单简之病，原因亦至复杂。治疗之道，更非一端所能尽也。

（原载《医界春秋》1930年第49—50期）

中医学与科学（上）

近来国人以中医学无科学系统，不切实用，支离破碎，穿凿附会，简直不能成为一种独立学术，因此遂动其鄙视心理，而思欲消灭之、摧残之。此中经过之事实，彰彰在耳目中，毋待词费矣。然而中医学之有历史可查者，伊古以来，已有四千余年，为民众所利赖，为康健之保障。苟其不切实用，无益于治疗，则吾华民族之四万万人口，安能繁殖，至于今日？虽人口繁殖原因，非只一种，而医药当然为其中一种最重要原因。且精于此道者，反躬可以自信，语人可以了解，著书可以传后，垂教可以致远，放诸四海而准，治千万人而不惑。此而不足称学，则世上尚有何种事物可以称学？然则谓中医无科学系统而欲消灭之、摧残之者，苟非先存私见，决不有此。惟是中医学中之科学问题，医界同仁，颇有争论，其意见甚不一致。然括其大要，可别为二派：一为崇古派，一为维新派。此二派之主张见解，迥然不同。崇古派见中医之病理诊断处方治疗，均与今日所谓科学医不同，因自称为哲学医，以别于所谓科学医者，并谓中医论阴阳五行，为哲学之说理，其价值远非科学医所及。此其言，未尝不是，亦未尝尽是。世上各种科学，其初多导源于哲学。不过年月既久，本身所积之经验日多，常理日富，逐渐脱离哲学范围。将其固有之经验常理，联成一种有组织有系统之学术，向前探讨，向前研究，经多时之岁月，积无数人之学历，将其固有者，发挥而光大之，推究而阐明之。此时已脱离哲学方式，成为一种独立完备之科学矣。数百年前之西医，尚附庸于宗教。一般医家，且言论纪载，亦饱含哲学色彩。其后科学进化，始渐脱离哲学之理想，而趋重事实之证明。曾读西洋医学史者，当无不知之。西医之脱离哲学而趋重科学，实为医学进化之大关键，此在今日习西学者，亦无不知之。惟中医至今仍在哲学范围之内，一般老师宿儒，犹沉酣于太阳寒水、少阴君火、阳明燥金、太阴湿土等学说之下。更有开口阴阳五行，闭口阴阳五行，而于阴阳五行之真意义、真价值，及其所以然之故，则言人人殊。夫以一种专门学术，习之者，其学理见解，既不相一致，知识程度，又参差不齐，岂非怪事？于此而欲其学之有进步，安可得哉？至维新派中之具有新世纪常识及远大之眼光者，见科学之进化，一日千里，而中医仍萎靡无生气。且学术无不随潮流而俱进者，不进则退。彼中医界之无进步，即无异日就退化，如此虽无外界之攻击，亦必不能以自存。于是奋发兴起，以革新中医，改进中医为职责，一方面保存固有之国粹，一方面吸收科学之文明，取彼之长，补己之短。故近来沟通中西之呼声，洋洋盈耳。提倡者之热心毅力，诚可钦敬。然而学术去取，贵有权衡，盲从附和，无益反害。科学固非万能。

科学方法之应用于学术上，亦有时而穷。以凡事局于唯物论之下，不能于范围外，旁质一词，其所得之经验学理，虽极堂皇富丽，而进步于无形中已有所限制。盖天下固有理之所必无，而事之所或有者；亦有昔日以为是，今日以为非者。夫理之所无，非真无其理也。个人之聪明知识，原自有限，不能周知天下事物而已。

且学术进化，每为时间所限，为环境所限，为个人之聪明才智所限。当时所谓真理，一俟时间演进，环境变易，学术随之而起变化时，往往有失其价值者。过去科学界中，已不乏其例。然则所谓真理，不过假设的、比较的，非确立的、绝对的。后之视今，犹今之视昔。往日目为真理，今则视为无价值。然则今之所谓真理，安知他日不归于淘汰之列？如今西医以细菌原虫，为传染病之绝对病源，所谓铁案如山，不可移易。然其中疑点尚多，能否长保其价值，正未可料。故居今日而欲沟通中西，去取之间，不能不三致意也。此为崇古维新二派之主张及其批评之大略也。平情论之，哲学固有长处，科学亦有短处。且以不佞见识所及，中医学实兼科学哲学之全。不佞此言，非毫无根据。然欲解释此理，须先知何为哲学，何为科学。哲学与科学之比较及其优劣得失，中医学既兼哲学与科学之全，证据何在，学理何在，凡此皆不佞所欲讨论者也。何谓哲学？胡适之博士曰："凡研究人生切要问题，从根本上着想，并寻一根本解决，此种学问，名曰哲学。"此数语解释哲学之定义极明晰。凡人苟有安心立命所在，对于外界种种烦恼激刺，皆易于应付。故在社会上，思得一种适当方法，以适应一切环境，以确立其人生观念者，曰人生哲学。一国之安危治乱，所以安、所以危、所以治乱，寻其症结所在，并谋一根本解决方法以补救之，使危者复安、乱者复治者，曰政治哲学。此外如社会哲学、伦理哲学，皆同此理，不过目标之有偏重耳。胡适之博士又曰："科学之方法，不过尊重事实，尊重证据。"此二语亦极明白。盖科学不能离事实而存在，无事实即无科学。由此可知科学，贵在能不离事实。世人徒震其名，以科学为万能，为神妙不可思议，皆误会之甚者也。科学之长处，在以有条理之心思，去统御各种复杂之现象，将零碎之经验，不全之知识，组成一种学问，而求得其间互相关系之原则；其短处在处处求事实之证明，其方法未免呆板。盖天下无穷大，事物无穷多，断不能事事求经验，处处求证明。故科学方法于学术上之运用，有时亦不适于用。哲学之长处，不重经验与证实，而重描想与假设，以其灵巧之心思，拟议世间事物之得失因果、源流本末，不为事实所限，故能穷其变化，极其精微。其长处尤在能将所经验之事物，组织而成为有系统之具体说理。苟无哲学方法之假设描想为运用，则凡一切所经验之事物，皆散漫而无着落，繁琐而无归宿矣。哲学之短处，在不尊重事实与证据，凭其主观之见解，以论断事物，有时不免流于偏僻，想入非非，绝无根据。尝有彼此同研究一种事物，其见解竟如霄壤之判者，亦此故也。此哲学与科学之比较及其优劣得失之大概也。是故哲学与科学，不过在道行上之方法不同，其根学上殊无差异。为学之道，须使两相调洽，使其长处联为一贯。以科学为基础，以哲学为依归，而后其学之真价值，乃确立不移矣。

中医学与科学（下）

中医谈阴阳，说运气，当然为一种哲学说理。《灵》《素》《内经》论之尤详。《内经》以天人为说，根据形能，根据四时，以为说明。何谓形能？凡四肢五官毛须骨肉等谓之形。目司视，视为目之能；耳司聪，聪为耳之能；推之心主运血、肺主呼吸、肠胃主消化排泄、脑主知觉运动等，谓之能。有生理之形能，即有病理之形能。知何者为生理，则凡异于生理状态者，自知为病理矣。何谓四时？曰春夏秋冬。四时有美德，曰生长化收藏；四时有主气，曰温凉寒暑。《内经》云："彼春之暖，为夏之暑；彼秋之忿，为冬之怒。"温凉寒暑，推递流行，别分六气，曰风寒燥湿火热。夏日炎热，吾人衣葛饮凉，稍动则汗流浃背。冬日严寒，吾人衣裘饮热，非固闭无以保存。固有之体温，是以吾人之感觉，在于冬夏者，已迥然不同。此不同者，非特为病各异，即其生理上，亦迥然不同也。《内经》根据此理，观四时推行之功用，以明人身病气传变之顺逆，复以生理推测病理，即以病理反映生理。于互相比例中，求得其因果关系，肯定其治法公例，转推转细，深入隐微，遂成为一种专门之学。盖人生戴天履地，食毛践土，与天地息息相关。植物因节候而变化，动物因土宜而异类。人所资以为生者，除吸天之气，即在食地之味，安得不随之而生变化？《内经》测天以验人，以超越之眼光，灵妙之心思，将其因果关系，从根本上说明之，不特具哲学之长处，且涵泳科学之原理。故不佞谓中医学兼哲学科学之全，实有所根据也。田桐先生曰："一般科学，适于所用之谓也。医药科学，适于疗病之谓也。不但文明人有科学，野蛮人亦有之。苗人善放蛊，亦惟苗人能治蛊；苗人能制毒箭，亦惟苗人能治毒箭。不特野蛮人有科学，兽类亦有之。鹿性好淫，当春夏之交，牡鹿尤纵欲，因之奄奄欲毙，牝鹿衔草药以疗之即愈。不特兽类有科学，虫类亦有之。恒见蜘蛛张网于屋角，蜂过则罗而捕之。迫蜂反抗，蛛亦受伤，徐徐而退，至于屋顶，寻啮瓦松以自疗，人以瓦松治蜂伤亦效。适用为科学，适病亦为科学。不能以野蛮之科学、兽之科学、虫之科学，而鄙夷不用，而坐以待毙也。"然则中医学经多时之岁月，积无数人之经验而成，可以征验，可以致用，适合民众需要，非科学而何？

更以事实证之，《神农本草经》"麻黄"条下曰："气味苦温无毒，主中风伤寒，头痛，温疟，发表出汗，去邪热气，止咳逆上气，除寒咳，破症坚积聚。"李时珍曰："主治水肿、风肿。"比而观之，知麻黄之作用有三：一发表出汗，二止热逆上气，三治水肿。今先言其所以治肿。邹润安曰："发汗之药多中空，中空者，多能利小便。"然则麻黄之能治肿，不独在能发汗，亦在其能利小便。张仲景《金匮要略》曰："诸有水者，腰以下肿，当利小便；腰以上肿，当发汗乃愈。"麻黄既能发汗，又能利小便，当然为水肿良药。故《千金要方》《千金翼方》《外台秘要》《圣济总录》《和剂局方》等，水肿门中，无不有用麻黄之方。近来日人知麻黄能利尿，乃制为越几斯。所谓越几斯者，水浸剂也。以麻黄水浸剂治水肿，其效甚捷，盖服之则小便顿利。又水肿多缘肾藏炎，故水肿病者之尿，必含多量之蛋白质。惟服麻黄后，小便畅利，尿中蛋白质，立见锐减。故日人公认麻黄能利尿以治水肿。然其成绩，仍不尽人意。盖以麻黄治肿，有效有不效也。然此非麻黄之过，乃不善用麻黄之过。《金匮》越婢汤治风水，一身悉肿，麻黄附子汤治水病脉沉小，二方皆用麻黄。然一助以石膏，一辅以附子者，以证有寒热虚实之异，须临时变通。对证处方，务求适合病情，故投剂而即效。日人虽知麻黄能治肿，而不知因证用药以尽麻黄之用，仍属一间未达也。麻黄能治咳逆上气，习中医者，类能知之、能言之、能用之。所谓止咳逆上气，即是止咳喘。古方用麻黄治咳喘者，如《伤寒论》"伤寒表不解，心下有水气，干呕发热而咳喘者，小青龙汤"，《金匮》"咳而上气，此为肺胀，其人喘，目如脱状，脉浮大者，越婢加半夏汤；肺胀，咳而上气，烦躁而喘，脉浮者，心下有水，小青龙加石膏汤"，方中皆有麻黄。而《千金》《外台》治咳喘诸方，用麻黄尤不胜征引，初不俟今日而始知。年前日人研究麻黄，发现一种植物盐基，名之曰爱佛特灵。谓麻黄之有效成分，全在于此，故又名麻黄精。然西医尚未采用也。近年有中国留美霍金斯医科大学陈克恢先生，以数年研究麻黄之结果，谓其作用与副肾素相类，且其化学程序，亦复相类。副肾素为近日新发明之药品，用途最广，而采制甚难。人工制造之副肾素，其功效又远不如天然副肾素之妙。今见陈君发表谓麻黄之成分效用，与副肾素相同，且出产多，制造易。于是引起全世界医药学家之注意，遂取而试验之，试验结果，非常满意。盖其能激刺各种内脏之平滑筋之交感神经，能增高血压，放大气管枝，故善治喘息。自经此次提倡之试验后，麻黄之用途，一日千里，全世界医者无不乐用。今市上本药房中发售之爱佛特灵，即由麻黄提出之成分而制成之者。然而中医用麻黄治喘，已远在数千年前，亦何俟今日科学家所自夸为新发明云者，在中医固早视为普通常识矣。且用爱佛特灵治喘，其收效亦不能尽如人意。亦有初服则效，继则无效，或反加甚焉。此其故正如用麻黄治肿，而不能随证制宜以用药辅之，故其效不显。且用爱佛特灵治喘，服其一定量，久之，其积蓄作用，达至相当程度，竟有大汗而虚脱者，西医以此为爱佛特灵之副作用，是倒因为果也。

夫发表出汗，为麻黄之良能。古书载发汗之剂，用麻黄者，不胜枚举。如《伤寒论》之麻黄汤、大小青龙越婢等汤，皆发汗之剂，用之适当，汗出热退，诸证随愈。是发汗所以解热，解热即所以愈病。今以出汗为副作用，谓非倒因为果而何？夫大汗而至虚脱，即中医"误汗亡阳"之谓。中医用麻黄，原有禁例，且禁之至严。服之出汗而虚脱，是服之不当，非药之过也。虽然，病之所以用麻黄，用麻黄所以发汗、所以解热、所以愈病，其理由何在，古书多有解释。然不佞皆认为理论不彻底，以不佞研究所得，人体何以发热，曰体温增高之故也。体温何以增高，曰因气候剧变，皮肤感寒，毛窍闭塞，汗腺不通，体温不能如常放散，则增高而发热也。人身体温为九十八度，无论冬夏，皆有一定。其所以有一定者，以人体中有天然调节体温机能也。体温之生成，源源不绝，为欲保持其生理之适当量，即不绝将多量之体温，放散于外。皮肤为人体最外层，其面积又大，故多量之体温，恒从皮肤放散于空气中。体温之生成愈多，则其放散亦愈多，而皮肤放散体温之法，最显著者，莫如出汗。汗即血中废料，由体温遂发而排泄于外者也。凡恶寒发热头痛脉浮者，在《伤寒论》谓之太阳病，无汗者，当发汗，发汗当用麻黄，汗出则热退。凡因热而起各证，即连带而消退。麻黄所以能发汗，在能激刺平滑筋中之交感神经，同时能增加血压，使血行迅速，载多量之体温，达于皮肤，使充血而易于放散。不特此也，麻黄能治喘、能发汗，作用

31

正同。盖体温不能放散于外，增高而发热，热气壅积，自然上熏胸膈。肺司呼吸，虽能放散体温，然其所放散之量，只得全身放温量四十分之七。今多量之热，不能从皮肤放散而凑积于肺，呼吸加速，安得不喘？用麻黄发汗，使体温仍从皮肤放散，肺中所壅积之热气，自快然而衰，喘息亦即平复。故麻黄善发汗，即善能治喘。《内经》曰："皮毛者，肺之合也。肺主皮毛。"盖从形能推得之经验语也。不然，肺属呼吸系，皮属排泄体系，正如风马牛之不相及，安知其此崩彼应，捷于影响，有如是哉？《伤寒论》太阳病之病理，决非此数言所能彻底说明，而引所言麻黄之良能，亦未能尽其十一。不过言此以见今日之科学方法，有时亦不尽适用，而用最新科学方法研究而夸为新发明之药，反不如中医之能善于因用，能知之详且确，由是可知中医学固有颠扑不破之真价值。彼以中医为毫无足取，为不切于用者，当哑然自反矣。虽然，中医学虽隐寓科学之原理，然有时过于崇信哲理，与事实相云甚远，而于运用科学之方法，亦不如西学之精密。且近世科学，多有足补中医之不逮，亦有足以说明吾固有之常理者，此则所当亟采用者也。

（原载《医界春秋》1930年第52-53期）

霍　乱

霍乱为至险恶之病，传染广而伤人速。流行之际，世人莫不奔走骇汗，有谈虎色变之概。然治之苟能毋失病机，服药得当，可以即愈。特医者对于此病认识，议论纷歧，莫衷一是。临床之顷，毫无定见，依违两可之间，或试以轻剂，或妄投药铒，迁延时日，可治之病机已逸。虽有智者，亦难为力矣。是故对于此病之认识，非严定其界限不可。兹不揣愚陋，本平日经验，盖以师友授受，参以西学，著为是编，以就正有道。医林先觉，幸进教之。

时令　霍乱盛行于炎夏之时，天气愈热，则蔓延愈甚。或以时当天暑地热，时病当然是热矣。抑知不然，盖遇热而热，感寒而寒者，惟死物为然，生物则否。夏令虽热，人体生理机转能适应之，不患热也。生物机转所以能适应之者，在有调节作用。故天暑地热时，体温增高，人气外浮，皮肤疏泄，汗出津津，热随汗泄，不致积而成热；天寒地冻时，人气全充，皮肤密致，汗液难出，体温得以保存。故体温无论冬夏，皆有一定，不随天气变更。此种机能，如热血动物所同具，非人类独有。故谓天热病热，天寒病寒者，未知斯义耳。（西医目为可怖之猩红热，盛行于二、三、四间月，天气愈寒则愈多，渐热则渐少。年前沪地曾盛行一次，甚猖獗，南方则不常有，可作霍乱反证。）且夏日表疏多汗，其气易虚，最多中寒之证，故曰"长夏善病洞泄寒中"。冬时表实无汗，其气内充，虽伤于寒，多传为热，故曰"寒甚则生热"。此亦《内经》胜复之理也。

正名　《伤寒论》："呕吐而利，病名霍乱。"陈修园注："霍乱之为名，自来定于吐下。"斯言甚确。然有当知者，霍乱必吐利，而吐利非尽属霍乱。若但以吐利即断为霍乱，则能致吐利之病甚多，如暑证有吐利，伤食有吐利，中毒与杂症，亦多有吐利。张子和载李仲安佃客案，暑病吐利也；

罗谦甫治昔良海案，伤食吐利也：皆非霍乱也。中毒与杂病之吐利，仍当以中毒杂病法治之，又何与于霍乱？王潜斋曰："尝询病者病前有无影响，或曰五心烦热者数日矣，或曰身中殊不自觉，但视物皆作红色，已而病即陡起。夫端倪若此，伏暑可知。"观此明是暑热吐利，非霍乱矣。既非霍乱，何得以霍乱名？王氏《霍乱论》，虽具一片婆心，惜坐不能正名之弊。语曰："名不正则言不顺。"正名，固医家所当有事也。

证状 张骧卿《临证秘典》："（一）单纯性霍乱下利，腹鸣，下利（一日六至八回），全身倦怠，不思食，皮肤厥冷，尿量减少，呕吐，烦渴，腓肠肌痛，脉搏微细。经数日至一周而愈，亦有转为重症者。（二）类似霍乱症，水泻数回后，成米泔样下利，呕吐亦然，尿量减少，手足厥冷，苍白，脱力，脉搏减少频数，腓肠肌疼痛。本症经过佳良，廿四时后，下利即止，然有转成真性霍乱者。（三）真性霍乱症，全身衰弱，体温下降，脉搏频数细小，泌尿减少或绝止，无痛性之米泔汁样液吐泻（一日二十至三十回），眼窝凹陷，皮肤冷厥而呈紫蓝色，诸肌痉挛，呼吸困难。经数时至数日而死。"徐子默《吊脚痧方论》："吊脚痧之证，或吐或泻，或吐泻并作，有腹痛者，亦有不腹痛者。吐泻数次后，即两腿抽搐，或手足并皆弯挛，痛愈甚，抽亦愈甚。顷刻肌肉尽削，渐觉气短声嘶，眼窠落陷，渴欲饮冷，周身冷汗如冰，六脉渐无。或半日即死，或夕发旦死，旦发夕死，甚至行路之人，忽然跌倒，或侍疾之人，传染先死。当急用温经通阳之法治之。若待六脉全无，冷汗频出，虽欲挽回，无可及也。"田云槎《时行伏阴刍言》："是证初起，胸中不乐，头眩，指麻，小便不通，下利清水，呕吐，声瘖，耳鸣，面尘，肌消，目眶陷，目睛冒，渴饮热汤，四肢厥冷，脉微或伏，转筋疼痛，冷汗自出，甚则心中如焚，渴欲饮冷。此症以小便通利则生，不通则死。治法以温中通阳为第一义。"此皆真霍乱，何以知之？所以载之证候一也，一能传染二也，治疗用温剂三也，小便刹者预后佳良四也。至徐、田皆目谓与霍乱不同者，是仍以暑热吐利视霍乱耳。

治法 西医以霍乱之病原为菌，然治法用强心剂，盐水注射，皆对证疗法，非直接杀菌之法。中医以病原为寒，故以吴萸、姜、附之大辛热者以回阳。初时服药得当，可以即愈。过此上吐下利，倾囊而出，如悬溜奔瀑之时，汤药不入，当采用盐水注射法矣。《伤寒论》："既吐且利，小便复利

（霍乱小便多不利，甚至闭塞），而大汗出（霍乱有稠黏之冷汗），下利清谷（霍乱初利时或清谷，后则下如白粥水、米泔汁样液体，将愈时又复转黄色），内寒外热（霍乱本无热，若吐渐缓，身由冷而温而热，乃是征兆），手足厥逆，脉微欲绝者，四逆汤主之。吐已下断（吐至无物，转为干呕；利至无物，表下水液），汗出而厥，四肢拘急不解，脉微欲绝者，通脉四逆加猪胆汁汤主之。"陈修园曰："亡阳证必生附、干姜直追使还，不可加人参之微苦多液，反缓姜、附之力。通脉四逆加猪胆汁汤，起手不可骤加胆汁，半日间接连服至四五利，厥冷稍差，惟手足之挛急已甚，始加胆汁以救其津液，或加人参、人尿以助之。若厥回利止，微汗续续未止者，是阳回而无阴以济之，恐阳不久复脱，宜于前方加人参、甘草，或人尿、猪胆汁之类，救阴以固其阳。或利止气逆于上，呕哕复作，呃逆不止，宜橘皮竹茹汤加麦门冬，或代赭旋覆花汤之类。高者抑之，或火格于上，汤水入口即吐，宜干姜黄芩黄连人参汤，大辛大苦以开之降之。若身热口渴思水，宜竹叶石膏汤以滋补之。"霍乱治法，大略如此。

善后　《伤寒论》："问曰：'病发热，头痛，身疼，恶寒，吐利者，此属何病？'答曰：'此名霍乱。自吐下，又利止，复更发热也。……霍乱，头痛、发热、身疼痛、热多欲饮水者，五苓散主之；寒多不用水者，理中丸主之；吐利止而身痛不休者，当消息和解其外，宜桂枝汤小和之。'"海宁孙世阳氏曰："霍乱无头痛、发热、身疼与吐利齐作之事，正使有之，是时行感冒而致吐利，本与霍乱异病。按本论：'霍乱自吐下，又利止，复更发热也'，知发热头痛，在吐利断后，非与同时。"余杭章太炎氏曰："斯言独得仲景真旨。霍乱正作时，胃逆口噤，白汤茗饮皆不能入，何欲饮水与不欲饮水之可言？故非独五苓证在吐利断后，即理中证亦然，合之桂枝证，凡为差后三法。五苓、桂枝二证，为阴病转阳。理中则阴病渐衰，未得转阳者尔。"即陈修园所举之橘皮竹茹汤、竹叶石膏汤亦为霍乱差后之治，非用于正吐利时也。

结论　本以上数说观之，霍乱真面目，自易认识。盖霍乱之吐利，初为寻常之溏粪残食，继混胆汁而呈黄色，终为如白粥水、米泔汁之水样液体。此为其固有之症状，不如是者，非霍乱也。且因全体水液缺乏而起之种种症状，与颜貌脉搏等，皆非寻常吐利所有。本此种种症状而诊断之，本非甚难。前人所以纠缠不清者，在误以他症混于霍乱，戴人之风湿暍、河间之火、灵胎之暑、潜斋之热，皆本非霍乱而以为霍乱者也。至西医研究所得，有数种病颇与霍乱相似，如食物中毒、砒中毒、伤寒异性肠炎等。究其实，亦同而不同。其不同处，不必内藉显微镜之检查，即其症状，亦显有差异。兹为明了起见，更有以下之三种研究。（未完）

霍　乱（续）

腹痛、脉、渴之研究

读王氏《霍乱论》书后

腹痛之研究　霍乱初起，间有腹痛，后即不痛，痛者病轻，不痛者病重。此病与俗称绞肠痧对看自明。绞肠痧为闭证，中气郁遇，升降窒塞，上不得吐，下不得泻，故腹痛闷乱，其状至苦。霍乱为脱证，吐泻交作，下无里急后重，上非温温欲吐，直是倾囊而出，肠胃反射作用停止，绝不拒格，故不感痛苦，按其腹部，只隆隆作响，以肠内充满液体也。初时有腹痛者，以肠胃犹有拒格尔。章太炎氏以"吐利腹痛属太阴伤寒，故理中方下有吐多下多腹痛加减之法。霍乱则少阴伤寒之属，吐利不腹痛，水液横决，无能禁者，过在心藏，不在肠胃。虽用理中，未得止也。"心为手少阴，病在心藏，不在肠胃，故吐利不腹痛。少阴病固重于太阴病，此其言亦与事实合也。

脉之研究　霍乱之脉，细小疾数，或沉微欲绝，为心藏衰弱之特征，脉体显露于指下，但按之欲绝，甚且按之无有，此非脉伏，直是脉绝。闭证有伏脉，霍乱为脱证，决无伏脉。盖伏脉以脉道有所阻而不利，故隐匿不扬，浑浑难辨，甚或按不应指。吴又可"脉厥"，端是指此。伤寒阳明腑证有伏脉，寸口按之不应，惟人近结喉按之则应，按其心部亦必震动应手。且病至脉伏时，病状亦显然有特异之点，本非难辨。若霍乱之脉绝，为心力不达于四末，故脉波不应指，按之无有，实是心藏动作，已邻于寂静。尚可认为伏脉，而投开豁之剂耶？其有吐利脉伏，得寒凉消导而愈，是暑热伤食等吐利，非霍乱也。

渴之研究 少阴引水自救，明见《伤寒论》。少阴下利而渴，亦是事实。霍乱上吐下利，全体水液亡失，除肠胃聚多量液体外，其他各处分泌皆停止，故小便短少或闭结，皮肤只有稠黏之冷汗。泪液分泌停止，眼结膜角膜干燥，易起落屑。唾液分泌停止，故口渴难忍。血液浓厚，循环障碍，心力衰弱，渐至虚脱，斯时若投寒凉，于渴无益，反使心藏之绝。以渴非关热盛，乃水液亡失使然。惟以辛热大剂，强壮心力，使已低降之体温，再升腾而催进血行，肠内所聚而未尽排泄之液体，复由血管吸收，渐次输致各处，以渐恢复其分泌作用。吐下渐缓，脉亦应指，渐至全体由冷而热，西医名之反应热，中医谓之阴病转阳。如此者，其渴自已。若复见热象而渴，即改进甘寒滋开，以济其偏，阳回阴复，是渴无不止。此为治霍乱之程序也。试再论渴之所以然。《伤寒论》三承气证、白虎证，皆不言渴。惟白虎加参证，则言渴，加参所以为渴也。病在三阳，虽热邪炽盛，而正气未虚，津渴未竭，足相承制，不感渴也。及气虚津涸则渴矣。气虚津涸则渴，是渴为虚证也。故热盛而渴，白虎所以加参。肾阳衰于下，津液不升而渴，少阴病所以用附子，即理中渴者加术。利止亡血，四逆加参，亡血亦渴也。俗医但以渴为热、不渴为寒阳，其不可为训，正与但知脉数为热、脉迟为寒者等也。

附读《王氏霍乱论》书后 王潜斋为有清一代名医，聪明好学，迥异常人，经节敦行，亦非庸俗可及。其习医也，足不出户者十年，手不释卷者永夜，乃至燃灯帐内，顶为之墨，其刻苦如此。又尝服制居家，有贵人延之治病，老耄多忌讳，欲其易服而进，乃怫然去之，其操守又如此。以视一般朝习医，夕行道，与夫谄肩承笑，奔走权贵者，相去可以道理计耶？且所采辑诸书，及《医案》三编，亦多可传之作。故吾对于王氏虽不尽钦其学，而实敬其为人也。惜其书有两大缺点，不能为之讳者：一则采集时说，为《温热经纬》，于六经大法外，别竖一帜，显欲与仲景分庭抗礼。其实于温病之源流界限，尚未认识清楚，徒变易成法，以博一时之名。一则于霍乱不知其所以然，而怀疑古训，以暑热吐利为霍乱。以服寒凉而愈之暑热吐利，武断霍乱之为热，而无解于四逆吴萸之治。则分为寒热二类而下定义曰："霍乱之属热者，主气之常；属寒者，他气之逆。"不知霍乱之本非热也。观其自序，蔼然仁者之言，而书中朱紫相夺，徒增疑惑，无补治要，是虚具一片婆心也已。且其的根据以别寒热者，在渴与不渴，利下臭秽与否。小便短赤或清利，不过一种猜想，无当事实。盖寻常寒热，亦非尽可以此而决，霍乱更不可以此而决。何以然？《伤寒论·霍乱篇》之用四逆，与《少阴篇》同义，是认霍乱为少阴伤寒之类也。少阴下利，无有不渴。霍乱吐利，体内水液亡失，不足以供分泌，亦无有不渴。暑热伤食之利固臭。霍乱初时排泄肠内溏粪，原具固有臭气，后转为水液样体时，又转作精液之醎臭。是霍乱之利，何尝不臭？少阴病有小便短少黄赤，得姜、附而转清润者，真武证亦明有"小便不利"之文。霍乱因体缺乏水分，小便短少甚至不通，可认为热乎？是王氏所根据以别寒热者，全不可为训。即其所附之验案，如"郑翁厥逆，烦躁，不甚渴，脉细而伏，苔白而厚，乃暑湿内盛，治以燃照汤；贵妇转筋，舌绛，目赤，大渴，饮冷，脉左弦强、右滑大，以白虎加生地、木瓜；沈妇夜深得病，继即音哑肢寒，脉弦细以涩，两尺如无，口极渴，而沾饮即吐，足腓坚硬如石，转时痛楚欲绝，治以蚕矢汤；陆叟频哕，声不甚扬，面赤目闭，小便不通，舌赤而干，利下臭恶，暑热内伏，治以紫雪丹；丁姓苔白色薄，口不甚渴，但觉黏腻，是暑入酿湿为热，治以五苓加川连、半夏、枇杷叶；钱姓自汗肢冷，无脉，苔白边绛，渴甚，头痛，是暑热内伏，治以加味五苓。"观此数湿热之病，王氏竟断为霍乱者，以其有吐利也。即金朗然母案，明是误药之坏病，王氏以其有吐利，亦附于案末，是亦认作霍乱也。观其治一少年，体肥畏热，因午间酷热，以席铺砖地，裸卧其上，醒又饱啖西瓜，至晚觉头痛恶寒，夜分吐泻大作，四肢急拘，汗冷息微，时时发燥，脉沉弱，治以浆水散；其母以天气骤热，忽患霍乱，自汗肢冷，脉微苔白，腹痛欲按，进大剂理中汤加桂枝、白芍；李姊吐利，舌黑如煤，体丰脉弱，畏寒不渴，治以附子理中。此三案亦疑非真性霍乱。某少年实因热而受寒，为夏日习见之病，电扇、西瓜、冷水浴、冰淇淋，为制造此病之原。其母与李姊案，亦似为太阴伤寒之类，以霍乱之证状不全也。腹痛欲按为虚，舌黑如煤用姜、附，古人曾有验实。薛立斋载郑汝东妹婿案、吴仁斋治姜梦辉案，皆患伤寒得纯黑舌，用附子理中而愈，其先例也。故吾谓王氏对于霍乱之真面目，始终未曾认识，事实如此，非敢厚诬前贤也。然王氏谈案，于暑病为详，用药亦息息与病机相赴，堪作后人师法，其功不可尽没。凡暑病热甚者为温，其发热不关体温反射，是因天热多汗，津干血燥，血中蕴藏之氧气，自燃而生高热，热高即易引起脑证。故发热之初，甚者即现烦躁、闷乱、谵语、昏狂等症，当急用神犀丹等治之。暑兼湿分曰湿温，于此有吐利，仍当治暑。其病与霍乱南辕北辙，治法亦与伤寒范围内之热病不同。伤寒范围内之热病，其热因体温反射，病传由表入里，当遵《伤寒论》法治之。王氏屡言温病不同，伤寒法不可治温病，而未曾说明其的以然。于暑热利，亦认作霍乱而著之编。如斯缺点，固不能为贤者讳也。

（原载《自强医刊》1930年第9—10期）

体温之调节与其变化

体温之来源　有生俱来，赖食物空气为之补充。

体温之调节　气候，饮食，汗，衣服，人事。

人为热血动物，故有体温，通常为华氏表九十八度强，早暮、饥饱、劳逸时，虽稍有增减，但决不出一度外。夫以九十八度之热，已较普通夏日为热，而人乃不觉，以此为生理所需之适量也。生物学家谓聚全身体温于一指，立即烧毁，是人不觉其热者，亦以体温周遍全身，不限于一处耳。物理学家有热力化能之说，意谓一切机械动作，皆由热力催动。是知人体种种动作，如心之循环、肺之呼吸、肠胃之吸收排泄、机官之新陈代谢，在神经一条指挥及内分泌关系之下，各营其职，又复以其互相关系，平均协调，以组成整个之生活体。种种效所，亦赖热力催动。"生物学家谓动物之构成，由于精卵之二原子。实则此二者，俱系物质。动物何以能'动'？此动的力量，不能不归功于超物质的以太。'假定名词'此以太属于气的方面，与物质方面之血肉，实处相对地位。"（见英国《青年俱乐周刊》）此谓物质之动，乃被动的；属于气的方面之以太，方是原动力，与阴阳血气之说正合。夫生物异于死物者，在有生活力。生活力附丽于物质，以生存于世界。生活停止，便是死亡。组织学以细胞为人体单位，人体为细胞集合场，细胞原具有生活力。然其繁殖运动营养机能，必赖适当之温度，始能显其功。故温度有变化，细胞机能亦必起变化，是体温之重要可知已。古人从形能上推求，知人体生活，必赖热力作用，故曰热、曰火、曰相火、曰君火，备见《内经》矣。朱丹溪曰："火有二，曰君火、曰相火。火内阴而外阳，立乎动者也。故凡动皆属火。以名而言，形质相生，配于五行，故谓之君；以位而言，生于虚无，守位禀命，因动而见，故谓之相。火主生物，故恒于动。人有此生，亦恒于动。其恒于动者，皆相火为之也。……天非此火不能生物，人非此火不能有生。"汪䚡庵曰："心在性之郭，肾者命之根。两肾中间一点真阳，乃生身之根蒂。义取命门，盖以此也。中有相火，能代心君行事。盖心君无为，吾人一日动作云为，皆命门之相火也。"曰热、曰火，意义胥与体温作用相近。至"相火"云者，与副肾素作用亦有相像处，但不能执一端以概全体，故仍以体温当之为长。若"君火"云者，根据《阴阳应象大论》"南方生热，热生火，火生苦，苦生心，心生血"及"在天为热，在地为火，在体为脉，在藏为心"之言，其为体温之意显然。吾且言体温与人体之关系。

体温之来源

体温虽与有生俱来，然必待有所补充。空中之氧气，日常之食物，即体温补充材料也。空气中以氧气为最重要，约占定气百分之二十一。吾人呼吸，目的即在吸氧排碳。氧气由鼻入肺，复为血中红血轮吸收，运输全身而营养化，以氧气有燃烧作用也。吾人食物，大约可别为碳水化合物、脂肪、蛋白质、水、硝、生活素数种、蛋白质等，以供管养生长。碳素、脂肪则为燃烧原料。食物入胃，腐化后，即由吸收系通入血管，与氧气相遇，即起燃烧而生热与能。是吾人之云为万事，所消耗之热能虽甚多，而有此补充，故能维持于不敝也。

体温之调节

体温之发生，已如上述。然何以能保持其适当量？曰有调节作用也。此作用体温神经中枢司之，原一种天赋本能，以适应环境者，故无论祁寒盛暑，体温常在九十八度，并无增减。今试言其调节之方法。

（一）对于气候之调节

四时曰春夏秋冬，主气曰温凉寒暑。彼春之暖，为夏之暑；彼秋之忿，为冬之怒。（见《素问·脉要精微论》）倚复回环，互为胜复。地球上万汇，莫不受其支配而生变化。试就夏暑冬寒时，吾人感觉上之差异，因气候影响者为何如乎？夏日地面吸受太阳之热力多，故气温甚高，吾人乃觉炎热。然气温高者，一部分空气上腾，地面空气，非常稀薄，所含之氧少。前文谓氧气吸收入血而营养化，今吸收氧气少，燃烧之力量自低，血行较迟，体温之产生量，自不随外界之热而增进。冬时气温低，气压高，空气浓厚，所含氧气多，吸收入血，燃烧力强，血行较远，体温产生量，不因外界之冷而低落，故天寒人体抵抗力强。天热一时外界气温甚高，一方面体温有待于疏泄而无取乎抵抗，一方面血行迟缓，以与体温之适量相应。有此作用，故气候虽有寒暑，而体温仍能保持一定也。

（二）饮食量之调剂

食物入胃，经消化系之力，渐次化为较单简之物质，大部分即与氧气化合，迅速燃烧，发生热能，以维持体温；一部分化为葡萄糖，储于肝藏；一部出化为油脂，存于组织间，以供饥时继续燃烧之需。故人体可比热机关，心如炉，肺如鼓气之风箱，胃如储煤之仓，食物如煤薪，燃烧后之废料，如碳气、炭灰、水分，可似皮肤之汗、呼出之浊气、二便之尿与粪等，此之谓新陈代谢。人物皆同一作用，盖燃烧之际，一方赖煤薪之继续供给，一方不绝排除废料于外也。机关之热度，依温验器测定，可随意使之增减。人身体温，若有高低，则体温神经中枢之调节作用，可使之平复。盖体温高者，增其排泄，限制其产生，体温低者反之。故夏日一方开放毛孔以疏散体温，一方则食量自减；又夏日多渴，渴则多饮，胃液稀淡，消化力亦锐减。凡此皆相因而至，所以防体温之过度产生也。吾人每日所需之热能，与食物产生之热量，皆由定例。劳力者所需之热能，较用脑者为多，故所需之食量亦多。非此则其产生量与消耗量不相抵，即不能维持生活。至其体温，彼此仍无差异也。

（三）汗之作用

汗之作用，关系体温调节甚大。人体皮肤满布毛管，与汗腺相通，密如蛛网，若将其一一衔接，可达二十英里之长。汗腺作用，是将血中废料水分输导而排泄于外，是为汗。汗之排泄，必待蒸发，故当体温增高时，蒸发之力强，则汗之排泄愈多。吾人在夏日二十四点钟内，皮肤排泄之汗量，平均达二十至三十安士之多。汗之排泄，既因蒸发而达于皮肤，一遇空气，又化为气质而飞散。物理学凡物质之变更状态，如气质变为流质，流质化为气质，必藉热力作用。故汗点化气之时，必摄取体温以供其变化。汗出既多，体内温度被摄取亦多，体温因而低落。汗出多寡，在乎体温之高低、蒸发之微甚而定。吾人夏日汗流浃背，正自然之散热作用也。冬寒气冷，人体须保持原有温度，不特无所蒸发，反当增其抵抗力以防体温之散失，由是汗出自少。是以夏日人体调节机能，正从事疏散，冬日则从事收藏。故夏日之感觉，固然与冬日不同。此不同之处，非仅病时为然，生理亦如是也。

（四）衣服之辅助

人体对于体温之调节，如上述气候、饮食与汗之作用，原天造地设，相因而至者。然此种本能，皆有限度，超过限度，即生障碍，故须设法辅之，衣服其一也。冬时天气寒冷，须防夺去体温，当穿厚衣，以维护之。夏日炎热，须助体温蒸发，令热气疏泄，且夏日多汗，尤须使皮肤空气接触，则汗点易于化气，故当穿薄衣。且衣服之颜色，据科学家研究，以白色者吸热难，散热亦难，黑色者吸热易，散热亦易。故夏日昼间宜穿白衣，以抵抗太阳之热，夜间换黑衣，以便体温易散；冬日昼间宜穿黑衣，以尽量吸受太阳之热，夜间换白衣，以保存体温。凡此所以助体温之调节也。

（五）人事之影响

人体因居多劳逸之异而生变化固已。寻常动作，亦能影响躯体而著之征象，此呼吸与脉搏加速，体温增高等是。然此不过暂时现象，须臾即归平复。惟剧劳于烈日下，毛开孔张，遍身汗湿，饮冷乘凉，唯意所欲，往往使体温调节发生障碍。盖汗点骤遇风吹，化气甚急，体温骤减，其势既暴，体功不及应付，则呈痛苦，是则伤风感寒之理也。"体功对于外界高热之侵袭，惟一方法，只是出汗。然汗多疏泄太过，玄府洞开，无以保存其固有之热，必反见洒淅形寒，此时若拭干其汗，就凉处休息，原可以不病。若勉强触热则病，引冷亦病，当强烈之风亦病。"（见《温病讲义》）是则病由己招，正人事之未尽也。西藏高僧，能以单衣过冬；东人习冷水浴者，能于冬寒下雪日，裸体泳于河，此则善于修养之术已。然人体对于寒暑之抵抗力，壮年较优于老弱。而"饥饱待时，寒温适所，逸以治劳，静以治躁，处阴以避暑，就燠以避寒"（见《裴氏言医》），自当克尽人事，以辅助体功之不逮也。

上言体温之重要，与其调节方法之大略，属于生理者也。然生理、病理，性质本无差异，知者何为生理，即知若何为病理矣。吾人体温为九十八度，增则为热，减则为寒。寒热有等差，则就其程度而别轻重。于是以九十九至百度者为轻性热，百零二度为中等热，百零四度为最高热，过此即险。九十六度为中等温，九十四度以下为虚脱温，亦必血压沉降，心力微弱而虚脱。故最高度与虚脱温度，即寒热之极端也。然病有遍身燠热而体温不甚高者，其体温已升腾而尚觉寒栗者，有肤冷而里面实者，则就其种种不同之病状，推究其致病之原因，而知病之来路，从种种病状观察其将来，而知病之结果，复从种种异点中，求得其公例，甄别其治法，而别其表里、阴阳、虚实焉。此中理由极繁赜，兹且言其大略中之大略。

寒 热

体温之适当量为九十八度，增则为热，减则为寒。"然体温增高之原理，果何在乎？在于放温之减少，或发温之增加，或发温放温之并有增加而已。实则凡关热病，新陈代谢机无不亢进，而体温之散放，实不随之增加。故中毒性发热，则为化学的毒物，自血液直侵筋肉及腺器，而使新陈代谢机亢进。或此毒物先侵神经系，以其媒介而使温政变化，遂致体温亢进。而于神经性发热，则以神经机能之扰乱温政，于郁结热，则因温度放散之减少，均能致体温亢进者也。"（见《发热之原理》）"要知体温上升，一由于身体组织化学机能增盛，产生多量之热；二由于放温之障碍。盖热病患者之放温，比康健人多一倍至二倍，犹不能敌造温之多。以造温继续不绝，终有使放温至不规则之时。"（见《病理总论》）汇上说而观之，发热之原理自明矣。热之原理明，更根据因热而起之种种症状，热病亦易认识。且知造温多，放温少，体温亢进而为热，即可从反面而知体温低降为寒之理。"如严寒外袭，夺去体温，使皮血管收缩，肢体厥冷，并合诸藏器兴奋性减退，中以心藏及神经系统尤为著明，如心搏衰弱、呼吸无力……"（同上）正与因体温亢进之热病相反。故治热病，当增其放温之量，而制其产生，寒病则杜其散热之路，而奋兴其机转。放温之法，如发汗以泄热于外，吐下以泄热于里，并以寒药折之是也。"人之将死，身中阳气，必有一条去路，或气促大汗，或利下不止。"（见《诊余集》）能敛其汗，止其利，以辛热之剂投之，即是寒病治法。盖凡阴病见端，必以回阳为急务，使低降之验温，再行升腾。故仲景于阴盛亡阳之证，必用姜、附也。是以热病之成，由于造温多，放温少；寒病因新陈代谢机衰减，造温少，放温多。《灵·本藏篇》："卫气者，所以温分肉，充皮肤，肥腠理，司开阖者也。"《素·玉机真藏论》："风寒客于人，使人毫毛毕直，皮肤闭而为热。"《调经论》："上焦不通利，则皮肤密致，腠理闭塞，玄府不通，卫气不得泄越，故外热，厥气上逆，寒气积于胸中而不泻，不泻则温气去，寒独留，……故中寒。"《阴阳应象大论》："阳胜则身热腠理闭，喘粗为之俯仰，汗不出而热，齿干以烦冤，……阴盛则身寒，汗出，身常清，数栗而寒，寒则厥。"是寒热之所以然，《内经》已于数千年前详晰言之矣。

表 里

身体最外层为皮，皮面布满汗孔与毛管，皮下密布神经纤维与微细血管。血管有张缩力，充血则张，贫血则缩，张则热，缩则寒，其张缩皆附于血管壁之神经纤维司之。其所以张缩，则为对于外界冷暖之一种反应作用，与体温增减之一种调节机能也。皮肤上之感觉，亦神经纤维司之。此感觉可别为冷觉、热觉、触觉、痛觉四种，各有一定地点，从不相混。神经纤维导源于交感神经而通于脑髓神经，皮之激刺，藉是传达于脑，脑即发出命令至该处，使起各种变化以适应之。故皮与脑，息息相通者也。严寒外袭，体温骤被夺去，血液向里却行，皮间血管贫血，肌肤栗立，遂先觉凛凛恶寒。继则神经调节作用起，使却行之血，复奔集皮间，以事救济，不足更使腔内血液继续奔赴。其结果，一则皮间血管充满热血，逾于常量，乃觉发热；二则寒气外束，毛孔闭塞，热不得泄。而血液之奔集皮间，有加无已，故热度亦有加无已。然斯时神经调节血行之力，尚未臻一致，故时而充血，时而贫血，颜面忽而苍白，忽而潮红，忽而大热，忽而恶寒。且神经之兴奋性，非常敏锐，故寒热之感觉，与触觉、痛觉，均极明显。若此者，恶寒发热，兼头痛体痛，为诸般急性传染病初起之共有症，即所谓太阳病。太阳病者，表病也。凡物由高温与低温相遇，则起中和作用。甲之高温，传热于乙；乙之低温，受热于甲。至同一温度而后已。故严寒外袭，初则外寒与体温相中和，继则高热与常温相中和，经几度中和以后，渐渐寒热不得分明，而为但热无寒。斯时体内已产生多量之热，虽其蒸蒸大汗，而发热如故。不特发热，而且壮热，不特不恶寒，而且更恶热，病状与前悉异，此即所谓阳明病。阳明病者，里病也。《伤寒论》"太阳病，或已发热，或未发热，必恶寒，呕逆，体痛，脉阴阳俱紧者，名为伤寒"；曰"阳明病，外证身热汗自出，不恶寒，反恶热也"。是为太阳、阳明病之定义，亦即表里之谓。然表里之义，更有不止此者。伤寒分六经，对于三阳言，则太阳为表，阳明为里；对于阴分言，则三阳为表，三阴为里。恽铁樵先生曰："风寒着于体而病，病名伤寒。第一步是恶寒，未发热，是太阳。第二步，是体温起反射而发热，既发热，仍恶寒，还是太阳。仲景对于以上两步，其说明，却不分经，统谓之太阳病。第三步恶寒已罢，但恶热、口渴、自汗出，这就叫做阳明。于是可以下一定义曰：阳明者，太阳之化燥者也；其有虽渴仍恶寒者，太阳、阳明合病者也。化燥有已结、未结之分。结指胃中宿积，因外层感风寒，胃中即起消化不良，迨太阳病罢，化燥之后，肠胃液体减少，食积遂成燥矢。有燥矢者，谓之已结；无燥矢者，谓之未结。注家谓'未结者，为阳明经证；已结者，为阳明腑证'。若少阴乃由太阳传变之另一种病状，仲景以蜷卧但欲寐为提纲，证状原不止此，其最普通习见者，耳聋、胫酸、自利、郑声、潮热，凡此种种，不必全见，必于蜷卧但欲寐之外，兼见数种。古人皆以少阴为肾，其实亦不尽然。固有胫酸之甚，因而腰酸异常者，确是内肾为病，西医谓之肾炎。然此种多后起证，普通一般之少阴证，亦是肠病，故西医谓此病为肠窒斯扶。不过较之阳明证，有寒热之辨、虚实之分。证诸实地经验，少阴证多由太阳误下而来。盖太阳未化燥，体温集表，其里本虚空，此时遽下之，是里本虚者，又从而虚之，犯《内经》虚虚之戒，则虚者愈虚，寒者愈寒，成一往不返之局，……故此时多自汗而热不壮。其甚者，竟可以汗出而肤冷，即阴阳外散之证也。故《内经》有'阳扰于外，阴争于内'之语。循绎《内经》此二语，真有洞若观火之妙。在外既孤阳有涣散之兆，在内肠胃复有启闭失职之虞，此时无物可为救济，于是神经纤维，起反射以为救济，于是胫酸腰酸，而脚乃不得不蜷；神经既起变化，知识昏蒙，而语言乃不得不乱，此少阴证之真相也。因其在里，故脉亦沉；因其是虚，脉沉而微。盖肠症，肾病脑病，心亦病矣。"盖六经云者，乃逐节传变之病状，并非藏腑之实体，故当从症状上研究。若六经既明，表里之义，无余蕴矣。

虚　实

夏日人身玄府开，热泄而气虚；冬日玄府闭，气充而内实。"盖岁暮严寒，冰雪凛凛，人之处其中者，脉劲血鞕，戒备亦严，是以乍得伤寒，多为阳证；其得少阴证者，必平日心藏特弱之人也。夏秋间气或稍凉，较之冬时，不逮远甚。然以久处炎歊，心力弛懈，脉行亦迟，猝遇寒邪中之，营卫虽欲抵拒，而素不设备，遇敌退挠，则唯任其直入。……故冬时寒虽盛而易制，夏时寒虽微而莫当，守备有殊，而勇怯之势异也。"（见章氏《霍乱论》）《素·金匮真言论》："长夏善病洞泄寒中。"霍乱吐泻，寒中之病也。即汗多涸而病暑，亦是虚证。《素·刺志论》："气虚身热，得之伤暑。"《甲乙经》曰："暑伤气而不伤形，故气虚。"仲景以弦细芤迟为暑脉，皆此义也。《素·热论》："今夫热病者，皆伤寒之类也。……人之伤于寒也，则为病热。"冬为寒，伤于寒则阴胜，阴胜必恶寒。阴胜则阳复，阳复发热。若表闭无汗，热不得泄，转成腑实，为习见之事。故夏日易虚而冬日多实，此虚实之关于时令者一也。伤寒表实无汗为麻黄证。玄府开，汗出热泄，抵抗力微，脉不紧而缓者为桂枝证，以桂枝证者虚证也。杨素园以桂枝证历久不变，岂知临床习见证桂枝变幻至多，何以然？以其虚也。柯韵伯以麻、桂两证不在风寒营卫上分，而在虚实上分，真知言哉！不特此也，热病初期，与末期异。初期之热，体气未虚，津液未竭，以药行之则行。故表之而汗，越之而吐，下之而便，利之而溲，药到病瘥，无所顾虑也。惟热病日久，气虚津涸，则不可汗。汗之则动血，谓之下厥上竭；不可下，下之则息高。种种初期治法，施诸末期，无有不偾事者。即寻常百度之热，持续八周，心藏即起障碍，体内蛋白质、腺器、细胞组织，莫不溶解变坏。此时已异常羸弱，不必大热，已足致命。盖初期之热，责之阳胜；末期之热，责之阴虚。热同而虚实不同，此证状之关于虚实者二也。总之，有余为实，不足为虚，实则泻之，虚则补之。虚实不分，即不可以为治矣。

阴　阳

　　《素问·阴阳应象大论》："阴阳者，天地之道也。……天地者，万物之上下也。阴阳者，血气之男女也。左右者，阴阳之道路也。水火者，阴阳之征兆也。"《金匮真言论》："夫言人之阴阳，则外为阳，内为阴。言人身之阴阳，则背为阳，腹为阴。言脏腑中阴阳，则五脏皆为阴，六腑皆为阳。"《阴阳别论篇》："所谓阴阳者，至者为阳，去者为阴；静者为阴，动者为阳；迟者为阴，数者为阳。"《阴阳象大论》："阴胜则阳病，阳胜则阴病。阳胜则热，阴胜则寒。"《灵·阴阳系日月篇》："夫阴阳者，有名而无形。故数之可十，离之可百，散之可千，推之可万。"是知阴阳原是一种符号，以代表某种意义者。天地有阴阳，人身有阴阳，脉有阴阳，证有阴阳，其意义随在而异。古人藉此为说明医学之工具，非呆指一定之实质。苟其固执不通，识小遗大，是直养一指而失肩背矣。今且言证之阴阳，吾尝撰《伤寒六经经义新解》一篇，中段有曰："夫阴阳者，乃假定之名词，借以代表某种证候者也。第其范围极广，不能以一二证候印定之。惟其理之所在，则实含有对待之意。如以某者为阳，即以其对待者为阴。故以热为阳，即以寒为阴；以实为阳，即以虚为阴；以表为阳，即以里为阴。但其对待之中，有微甚，有联络。故即以阴阳之对待性，别为六种之层次观，此《伤寒论》六经所由立也。试以西说参之，则阴阳者，即贫血、充血之谓。而六经者，即区分证候部位之谓也。太阳病以脉浮、头项强痛而恶寒为提纲，即表层充血之现象。《伤寒论》：'太阳病，发热，汗出，恶风，脉缓者，名为中风。太阳病，或已发热，或未发热，必恶寒，体痛，呕逆，脉阴阳俱紧者，名曰伤寒。太阳中风，阳浮而阴弱。阳浮者热自发，阴弱者汗自出。啬啬恶寒，淅淅恶风，翕翕发热，鼻鸣干呕者，桂枝汤主之。太阳病，头痛，发热，身疼，腰痛，骨节疼痛，恶风，无汗而喘者，麻黄汤主之。'此则于表层充血中，分其体温蒸发之微甚，因其有汗无汗之差异，断其病之虚实而立方法也。第血液循环，贵得其平。彼血液既多奔集表层，自不能周流全部，一身之血运不均，固意中事。于斯时也，设发汗不如法，使体温蒸发太甚，热随汗泄，其结果则充血骤成贫血，而为少阴病矣。注家以太阳底面为少阴。东人喜多村《伤寒辑义》曰'实则太阳，虚则少阴'，皆此义也。……太阳病发汗太过，转为少阴，已如上述。其有汗出不彻，体温郁积不散，影响肠胃诸腺器之吸收分泌机能，而起消化障碍者，则将转为阳明病。而阳明病之提纲为'胃家实'，与太阴之提纲'腹满而吐，食不下，自利益甚，时腹自痛，若下之，则胸下结鞕'，皆为消化机能之反常现象。然以对待而言，胃家实为正阳阳明，则自利益甚，当属太阴。以热属阳明（外证身热、汗自出、不恶寒反恶热），自以寒属太阴（自利不渴，以其藏有寒也）。……至少阳之为病，'口苦咽干目眩'，'厥阴之为病，消渴，气上撞心，心中疼热，饥而不欲食，食则吐蛔，下之利不止'。以中理言之，少阳为阳之初生，厥阴为阴之逮尽。少则未离乎阴，厥则将转为阳，故少阳以阴阳不和，著寒热往来之例，厥阴以阴阳剥复，标厥热进退之机。以西说参之，则皆由病原菌作用于血液中而起，故发热无汗，利不止，必便脓血，寒热久羁，病不瘥，必成疟母（即脾脏肿胀）。即非可以太阳、少阴例看，亦未可与阳明、太阴共断。故少阳有吐、汗、下三禁，厥阴下之则利不止也。"此言六经阴阳，颇明白。柯韵伯曰："仲景以太阴自病为提纲。因太阴主内，故提纲中不及中风四肢烦疼之表。又为阴中至阳，故提纲不及热病嗌干之症。太阴为开，又阴道虚。太阴主脾所生病，脾主湿，又主输，故提纲中主腹满时痛而吐利。皆里虚不固、湿胜外溢之证也。脾虚则胃亦虚。食不下者，胃不主纳也。要知胃家不实，便是太阴病。"沈尧封曰："太阴、阳明病皆先形诸腹。阳明为阳土，阳道实，故病则胃家实而非满也。太阴为阴土，阴道虚，故病则腹满而不能实也。凡阳邪犯阳明，则能食而不呕；阴邪犯太阴，则不能食而吐；阳邪则不大便，阴邪则自利：证俱相反可认。"陈修园曰："厥阴为两阴交尽，宜无热证。然厥阴主肝而胆藏于内，则厥阴之热证，皆少阳之火由发也。要知少阳、厥阴，同一相火。相火郁于内，是厥阴病；相火出于表，为少阳病。少阳咽干，即厥阴消渴之机；胸膈苦满，即气上撞心之渐。心烦即疼痛之初，不欲食是饥不能食之要，喜呕是吐蛔之渐。故少阳不解，转属厥阴为病危；厥阴病衰，转属少阳为欲愈。"此言病机之进退，阴阳之消长，亦甚明显。是故体温向里攻逼，肢体厥冷而内热，投以寒药而愈，谓之热深厥深，戴阳格阳之热。至于炽身，而脉疾心悸，躁动欲卧泥水中者，重用辛热而愈，谓之阴盛格阳。知其意，斯无往而不自得矣。

　　表里、阴阳、寒热、虚实，为诊治之大纲，上说其大略也。然之数者，并非厘然独立，各自为政者。以凡病之成立，必不止单纯一种原因，故证状之表现，亦决非一类。故热别表里，寒分虚实。有热厥之寒、格阳之热，有表虚里实、外寒内热，参伍错综，互相兼并。诊断之目的，即在此证状杂沓中，求得其病原，加以真确之认识；治疗之目的，即将此康健之变态，生理之异常，而复归于平正。盖体功于平时有互助作用，病时有救济功能，此种互助与救济，在自然法则支配之下，对于各种激刺，能起相当变化以适应之。种种疾病转变传属，皆此作用为之。种种针灸药石，亦皆利用此功能以为治。是故体功之动作，循序平衡，以营正规之生活，曰生理。动作不依常轨，其机转或昂进，或减退，失其平衡均量者，人体必感不适而呈痛苦，是为病理而非生理矣。《素·玉版论要》曰："揆度奇恒，道在于一。神转不回，回则不转，乃失其机。"奇对于恒言，恒，常也，不病，人之常也。病，人之非常也。即奇病也，恒不病也。揆度奇恒，审察其人病不病也。岐伯曰："奇恒者，言奇病也。"盖谓奇恒之法，乃揆度不循常轨而病之法，固不言循常轨而不病者。深一层言之，其人虽有病，苟循常轨，病无害也。其人虽无病，苟不循常轨，大病且来，预测之而不爽也。何以知其循常轨或不循常轨？曰此所谓奇恒也。当有事于揆度，故曰奇恒事也，揆度事也。揆度奇恒，其道奈何？曰道在于一。一者何，天也。故曰善言天者，必有验于人。……病为奇，不病为恒，奇从恒比较而出。故《平人气象论》曰："当以不病调病人，医不病，故为病人平息以调之为法。转为恒，回为奇，故奇恒回转。可为《内经》之总提纲。"（见《群经见智录》）奇为病，恒为不病，奇恒从比较而出，即将健体与病体种种不同之象，比较而知其为病也。转则无病，不转则回，回则为病，即生理之循常轨者不病，否则病也。回则生理不循常轨，与天地四时不相保，而适应之机穷，生理之能力绌矣。故病有大寒而欲裸其体，盛热而欲盖其身者，此之类也。吾且引古人治案以为之殿。罗谦甫《治验案》："韩子玉父病消渴，至冬添燥热，须袒裼以水喷胸腋乃快，日食肉曲数四，顷时即饥。如此月余，脉沉细而疾，因以死决之。……此病仲景所谓'春夏剧，秋冬差'，时制故也。今当差之时反剧，经日当所胜之时而不能制，名曰真强，乃孤阳绝阴也。且人身为主，时令为客。天气大寒，尚不能制其热，药何能及？后不数日而卒。"又"王立甫之婿，十一月间，因劳役忧思烦恼，饮食失节而病，时发燥热，肢体困倦，盗汗湿透其衾，不思饮食，气不足一息，面色青黄不泽，脉浮数而短涩，两手极小，曰此危证也。治虽粗安，至春必死。后果然。《内经》曰：'主胜逆，客胜从，天之道也。'盖时令为客，人身为主。冬三月，人皆惧寒，独渠燥然盗汗，是令不固其阳，时不胜其热。天地时令，尚不能制，药何能为？冬乃闭藏之月，人身阳气当潜伏在内，不敢妄扰，无泄皮肤，使气亟夺，此冬藏之应也。今汗出于闭藏之月，肾水已涸，至春何以滋荣？阳气内绝，其死必矣。"

（原载《自强医刊》1930年第11-12期、1931年第13期）

发刊词

自西学输入中土，学术界遂起急剧变化，最显著者，无过医药界之冲突。西医挟新异之科学、精妙之机械，助以政治势力，益以金钱接济，以威胁吾国医药界，为势之锐，未易以当，此中事实，盖彰彰已。顾西医之有长足进步，不过近数十年间事，输入中土，亦无几时。民国纪元前六十一年，英人合信氏来粤，著《西医论略》《全体新论》《妇婴新说》《内科新说》等书，刊行于世，是为西学输入之始。嗣后美国医学博士嘉约翰氏来广州，设博济医局，并翻译医籍以授生徒，成书十余种，粤人从游者先后数百人，得卒业证书者一百五十余人。香山黄绰卿氏且先其时随美人布朗至美，习文科，卒业后复留学英国苏格兰之壹丁不尔厄医科大学，得博士衔，于纪元前五十六年归国，是为国人习西医之第一人。此西医输入中土之大略也。西医输入，至今未足一世纪，使凡病必待西医而得治，则国人之绝灭也久矣。而国医行之数千年，潜力遍全国，庶族衍，冠于全球；号称医药文明之先进诸邦，人口反日见减少。美国人士，以为东方民族得于天者厚，岂其然哉？东方文明，自有其特长之处。国医学，亦有其特长之处。自神农尝百草，伊尹制汤液，秦和作医方，仲景论伤寒，圣哲名贤，代有所出，民物所赖，利泽万世，稽之往籍，昭然可考。惜后世不能善其所学，异端邪说，纷然迭兴，真理沦胥，日以退化，迄于今日，几不能自存，即无西学之冲击，亦岌岌不可终日。然此非医学之过也。至于西医，虽云已极进步，而治疗成绩，至今未能满意。日医野津猛男《汉法医典·绪言》曰："今日医学之进步，真可惊叹。其阐幽发微，几靡不详尽，有解剖、生理、病理、医化、药物等之精密研究，及细菌微生物学之极大进步，因之而医学之基础始立。又镭锭爱克斯光线数多之血清疗法、化学疗法等，相继发明，外科医术，进步亦速，临床治疗上，遂有异常之胜利。西洋医学，既有种种如上之良果，汉法医术，便全失其光彩，不能与之对抗，似无待言矣。由是世之研究医学者，均以西洋医学为正宗。然以之治疗疾病，未必能全无遗憾也。试观今日之医学，嘞嘞预防一麻疹，然果能完全达其目的乎？内科、小儿科等之服药后之功用，与汉方医术相比较，果何如乎？概言之，应用药物之种类范围，几难一定，治疾成绩之统计，殊未能满足。由是而知今日之新医学，在治疗上，亦未能奏伟大之功绩也。……汉法医方之基础，大都出于实验之结果。本诸经验而发达，故临床实用，屡奏卓越之效果。此乃吾人所不能反对者，希望今世之医士，及将来继起者，均当应用汉医方，且庶几不致加非议也。"石原保秀《汉药神效方·自序》曰："现代西医学之进步，实有足惊叹者。但退而细察其内容，外科方面，虽可觉满意，而内科治疗，较之五十年百年之前，果有几何之进境欤？试取日本药局方检之，计有七百六十余种，其中除去剧毒药、外用药，所余五百余种药中，对于各种疾病，堪称为特效药者，果有若干欤？……在明治时，为人所弃如敝屣，即在今日一部分间，尚视之如古董之汉法医方中，有卓效之药物，实际甚多。我汉法医术，实有不许泰西医术追随之美点长处在，上下二千载，其间祖先经过多大牺牲，所发明研究而遗于吾人之汉法医学，能谓为绝无可取者乎？于医之心术、诊视、汤液，自有我东方独特境地也。"二氏皆西医而习中医者，所言如此，当非阿私所好。是故国医确有长处，独惜提倡无人，医界亦多故步自封，不求进益，遂相形见拙。盖纵有特长，不发挥而光大之，人亦将谓无足取。矧医学盛衰，匪独关乎医界本身，一国之文化民生，亦都蒙影响也。比年以来，有识之士，渐知外力侵蚀之可惧，而谋所以淬厉兴起之道。沪粤各地，医会林立，医报刊物，应时而出，所以厚集力量，灌输知识，发扬国粹，昌明医学者，已于此开其端。今何君佩瑜暨诸同志，复刊行《国医杂志》，继起于后，诚知所先务矣。然不佞有不能已于言者，岁寒柏松，疾风劲草，固有坚贞，战风霜而益厉。国医之遭抨击非难，至今日不谓不甚。唯其甚，故势屈弥增，力穷愈奋。些须磨折，未尝非福。特为学之道，宜随时进化。中西医学，互有短长，至今已毋庸讳言。故当整理旧学，与时维新，不必自伐，亦不必自馁。当以学供我用，不当为学用，悬鹄以趋，机不可失，能如是，将日进无疆矣。何君以创刊伊始，函索愚言，爱书此以共勉焉。一九，九，二八，于东华医院。

（原载《国医杂志》1930年第1期）

整理国医学之我见

时医恒谓中国医学有四千余年历史，自具价值，故有保存之必要。鄙见窃不谓然，医学非古董，年代久远，不足以见医学价值。医之价值，全在治效。苟能治病，虽新说亦当遵；不能治病，虽万年亦当废。今所当探讨者，全在国医学能否愈病，不必较论年代久远否也。吾国医学，始于神农，后人以神农为医学鼻祖。《史记》《纲鉴》均谓"神农尝百草，始有医药"，《淮南子·务修训》"神农乃始教民尝百草之滋味，当此时，一日而遇七十毒，由此医方兴焉"，宋刘恕《通鉴外纪》"民有疾病，未知药石。炎帝始味草木之滋，尝一日而遇十二毒，神而化之。遂作方书，以疗民病，而医道立矣"，是即以神农为药鼻祖者也。七十毒、十二毒不必泥，而神农尝百草，据古书所载，当有其事。上古民智未启，野居穴处，茹毛饮血，未识耕种畜牧之法，以自然产生之植物，为生活资料。草木中含有催吐、促泻之性质者，亦径取食之。神农乃辨别某为催吐，某为促泻，某草某木，不可作食料；并用催吐之草木，以凉心窝苦闷之患；用促泻之草木，以治腹胀便闭之患；此皆医药知识所滥觞。故知医学起于单方，单方源于药物，药物发明，由于经验。聚多人所经验之药物而为单方，集多数单方，以组成一部有系统之《本草经》，此固无可疑者。然患心窝苦闷，服催吐药；患腹胀便闭，服促泻药，而皆有效，其原理何在？病体与健体种种不同之现象，以何原故而发生，当时民智渐开，人类天赋之好奇心与求知性，遂逐渐发达而趋向于推理方面。年月既久，种种推理，渐成系统，乃综合众说而成功一部《内经》。然《内经》详于针而略于药。统观全书，只《腹中论》之鸡矢醴，治鼓胀；四乌鲗骨、一芦茹丸及鲍鱼汁，治血枯。《病能论》之生铁洛饮，治阳厥；泽泻术糜衔散，治酒风。《奇病论》之兰草，治脾瘅。《灵枢·寿天刚柔篇》之蜀椒干姜桂心酒，熨寒痹。《经筋篇》之马膏桂酒桑钩桑灰，治口僻。《邪客篇》之半夏汤，治目不瞑。《痈疽篇》之豕膏，治猛疽、米疽；菱翘草根，治败疵。合之《遗篇》中之疫疠小金丹，寥寥数方，不足尽药物治疗之用。盖《内经》长于推理，故解说病理，推演针术，至为详博，而于物药治疗，少所注重也。

泊乎东汉末年，医圣张仲景出，博采众方，参合经验，勒著成书。其传于世者，有《伤寒论》《金匮要略》，皆凭脉证用药，不尚空谈，是为以药物治疗之权舆。《伤寒论》方一百十三首，《金匮》方一百八十四首，除重复外，合二百五十八首，皆历代相传之效方。《伤寒论》，发热汗出，恶风寒，脉浮弱者，用桂枝汤；发热恶寒，无汗脉浮紧者，用麻黄汤。对证施治，无弗效者。皇甫谧论其书用之多验。陶弘景曰："张仲景一部，最为众方之祖。"孙思邈曰："寻思旨趣，莫测其致，所以医人不能钻仰。其证治方法，著在版册，如日星之丽于天，亘万古而不可易。然其书实三代之遗，为文简严而寓意渊奥，义理判于毫毛，神思运于呼噏，弗细玩赜究，则未易读也。苟笃志斯学者，优游涵泳，默识心通，然后能造其微，则胸有成竹。目无全牛，不得其门者，末由语于生生也。"陆九芝引用诸书，为仲景作传，谓其"文辞简古奥雅，凡治伤寒，未有能出其右者。其书推本《素问》之旨，为诸方之祖。华佗读而善之，曰：'此真活人书也。'灵、献之间，俗儒末学，醒醉不分，而稽论当世，疑误视听，名贤睿哲，多所防御。至于仲景，特有神功，乡里有忧患者，疾之易而愈之速，虽扁鹊、仓公，无以加之，时人为之语曰医圣。"其推崇如此，岂无故哉？盖《内经》说理多而药方少，《伤寒》《金匮》则详于方治而不尚高谈，只平脉辨证，以定权衡规矩。某病用某方，某药治某证，皆具法度，以之治病而验，放之四海而准。左丘明有曰："仁人之言，其利溥哉！"此盖道术所以有补于世，后人皆当取鉴者也。仲景以后，历两晋至于隋唐，名医如葛洪之《肘后方》，孙思邈之《千金要方》《千金翼方》，王焘之《外台秘要方》，皆承仲景意，采集验方，别类分门而成书。流风所被，至于宋季庞安常、朱肱、许叔微、韩祗和等，皆承其余绪，各有发明。《太平惠民和剂局方》十卷，为陈师文奉敕编修者，亦凭证用药，直接了当，皆不空谈病理。大约自东汉后，以后已渐脱离推理之理想，而侧重于实用治疗。唐宋诸名家，更能一脉相承，守而勿替，此为中医最有光荣价值之时代也。降及金元，刘河间、张子和、李东垣、朱丹溪出，刘主寒凉，张主攻下，李主补土，朱主养阴，各树一帜，轻古训而逞私意，骛虚文而谈玄妙，医学流派，于焉以分，去古愈远，真理愈湮。明清以后，百家争鸣，群流竞巧，盆冰斗火，是丹非素，学失其宗，物伤其命，医学遂一落千丈矣。故不佞尝谓古医学有不可磨减之真价值，其价值不在年代久远，而在治疗有实效。近代之中医学，则异端邪说，罔可究诘，非严加整理不可。然整理云者，提倡复古固属要务，而顺世界之潮流，应环境之需要，参考西说，借径科学，以发明医理，亦当务之急。古人凭脉证用药，不侈陈病理者，虽非所重，亦有所不能也。若金元诸家，承宋末流弊，以五行六气解说病理，徒重主观，绝无标准，说理虽多，无当于事。自桧以下，更不足取。故居今日而欲整理中医，一方须提倡复古，一方必力求新知，方能产生一种适应现代文明之新医学。一得之愚，请申吾说。习西医者，分科修业，有一定门径，期以时日皆可卒业。科学中如物理、化学、生物学三者，谓医学之基础，习医者，必须识此。既入医科，最先研习解剖学，详脏腑、组织、体干之形状部位；次生理学，明脏器、组织之生活现象；次论理学，以推求病因及变化之原理；次内科学，以辨人体内部生理之异常变化；次诊断学，以诊察病情之异同而断定为某病；次药物学、处方学。而细菌学、传染病学、妇科学、儿科学、皮肤病学、外科学、五官病学、花柳病学、肺结核病学等，皆各成专科：习者循序渐进，自抵于成。中医分科，不如此严，系统亦复散漫，末流俗学，又群趋简易，古经大法，莫获知闻，故劳而无功，泛而寡要，终身由之，若明若昧。至于老医凭脉证用药，虽可愈病，然病愈不知所以愈，不愈不知所以不愈；著书传世者，断章取义，好逞臆说，不能自喻，宁能喻人？等而下之，坊间一本《笔花医镜》、数册《医学心悟》，生理、病理、诊断、处方，应有尽有，朝诵夕毕，无事他求；时医授徒，半载可悟道，一年能问世，荒谬狂悖，莫此为甚。凡此皆非整理无以图存，非革新莫由改进，此其一。往籍所载，多与事实出入，如肺居中而以为居右，肝居右而以为居左，心运血而以为主知觉，（编者按：心运血，脑髓为血所化，则知觉尚非完全与心无关，此处当活看。）肾滤尿而以为藏精，膀胱上通溺管而以为无上口，癫痫为脑病而以为痰祟，怔忡不寐、饮食不消、因神经激刺而影响消化，而以为肝乘脾，中风为脑出血，而或以为痰火，或以为气虚，诸如此类，更仆难数。故欲发扬医术，保存国粹，非将一切肤浅谬误之学说廓而清之不可，此其二。或以古书既多谬误，而又提倡复古，出尔反尔，何所适从，然吾自有说也。

梁漱溟先生《东西文化及其哲学》中有曰："我们虽然也会打炼钢、做火药、做木活、做石活、建筑房屋桥梁，以及种种的制作工程，但是我们的制作工程，都专靠工匠心心传授的'手艺'。西方却一切要根据科学——用一种方法，把许多零碎的经验、不全的知识，经营成学问，往前探讨，与'手艺'全然分开。而应付一切、解决一切，都凭科学，不在'手艺'。工业如此，农业如此，学术也如此。即如讲到医药，中国说是有医学，其实还是手艺。西医处方，一定的病，有一定的药，无大出入。而中医的高手，他那运方施巧的地方，都在开单用药上了。十个医生，有十样不同的药方，并且可以十分悬殊。因为所治的病，同能治的药，都是没有客观凭准的。究竟病是什么，'病灶'在哪里，并不定要考定，只凭主观的病情观测罢了。某药是如何成分，起如何作用，并不追问，只拿温、凉等字样去品定。究竟为温为凉，意见也参差得很。他那看病用药，哪能不十人十样呢？这种一定要求一个客观共认的确实知识的，便是科学的精神。这种全然蔑视客观准程规矩，而专崇尚天才的，便是艺术的精神。大约在西方，便是艺术，也是科学化；而在东方便是科学，也是艺术化。"又"我们试再就知识本身去看，西方人的知识，与我们何等的不同。同一个病，在中医说是中风，西医说是脑出血；中医说是伤寒，西医说是肠窒扶斯。为什么这样相左？因为他们两家的话，来历不同，或说他们同去观察一桩事，而所操的方法不同。西医是解剖开脑袋、肠子，得到病灶所在而后说的。他的方法，他的来历，就在检查实验。中医中风、伤寒的诂，窥其意，大约就是为风所中、为寒所伤之谓。但他操何方法，由何来历，而知其是为风所中、为寒所伤呢？因从外表望看，像是如此。这种方法，加以恶谥，就是'猜想'；美其名，亦可叫'直观'。这种要去检查实验的，便是科学方法；这种只是猜想、直观的，且就叫他作玄学的方法。这其间很多不同，而头一桩可注意的，玄学总是不变现状的看法，呆执着看，整个着看，就拿那个东西，当那个东西看；科学总是变更现状的看法，试换个样子来看，解析了看，不拿那个东西，当那个东西看，却拿别的东西，来作他看。譬如那个病人，中医只就着那个现状看，西医以为就着那个样看，看不出什么来的，要变更现状打开来看看。这就是怎样？这就是不拿他当整个人、不可分的人看，却看他是由别的东西的——血肉筋骨所成的种种器官，一一合起来的。所以中医不要去求病灶，因他是认这整个人的病了；西医定要去求病灶，因他是认合成这个人的某器官某部分病了。"又"西医说的血，就是循环的血罢了；说的气，就是呼吸的气罢了；说的痰，就是气管枝里分泌的痰罢了。老老实实的指那一件东西，不疑不惑。而中医说的血，不是血；说的气，不是气；说的痰，不是痰。乃至他所说心肝脾肺……你若当他是循环器的心，呼吸器的肺……那就是大错了。他都别有所指，所指的非复具体的东西，乃是某种意义的现象，而且不能给界说的。譬如他说这病在痰，其实非真就是痰，而别具一种意义；又如他说肝经有病，也非真是肝病了，乃别指一种现象为肝病耳。你想他把固定具体的观念，变化到如此流动抽象，能够说他只是头脑错乱，而不是出乎一种特别精神么？因为他是以阴阳消长、五行生克，为他根本的道理。而'阴''阳''金''木''水''火''土'都是玄学的抽象的表号，所以把一切别的观念，也都跟着变化了。为什么玄学必要用如此观念？因为玄学所讲的，与科学所讲的，全非一事。科学所讲的，是多而且固定的东西；玄学所讲的，是一而变化。变化而一的本体，当知中国所用的，有所指而无定实的观念，是玄学的态度；西方人所用的观念，要明明白白而确定，是科学的方法。中西两方在知识上面的不同，大约如此。"中西医根本上不相谋者，在治学门径不同之故。东西文化皆各有特殊趋向，百凡学术，悉受其支配潜化，饱涵其固有色彩，不特医学为然。梁君虽非医家，而所言则深切著明，恰当事理。知此而后知玄学精神与科学方法之差异，而中西之立脚点，亦涣然冰释矣。盖古人不重脏腑内景，但就'形''能'以为说。所言脏腑，皆变动不居之抽象意义，并非呆指一定实质。后人则误以心病为真心病，肝病为真肝病，乃至阴阳五行，亦认为人体中实有其物，故无往而不错。西医以中医不知脏腑，遂并中医治效而亦抹煞之。其实中医治效，为古人经验之结晶，苟加以科学解释，则其渊奥精妙，岂特不可抹煞，且当从而奖进也。恽铁樵先生《伤寒辑要》按有曰："汉医对于外面可见之病状，所为之条理，创立之治法，往往神行意会，超乎象外，得其环中。例如呕血，面红而足冷，血液奔迫上溢，此时之有效治法，为热酒熨脚，则血可立止；又用生附子、麝香贴涌泉穴，则血可以不复上行。又如妇人难产，肠随胎下，以艾火灸头顶百会穴，则已出之肠可以立收。是故《内经》云：'病在上者，取之于下；病在下者，取之于上。'此有铜山西崩，洛钟东应之妙。后世不知其妙，妄自做作，惯作神话，羌无理由。社会普通人，以为中医治病，无非医者意也。而中医之不肖者，亦云医者意也，几何不令人齿冷！"是知古人精妙治法，为后人误解而失其价值者，比比矣。又观《伤寒论》以病证作立场，综合之，或甄别之，演释之，或归纳之，别其病型，厘其次序，以立六经。六经名目，固为当时术语。而中风、伤寒云者，则就证状之差别而言，非呆指中于风而伤于寒也。中风、伤寒，虽因外界气候剧变而起，而疾病之本体，则为人体生活现象之异常变化。故《论》曰："太阳病，发热，汗出，恶风，脉缓者，名为中风；太阳病，或已发热，或未发热，必恶寒，体痛，呕逆，脉阴阳俱紧者，名曰伤寒。"盖谓若为中风，若为伤寒，虽名风、寒，意不在此。柯韵伯曰："麻桂二证，只在虚实上分，不在风寒营卫上分。"陈修园曰："凡中风、伤寒杂病，审系太阳病，头痛，发热，汗出，恶风者，桂枝汤主之，不必问其为中风、伤寒杂病也。"日医丹波元简曰："风、寒二证，譬如人之呵与欠，呵主风属阳，欠主寒属阴。阳主泄，阴主闭，故令感系邪，其表虚泄而汗出者，名为中风；其表实闭而无汗者，名为伤寒。其实受邪之风寒，不知果何如，只就表虚表实、有汗无汗而立名目，以为处疗此方也。故不曰此伤寒也，此中风也。而下'名为'二字，其意可想知也。"凡此皆经验写实之言。后医不解，乃谓伤寒者为伤寒，中风者为中风。麻黄治伤寒，桂枝治中风。风寒营卫，绊缠不清，头上安头，梦中说梦。国医之遭世诟病，在此而不在彼也。要知西医要据病灶而后产生治法，有客观共认之标准，虽有德日派、英美派之别，而学理则相一致。中医先有治效，然后依推理方法，以说明病理，徒凭个人主观以为解释，故立论各殊。故居今日而欲整理中医，须根据古书之谈治效者，而加以科学之解释。古书如《伤寒论》《金匮要略》《千金方》《外台秘要》《本经别录》等，皆治疗实用方书，不佞提倡复古者，即指此而言。阴阳五行，为古人用以代表说明医理之抽象符号，其界说不能确立，解说病理，可以互相驳诘，随意翻澜，宜废置之，而采用近世之科学语，不佞所谓改革中医者，亦即指此。然而采用西说，非舍己从人之谓，亦非崇拜西医之谓。西医于必修之学，如化学、生理学、微生物学、生物学等，皆非医家本身所创设，乃采自专门，而应用于医学范围之内者也。学术为天下公器，吾采以释吾固有之学理，不能谓为掠美。且中医治效，固多有胜于西法者，弃瑕取瑜，舍旧谋新，端视吾侪努力如何耳。鄙意必如是，中国医学始有中兴光大之日，而进步于无穷。

（原载《国医杂志》1930年第2期、1931年第3-4期）

麻症浅说

麻、痘多发于小儿，但自种痘法发明以来，痘症问题，已泰半解决。麻则无可预防者，故流行如故。西医于麻之病原体，亦至今未发现，故其治法不外对症的，预防不过消极的，究未能根本消灭之。差幸是症原非险恶，治之得法，可以十全。且中医谓麻为胎毒，感自先天，一度发泄，即不再病。西医亦谓一度传染，终身免疫。故谓染是疾者，等之种痘可也。然是症治不得法，亦能致命。且流行广而传染速，用药稍差，则轻者重、重者死矣。兹以个人经验，参合中西学说，略述之以供研究。

名　称

麻之名称，因地而异，苏省谓之痧子，浙省谓之瘄子，译本西医书则称麻疹。

病　原

中医以麻、痘同为先天胎毒，经一度发泄，毒气即净，以后不复感染。西医以两病同属传染病，病原同为微菌。凡染某菌，即发某病，菌之种类不同，故病亦不同。然麻之病原菌，至今未发现，故不能确指为何种菌，只混称之为一种菌。就二说观之，中医云胎毒，是病出脏腑；西医说微菌，是病由传染。病出脏腑，是由内之外；病由传染，是由外之内。然凡病之成立，皆不止单纯一种原因。以云胎毒，则此病之流行，原有时间性，与气候有密切关系，是必有所触引而后发。以云传染，则是病流行之时，病者自病，不病者仍自若。患者虽未与病人接触，亦发同样之病，不病者日与病人杂处，亦竟不传染，则又何也？盖病菌不能单独逞其毒力，必人体内部有缺点，抵抗力微弱，然后得乘暇抵隙，藉呼吸器、循环器表层之间接直接媒介，转辗入于人体，潜滋暗长，以事繁殖。潜伏至若干时日，培养至若干程度，始引起人体生理之异常而显著之病状。凡物类对于菌之感受性，原各不同，有易染某菌者，有绝对不染某菌者，若是者皆谓之内因。是故一病之成立，必备具外因、内因之二种条件。是则西医云内因，即中医之胎毒；中医云因气候而病发，即西医所谓传染乎？

证　状

麻症初起，发热咳嗽，多嚏多泪，面目浮肿，腮赤唇燥，多吐多泻，多痰多渴，烦躁、胸闷、咽痛，甚则神昏搐搦。三四日后，皮肤见红点，大如麻子成颗，或联结成块。斜目视之，隐隐皮肤之下；以手摸之，磊磊肌肉之间。点出尽则热退，诸证陆续消散，渐至痊愈。古人谓麻为太阴、阳明两经病，以吐利为肠胃病，咳为肺病也。且此症无有不咳嗽不发热者，有极微之咳嗽极轻之发热而出麻者，未有丝毫不咳嗽不发热而出麻者，热壮咳更甚，为麻之最普通证候。壮热亦阳明病也。西医于此病之记载，与中医同而说理异。盖以是为传染病，病菌混于空气中，吸入于肺，首受其虐者为肺，故必咳嗽。发热虽为诸般传染病之共有证，其实是前驱症，非原发症。以发热时本病固有之病状尚未显著。麻之专有症，为皮肤上发现固有之红点。初发热时，红点尚未发现，点之发现，在发热三日或四日之间，故以热为前驱症。既发热，体内各器官之黏膜，受毒菌作用，同时或先后发生炎症。为鼻腔黏膜炎，则分泌多量之涕，喷嚏，甚则衄血。眼结膜炎，则泪液分泌多，目赤羞明，眼胞肿。气管与喉头黏膜炎，则喉痛咳嗽痰多，甚则失音。口腔咽头黏膜炎，则唾液增多，舌苔厚，龈肿咽痛。肠胃黏膜炎，则腹痛、呕吐、下利。至于毒力之作用，壮热之影响，更易起种种脑证，为头痛、烦躁、惊搐、神昏等。就以上中西医说观之，原无大异，不过互有详略尔。

诊　断

麻以皮肤发现固有红点为其专有症。红点未现以前，所根据以诊断是病者，当然在其他各种证候，为发热咳嗽，面赤腮肿，多泪多涕，或呕或利等。然此等症状，虽麻所固有，实非麻所专有，伤寒、天花亦多有此等症状也。古人以耳后红筋，耳朵鼻尖冷，指冷足冷，为天花确据。事实上已不甚验，至于麻更少言及何种症状可根据以下真确之诊断者。西医以皮肤与黏膜，对此菌毒，抵抗力最薄弱，故最易发生自然反应而起实质变化。病菌先肆其毒于血液中，故体内各器官之黏膜，先受其毒。皮肤尚未发点，然口腔及眼睑之黏膜，必已先见红点。然则根据此黏膜点，即可以诊断是病乎？是亦不然。盖此黏膜点为奶痧、风疹、猩红热、天花、发疹伤寒亦皆有之，非麻所专有。然则如何而后能下真确之诊断？是亦非根据症状不可矣。麻除皮肤因有之红点外，他种症状，虽他数种传染病所共有，然轻重则远不侔。如猩红热与天花，其表现之症状，恒素重于麻。奶痧、风疹，则症状不如麻之甚。且猩红热、天花、发疹伤寒等，更各有固有之症状。若以尖锐之眼光，本平日之经验，从种种症状之先后缓急轻重上以鉴别之，疑似之间，当不难下真确之诊断也。

顺　逆

麻以出为顺，不出为逆。出时虽皮肤鲜红为锦，头面虽联块结成，皆不足惧。盖能尽出于外，即不留毒于中而生变也。其有屡登而出仍不多，脉平无他症者，则是毒本稀疏，亦不足虑。此症与天花同一机括，当将出未出之时，欲便其内消或不出，实为不可能之事。故必发而不出，或一出即没。毒气内攻，即为大逆。不过天花须顾其起胀、行浆、灌脓、收靥，麻则出尽之后，热退症消，便无余事，此其异耳。此症咳与热有互相关系，热甚则咳不畅，咳甚则热愈壮。然咳甚热壮，三四日间点即陆续透发，发尽则热退咳减。是点之出，与咳与热亦有关系。咳与热非逆证也，然有所当知者，身热无汗，四末冷，面部鼻旁现青色，是为毒向里攻，必苦胸闷呕吐，此为逆证之一。咳无论如何剧烈不为逆，惟咳喘喘，而至于气急鼻煽，是为肺炎，即有生命之险，此为逆证之二。是症微有泄泻，不为逆也。若泄泻不止，津液奔迫下溜，正虚气陷，环唇现青色，则毒滔不出，必难透发，此为逆证之三。点甫出已出之际，或感风寒，或触秽气，忽然症没，亦属逆候。至若平素体虚，不能支持，体力衰沉，心脏麻痹，变生俄顷，尤属措手不及也。

治　法

麻以出为顺，故初宜发散。点必乘热而出，故禁过用苦寒。咳则病机向外，故禁用酸敛峻降。泻甚气机下陷，当用升提象兼渗利，非确有虚寒之状，切禁兜涩温补。大要言之，初宜凉散，继宜清解，终宜调气养血，先后缓急，毋失病机，能事毕矣！尝见有发热时，误用辛温，致汗出热炽，各症连带增剧者；有当身热无汗肢冷面青时，误服温补，致热陷愈深，引起神经系病，如惊搐昏迷烦躁者；有咳时误用酸敛峻降，致吼喘失音者；此治法之大忌也。西医于此病，既未发现病原菌，故无根本与特效疗法，只有对症与待期疗法，一面维持体力，一面任病毒进行，同时注意起居饮食之卫生，及预防各种并发症之继起，如此治法，是消极的治法而已。然此病始终约以十二日为期。中医就病之形能以为治，亦无非减轻病者之痛苦，究不能缩短其经过之时日。不过以中法治之而当，可以十愈其十，无并发症与预后不良之险，却胜西法一着。然西医种种卫生调摄方法，其周密则远胜中医，吾侪所当采以为法者也。

预　后

麻症预后良否，基于病时治法之是否适合，与卫生调理之是否妥善而定。普通麻症之热，至点出齐之后必退。若治法与调理不适当，则点虽出尽，仍不退热，或更发壮热。如此在愈期必致延长，且多变幻。至如眼结膜炎，初时不过目赤羞明，多泪胞肿，因失于调治，其机转不消退而增进，则成翳成膜，甚致脸溃睛烂。肠胃黏膜炎，初日不过轻微之腹痛吐利，若不慎口腹，必引起肠胃病，如疳如痢，甚致营养障碍，影响全体。至麻后咳嗽不止，潮热盗汗，齿龈腐烂，耳聋鼻漏等，西医谓为并发证，其实病时调治不得法使然，非必发之证也。

结　论

西医以麻为传染病之一。凡传染病之病原皆为菌，故谓麻之病原亦为菌。麻之病菌至今未发现，则不能确指为何种菌。凡菌皆可以培养，可以染色，可以摄影，可以试验者也。独麻病之未发现，则培养、染色、摄影、试验诸法，皆无所施其技。是其理论虽极精当，亦无征而不信已。藉曰，近世医学程度，尚属幼稚，故未能发现麻之病菌，他日医学更进步时，必能发现无疑。然假使他日果能发现，而菌之能否成立，仍属疑问；即诸传染病之菌的问题，亦属疑问。何以然？夫传染病固多有时间性者，如夏多消化器病，冬多呼吸器病。伤寒、副伤寒、流行性感冒、发疹伤寒、疟症等，大略皆有一定流行时日。是菌之发生，与气候之寒热燥湿有密切关系，即菌类随气候寒热燥湿而生变化，是气候为主，非菌为主也。霍乱所表现之证皆寒象，赤痢所表现之证皆热象。西医不讲寒热，中医则最讲寒热。故霍乱则治以热剂，赤痢则治以寒剂，成绩优良。使霍乱、赤痢之病原皆为菌，则菌亦必具其特有之性。此特有之性，不能谓与气候绝无关系。且菌必乘人体抵抗力薄弱时，始得存在而繁殖，否则无所施其毒。而菌之致病，或以毒素激刺，或因原体变化，附寄血液中，破坏脏器组织，引起生理之自然反应，而后能著之病状。质言之，传染病所标著之病状，是人体生理的变态，非菌类直接的表现。人体生理的变态，其机转或为进行的，或为退行的，或为亢奋的，或为衰减的，其表现之病状，必有异征。所谓异征，即寒热虚实。中医所根据以为治者，即在此寒热虚实。寒热虚实既为人体生理的变态而失其平均者，中医根据此寒热虚实以为治，即能使不平均者重归于平均。生理之不平均者既归于平均，虽有病菌，必自归消减，否则虽杀尽病苗，而生理机转未归于平均，病亦何能得愈？（西医以金鸡纳霜治疟，至血中不见菌，即谓病愈。其因金鸡纳霜而起之副作用，如头晕、耳鸣、面青、时汗、胸闷、不食等遗留证，则不复措意。猩红热、痢、肺结核用血清疗法，奏效甚微。可知徒事杀菌之无济于事。）故中医不知有菌，不知治菌，药亦不能杀菌，而治诸种传染病之成绩，固不在西医下，甚且过之。如西医治伤寒，必以三候为期。七日为一候，三候是二十一日也。若有并发症，更不止此数。以其于伤寒者特效药，只有任病毒之自然进行。以视中医治伤寒，病在太阳，治之而当，病即愈于太阳之时，以后种种传变，可以不作。即病经传变，仍有种种方法，足以救济。故麻黄、桂枝、葛根、柴胡、白虎、承气、理中、四逆等法，病轻时可徙薪曲突，病重时可返危为安。世有能平心静气下良心之裁判者，必不以斯言为妄狂已。是故西医知有菌而治法不全，中医不知有菌而治病实饶有成绩，是菌之能否成立，固真有疑问在也。如是则麻之病菌虽将来或有发现之日，亦何补于治疗哉？

（原载《卫生报》1931年第3期）

脑膜炎之真相及其治疗法

自澳门发生脑膜炎证后，本港、广州、汕头各处，亦先后发生是证，人心颇抱不安。亲友之见询者，皆脑膜炎也；医界之相研究者，亦皆脑膜炎也。月之十二日，何君佩瑜在《工商晚报》发表论文一篇，题为《脑膜炎之根本治疗法》。本院当年首总理陈廉伯先生，当即将该文送交敝同人参阅，并嘱表述意见，加以研究。因谨将管见所及，略述之以供海内外贤达一商榷之。

考脑膜炎为脑脊髓膜炎之简称，英文为Cerebro-spinal Meningites。远西医学于此类病记载甚详，曰肺炎性脑膜炎，曰感冒性脑膜炎，曰化脓性脑膜炎，曰出血性脑底膜炎，曰结核性脑膜炎，曰慢性脑底膜炎。就中结核性、慢性二种，取慢性经过外，余皆取急性经过，所谓急性传染病也。尝有健体突然发病，十二至三十六小时内即行毙命者，故有电击性之称。其所以别分病名者，乃根据病原体而定。如肺炎性脑膜炎之病原体为肺炎球菌，感冒性脑膜炎为流行性感冒菌，化脓性脑膜炎为化脓性连锁状球菌及葡萄状球菌是。然病各虽别，症状则大同小异，以皆由脑脊膜病变而起，故以脑脊髓之症状为最显著。病初起时，头甚痛，呕吐，壮热，昏睡，脉虚数而促，呼吸无定，头项强急，背弓反张，大便多秘结，其有体温渐低，知觉渐复，诸症以渐轻减者，亦经时甚久，方得康复；其剧者，昏睡渐深，以呕吐不能食及高热消耗之故，而体力疲弱，驯至心脏、肺脏麻痹，脉搏呼吸不整，全体肌肉松懈，腹部凹陷，体力衰弱达于极点，遂致毙命。婴儿患此者，多兼惊厥抽搐，有蚊咬状之小红点遍布胸背头项各处，尤以四肢为最多，三四日后，即渐消散，预后多不良。婴儿能全治者更少。此其大略也。

前哲于此病，早有记载。惟西医根据病原体立论，中医根据症状定名，故其叙述，不能划一。于此欲求其会通，西医某病，即为中医某病，殊难下一确切之定论，故现时中医界于此脑膜炎证即为中医何种病，尚纷纷其说。以鄙意言之，《金匮要略》之痉、《千金方》之痫，差为近是。《金匮·痉湿暍病脉证篇》曰："太阳病，发热，脉沉而细者，名曰痉（原注：一作痓，余同），为难治。曰病者身热足寒，颈项强急，恶寒，时头热，面赤目赤，独头动摇，卒口噤，背反张者，痉病也。"《千金方·小儿门》曰："太阳中风，重感于寒湿，则变痉也。痉者口噤不开，背强而直，如发痫之状，摇头马鸣，腰反折，须臾十发，气息如绝，汗分如雨。"所言诸症，与脑膜炎固近似也。

至谓脑膜炎为中医之湿温，则未敢苟同。夫春风鼓荡，非湿气当权之时，何从得湿温病？纵曰有之，亦偶然而已，兼证而已，岂能尽入同病？且脑膜炎证与湿温病证亦绝不类。罗谦甫治一仓官案（《罗氏治验录》）、张石顽治范铉甫孙振麟案（见《医通》），皆属湿温。一先治以白虎加人参，次换苍术；一先治以姜、附，次用生脉六味，概非《金匮》《千金》治痉之比。近贤章太炎氏论湿温主栀子厚朴汤、半夏泻心汤、栀子檗皮汤、茵陈蒿汤、五苓散等，足证脑膜炎绝非所谓湿温者。《千金·痫门》首推龙胆汤，《金匮》治痉主括蒌桂枝汤、葛根汤、大承气汤。括蒌桂枝汤及葛根汤，为项背强几几而设。所谓项背强，不过项背之末梢运动神经麻痹痉挛，其病不在脑脊髓。凡运动神经之病，无生命之险，虽有初期失治而成痼疾者，但非死证。而真痉病，则绝非括蒌桂枝汤、葛根汤所能治。惟《千金》龙胆汤、《金匮》大承气汤，施于真痉病，固有验者。曾治陈苏、张满堂（二人患痉病入院留医，皆全愈出院）二案可验。近日入院之脑膜炎证，尚非剧候，故皆得治愈。虽属急性传染病，而非所谓电击性，意者即所谓感冒性脑膜炎乎？盖近日治疗是证，多斟酌于柴胡汤、黄芩汤、葛根黄芩黄连甘草汤、升麻葛根汤、柴葛解肌汤、升降散、太极丸等方，皆所以治感冒者也。

患此证者，体内血压常高达二百度，故幼儿卤门必形高突。成人尚能言者，必诉头痛。所以然者，血液充塞脑中，分泌液增加，压迫脑髓故也。所以选用以上数方者，以其解表清里，所谓火郁发之也。东人治急性脑膜炎，有以水银剂顿挫之、有以走马汤峻下之而得效者。所以顿挫峻下，盖将使脑中之积血液体，反趋于下，低减血压，犹《金匮》之主用大承气汤也。解表峻下，当随脉证行之，不能执一。而除此数方外，如牛黄丸、至宝丹、紫雪、神犀丹、紫金锭等，亦皆属要药。是知脑膜炎证决非一方所能专治，彼单学一方以为可尽脑膜炎证根本治法者，可不辩自明矣。

（原载《杏林医学月报》1932年第39期）

针灸学术为医者必修论

庄生有言："水之积也不厚，则其负大舟也无力。风之积也不厚，则其负大翼也无力。"此虽因物寓言，而实通乎为学之道。盖欲格物致知，穷理尽性，必多读书以培其基，勤实验以致其用。一学问之成否，及其造诣之精粗，胥视其积学充识之程度如何而定。夫积水浮舟，培风负翼，积之不厚，欲其浮舟负翼，盖亦难矣。今夫医，固性命之学也。救死扶生，拯瘤起废，操术良否，死生系之。彼之浅尝辄止，入之不深，习业无恒，识之不广者，欲其胜任愉快，又乌可得哉？即志无旁骛，学有专精，心融机变，智适权衡者，宜若可胜任矣。然使其技不过人，才不应变，又岂能得应曲当，毫发无憾也哉？吾国针灸一科，渊源至远，《灵》《素》《难经》，阐论最早。即《伤寒》《金匮》《千金》《外台》，亦屡言针灸之要，医者所共知也。今姑就《伤寒论》言之，曰："太阳病，头痛至七日以上自愈者，以行其经尽故也。若欲作再经者，针足阳明，使经不传则愈。"曰："太阳病，初服桂枝汤，反烦不解者，先刺风池、风府，却与桂枝汤则愈。"曰："太阳与少阳并病，头项强痛，或眩冒，时如结胸，心下痞硬者，当刺大椎第一间、肺俞、肝俞。慎不可发汗，发汗则谵语。脉弦，五六日谵语不止，当刺期门。"曰："妇人中风，发热恶寒，经水适来，得之七八日，热除而脉迟身凉，胸胁下满，如结胸状，谵语者，此为热入血室也，当刺期门，随其实而泻之。"曰："阳明病，下血谵语者，此为热入血室，但头汗出者，刺期门，随其实而泻之，濈然汗出则愈。"曰："少阴病，下利便脓血者可刺。"曰："少阴病，吐利，手足不逆冷，反发热者，不死。脉不至者，灸少阴七壮。"曰："少阴病得之一二日，口中和，其背恶寒者，当灸之，附子汤主之。少阴病，下利，脉微涩，呕而汗出，必数更衣，反少者，当温其上，灸之。"曰："伤寒六七日，脉微，手足逆冷，烦躁，灸厥阴，厥不还者死。"曰："伤寒脉促，手足厥逆者，可灸之。"凡此皆言针灸之要也。考之《旧唐书·职官志》著针师之号，与医师、按摩师、咒禁师皆有博士以教之。元明医学十三科，针灸居其一。历代医学书目，明堂针灸凡八十五种。古来之重视针灸，于此可见。故历代名医如和缓、扁鹊、仓公、元化、皇甫谧、孙思邈、庞安常、李东垣、朱丹溪、罗谦甫、滑伯仁、汪石山等，皆以善针灸称。《千金要方》曰："凡为大医，必须熟谙《素问》、《甲乙》、《黄帝针经》、《明堂流注》、《十二经脉》、三部九候、五脏六腑、表里孔穴、本草对药。"徐灵胎曰："《内经》治病之法，针灸为本，而佐之砭石、熨治、导引、按摩、酒醴等法。病各有宜，缺一不可。盖服药之功，入肠胃而气四达，未尝不能行于脏腑经络。若邪在筋骨肌肉之中，则病属有形，药之气味，不能奏功，故必用针灸等法。即从病之所在，调其气血，逐其风寒，为实而可据也。"又曰："针灸于疟疾、伤寒、寒热咳嗽，一切脏腑七窍等病，无所不治。"此其言可谓深切著明矣。夫习医者，有必修之学，有专修之科。彼西医以解剖、生理、组织、胎生为基础医学，病理、诊断、药物、处方、细菌、传染、内科为必修之学，外科、妇、儿、口齿、喉鼻、肺病、肠胃、梅毒为专修之科。而中医之《灵》《素》，为习医必读之书，谓为基础医学，当不为过。若《伤寒》《金匮》《千金》《外台》，则病理、诊断、处方、内、外、妇、儿等已统括其中，虽不如西籍之门分类别，精密详尽，而因病处方，凭证用药，其成绩固彰彰也。然《伤寒》《千金》皆兼言针灸，故知针灸实为必修之学。彼惊风类中，猝然而起，口噤神昏，汤药不入，非针灸何以起之？吐血衄血，暴涌如泉，崩漏下血，汩汩不止，煎药失时，缓不济急，非针灸何以治之？顽固呕吐，食入即出，瞀乱狂越，人莫能制，纵有灵药，无所用之；亡阳虚脱，霍乱吐下，疔毒急黄，喉痹气室，变生俄顷，时机易失；沉疴顽疾，肢纵体废，肺病失强，神呆气素，服药无功，疗养失效：非针灸诸法并用，何以拯之？凡此诸证，常所遭遇，专恃汤药，云胡可济？况乎穷乡僻壤，医药不便，客邸行旅，暴病堪虞，苟无应变之方，必有噬脐之叹。《本事方》许叔微治一妇热入血室证，当刺期门，自恨不能针，为之慨叹。吾人于此，当作何感想哉？故谓针灸为医者必修之科，非虚语也。惟是斯术自汉魏以后，渐以失传，逮及明清，能者已无几人。此非其学之不足传，而实因习之不易精耳。《伤寒论》焦骨伤筋烧针火攻之弊，一再言之，足见当时固有误用其术以害人者。良以古人心得经验，不轻传人，得师承者，又多墨守成法，罔知改进。且历来绘图点穴，模糊不清，补泻宜忌，纷纭其说，远不如方脉科之能循径而趋，自修而得，此后世方脉科所以代针灸而兴也。虽然，针灸不足以治病则已，否则提倡研究之责，吾人当共负之。近日科学昌明，足资借镜者不少，在吾人努力如何耳。且针灸治病，效速而功宏，治易而利溥，为公认之事实，治医者，岂可忽之哉？

（原载《针灸杂志》1933年第1卷第2期）

汪石山谓针无补法之评议

　　汪石山为明代大医，著书八种，皆可传之作，《针灸问答》其一也。程氏之序称其"言赜而粹，辞微而则，皆邃而玄。……粹以赜章，则以微著，玄以邃通，俾夫神于古者神于今，完天和、溥仁术者，其斯取的无穷焉。"推许可谓至矣。考其书博取《灵枢》《素问》《难经》及诸家之书有关于针灸者，设为问难以发明之，其辩疑析难，确有独到处。如谓"古人用针，于气未至，惟静以久留，待之而已。待之气至，泻则但令吸以转针，补则但令呼以转针。如气已至，则慎守勿失，适以自护也。何其简而明切而当哉？今人于气之未至也，安知静以久留？非青龙摆尾，则赤凤逢源；非进气，则留气。气之已至也，安知慎守勿失？非白虎摇头，则苍龟探穴；非调气，则纳气。阴中隐阳，阳中隐阴。或施龙虎交战，或行龙虎升腾，或用子午捣臼，或连抽添秘诀，无非巧立名色，聋瞽人之耳目也。且其所立诸法，亦不出乎提按、疾徐、左捻、右捻之外。或以彼而参此，或移前而挪后，无非将此提按、疾徐、左捻、右捻之法，交错用之耳，舍此别无奇能异术焉。"又曰："《经》云知为针者信其左，不知为针者信其右。谓当刺时，先以左手压按，弹怒爪切，使气来如动脉应指，然后以右手持针刺之。待气至针动，因推而内之，是谓补；动针而伸之，是谓泻。古人补泻转针，左右皆可，但当识其内则补，外则泻耳。后人好奇，广立诸法，徒劳无益。"此其言可谓稳恰切理矣。然其引丹溪言针法，浑是泻而无补，以针乃砭石所制，既无气，又无味，破皮损肉，发窍于身，气皆从窍出。又曰："假如痨瘵阴虚火动，当滋阴降火，针能滋阴否乎？痿证肺热叶焦，法当清金补水，针能滋阴否乎？"其言如此，可谓耸听动人矣。昔王焘《外台秘要》，力言误针之害。凡针法针穴，俱删不录，惟立灸法为一门。《西方子明堂灸经》八卷，专论灸法而不及针，盖犹焘志。今汪氏又力言针之害，然则针果有泻无补乎？《灵枢·九针十二原篇》曰："往者为逆，来者为顺，明知逆顺，正行无问。迎而夺之，恶得无虚？追而济之，恶得无实？迎之随之，以意和之，针道毕矣。虚则实之，满则泄之，菀陈则除之，邪胜则虚之。大要曰，徐而疾则实，疾而徐则虚。言实与虚，若有若无。察后与先，若存若亡。为虚为实，若得若失。虚实之要，九针最妙，补泻之时，以针为之。"《素问·离合真邪论》曰："吸则内针，无令气忤，静以久留，无令邪布，吸则转针，以泻气为故，候呼引针，呼尽乃去，大气皆出，故命曰泻。呼尽内针，静以久留，气至为故，如待所贵，不知日暮，其气以至，适而自护，候吸引针，气不得出，各在其处，大气留止，故命曰补。"此则明言针有补泻矣。故迎而夺之为泻，随而济之为补。内针为补，提针为泻。徐出针而疾按其孔谓之补，疾出针而徐按其孔谓之泻，针家所共知也。古来言针者，以《灵》《素》为先。其言如此，谓无补法得乎？且以近日解剖生理证之："人体各种动作，如心之循环、肺之呼吸、肠胃之吸收排泄、器官之新陈代谢，皆在神经系指挥及内分泌关系之下，而各营其职，以组成整个之生活体。故凡百疾病，无不与神经系发生间接或直接之关系。人体脑神经十二对，脊髓神经三十一对，与乎交感神经系，其支流分干，密布全体。针刺云者，即对于神经加以激刺兴奋、镇静缓和之一种物理疗法而已。故归纳针之作用，约有三种：一、兴奋作用：凡体内生活机能衰弱或麻痹时，则激刺其神经，催动其血行。例如运动神经麻痹，或知觉有异常状态时，又如对于内脏营养吸收分泌机能衰弱时，皆可用针激刺某一部之神经，以回复其正规生活。二、镇静作用：凡肌肉腺器神经机能之过度兴奋，血管壁起变化，血液浓厚，或血流壅遏，而致发炎燉肿时，加以适当之针刺，通其郁滞，缓其急迫，得收镇静缓解收缩之效。三、诱导作用：某部患病，针刺他部之末梢神经，诱导血液于针刺之处，而减少病变部分之充血。如中风之刺其四末，内脏充血而刺其浅部，或利用反射之激刺，使下腹运动缓和，脉管收缩等。"由是观之，兴奋作用，可谓之补法；镇静作用，可谓之泻法；诱导作用，可谓之平补平泻法。而针之能奏此兴奋、镇静、诱导等之特殊作用者，全在施针时之手术如何而异其效果。然则汪氏谓针无补法者，其亦一偏之见哉！岂其以破皮损肉，发窍于身，气从窍出之故，而武断其无补法乎？若然，则华元化之治病也，病发结于内，针药所不能及，至于刳破腹背，抽割聚积，若在肠胃，则截断湔洗，除去疾秽，较之一针泄气者，为何如哉？然汪氏为一代医宗，未必浅陋偏见若是，所以斤斤言之者，使欲人审慎从事而已。《灵枢·根结篇》："形气不足，病气不足，此阴阳气俱不足也。不可刺之，刺之则重不足，重不足则阴阳俱竭，血气皆尽，五脏空虚，筋骨髓枯，老者绝灭，壮者不复矣。"《逆顺篇》："无刺熇熇之热，无刺漉漉之汗，无刺浑浑之脉，无刺病与脉相逆者。"《邪气藏府病形篇》"阴阳形气俱不足，勿取以针，而调以甘药也。"《官能篇》："针所不为，灸之所宜，是则针之于病，有宜有不宜也。"善哉汪氏之言曰："伊尹之于太甲，周公之于孺子，事有差误，则将倾覆社稷，荼毒生灵，其害有不可胜言者，司命者能不兢兢哉！"汪氏谓针无补法，意在斯乎！意在斯乎！

（原载《针灸杂志》1934年第1卷第3期）

井荥俞经合果可凭否

井荥俞经合，十二经脉循行出入之要穴也，说详《内经》。其旨邃而微，其用效而宏，针灸家所宜究心者也。《本输篇》："肺出于少商为井木，溜于鱼际为荥，注于太渊为腧，行于经渠为经，入于尺泽为合。心出于中冲为井木，溜于劳宫为荥，注于大陵为腧，行于间使为经，入于曲泽为合。肝出于大敦为井木，溜于行间为荥，注于太冲为腧，行于中封为经，入于曲泉为合。脾出于隐白为井木，溜于大都为荥，注于太白为腧，行于商丘为经，入于阴陵泉为合。肾出于涌泉为井木，溜于然谷为荥，注于太溪为腧，行于复溜为经，入于阴谷为合。膀胱出于至阴为井金，溜于通谷为荥，注于束骨为腧，通于京骨为原，行于昆仑为经，入于委中为合。胆出于窍阴为井金，溜于侠溪为荥，注于临泣为腧，过于丘墟为原，行于阳辅为经，入于阳陵泉为合。胃出于厉兑为井金，溜于内庭为荥，注于陷谷为腧，过于冲阳为原，行于解溪为经，入于三里为合。三焦出于关冲为井金，溜于液门为荥，注于中渚为腧，过于阳池为原，行于支沟为经，入于天井为合。小肠出于少泽为井金，溜于前谷为荥，注于后溪为腧，过于腕骨为原，行于阳谷为经，入于小海为合。大肠出于商阳为井金，溜于二间为荥，注于三间为腧，过于合谷为原，行于阳溪为经，入于曲池为合。是谓五藏六府之腧，五五二十五腧，六六三十六腧也。"（按经言只得十一经。其中冲、劳宫、大陵、行间、曲泽皆属手厥阴之穴，而非手少阴也。《甲乙经》始以心之少冲为井，少府为荥，神门为俞，灵道为经，少海为合。比而观之，十二经之井荥乃备。又《素经·络论篇》，藏俞五十穴，府俞七十二穴，盖统左右而言，当参观。）《九针十二原篇》："经脉十二，络脉十五，凡二十七气以上下，所出为井，所溜为荥，所注为腧，所行为经，所入为合。二十七气所行，皆在五腧也。五藏有六府，六府有十二原。十二原出于四关，四关主治五藏。五藏有疾，当取之十二原。十二原者，五藏之所以禀，三百六十五节气味也。阳中之少阴肺也，其原出于太渊，太渊二。阳中之太阳心也，大原出于大陵，大陵二。阴中之少阳肝也，其原出于太冲，太冲二。阴中之至阴脾也，其原出于太白，太白二。阴中之太阴肾也，其原出于太溪，太溪二。膏之原出于鸠尾，鸠尾一。肓之原出于脖胦，脖胦一。凡此十二原者，主治五藏六府之有疾者也。"统观《本输篇》所言，五藏只有井荥俞经合，六府则另有一原穴。至《九针十二原篇》所言之十二原，则指藏而不指府，共十二穴，非谓十二经之原也。观其所指太渊、大陵、太冲、太白、太溪左右共十穴，即《本输篇》所谓俞穴。故府经有病，言泻者必针其原。藏经无原穴，则以俞穴代行之。然藏属阴，阴井从木始，次荥火，次俞土，次经金，次合水；府属阳，阳井从金始，次荥水，次俞木，次经火，次合土：皆循五行相生之序。故藏府补泻，取穴各异。《难经·六十九难》曰："虚则补其母，实则泻其子。当先补之，然后泻之。不实不虚，以经取之者，是正经自生病，不中他邪也。当自取其经，故言以经取之。是以补泻之法，有取自他经者，如肺有病，实则泻肾，虚则补脾；有自取其经者，如肺实则泻尺泽合水，虚则补太渊俞上。余可类推。"《六十八难》曰："井主心下满，荥主热，俞主体重节痛，经主咳嗽寒热，合主逆气而泄。故心下满，属于肺气郁结者，针肺之井穴少商；身热属于肺病者，针肺之荥穴鱼际；肺病体重节痛，针太渊；肺病寒热咳嗽，针经渠；肺病逆气而泄，针尺泽。余亦可类推。"此井荥俞经合之循行出入、主治补泻之大略也。顾经义虽如是，惟其以阴阳五行为说，最为近世科学家所诟病。盖其定义本性，不能以科学之理而解释之也。虽然，事实胜于雄辩。古今针灸家遵其法以治病，收效在俄顷之间，载之简籍，验之实用，皆确而可据，信而有征者。且以新说解释之，亦非甚难，不过此时言之尚不能详尽耳。夫井荥等穴，在手不过肘，在足不过膝，四末之地，离体躯远。针刺之法，实利用其反射诱导作用，使体躯内深在藏器发生变化。美医黑特氏谓人体内之疾病，关联身体某部分而起神经过敏之现象，凡深在藏器内发生疾病时，于某一定之相当皮肤面，常显示疼痛或痉挛等之异常状态。是说也，足证皮肤与内藏之互相关系。故中风之刺十井十宣等穴，诱导血行，而减少脑部之积血；腰背疼痛，针委中出血立已。其他如喉痹口噤刺少商，肺胀喘急刺太渊，吐血刺尺泽，胃翻心痛刺劳宫，中满腹痛刺三里，面肿牙痛刺合谷，疟疾刺间使，腹痛疝气刺大敦，月事不止刺隐白，小儿惊风刺涌泉，是皆刺其四末，利用其反射诱导作用，使内脏之充血者平，瘀肿者散，循环障碍者复其常，机能失职者反其正。质言之，刺其四末，使内藏种种异常机转，恢复其正规生活也。知乎此，则井荥俞经合之可凭与否，不烦言而决矣。

（原载《针灸杂志》1934年第1卷第4期）

针灸医案四则

李姚氏三年前患左颊痛，牵引舌根，口不能张，食不能入，齿龈酸楚异常，触之尤甚，故只啜米饮稀粥。后由西医注射三次而愈。前月又复发，证状与前仿佛。惟此次注射无效，改延中医治理，更数人亦无效，始来求诊。审其痛处，断为三叉神经痛。初一回针左手合谷、曲池、颊车、地仓，即能开口，痛减其半。三日后再来，痛已大缓，但未全止。照上次各穴外，更针肩颙、承浆，痛全止而愈。

李树生今夏猝患中风昏倒，醒后右半身偏枯不遂，肢体痉挛强直，百治不效。后入东华医院，归愚治理，煎剂用黄芪五物汤、当归四逆汤、胶艾汤，服数十剂，诸证渐退，可扶壁挨床而行，惟指不能伸，足不能举，肢体尚牵强，不甚活动。因为针合谷、曲池、肩颙、环跳、阳陵泉、悬钟，灸肩颙、曲池、足三里、风市、阴市、环跳等穴。只针一回，惟连灸十日，诸证悉愈，肢体轻快，虽不能如未病时，然病者已喜不自胜矣。此二案均为登报章鸣谢。

梁廷贵左边牙齿痛，痛甚面肿，饮食不入，呻吟两昼夜。市上牙痛药水遍试之，或全不效，或初有微效，继则其痛如故。某牙齿验其痛处，谓牙根已腐化成脓，须即脱去。惟病人向无此病，且痛处为红肿而已，外形并不腐烂，固不愿脱之。后经友人之介来诊。为针左手合谷穴，针入约一寸，用上提法，频频捻运，病人觉一线酸楚，直达手肘，痛渐缓，约五分钟出针，痛已大定。翌日面肿亦消，不劳服药而愈。

陈寿患脐以下肿，足背浮肿没踝，膝胫痛，两腿酸疼无力，不呕不咳不渴，大便微溏，已月余，乃入东华医院求治。处方真武汤合防己茯苓汤。为灸水分、关元、天枢、风市，针足三里、阳陵泉、阴陵泉、悬钟、太溪、昆仑、申脉。灸处觉温暖异常，肿果渐消，惟畏痛不愿再灸。而针太溪、昆仑、申脉时，每一转针，即呼剧痛，故又不愿再针。乃再处桂枝芍药知母汤，与前方相间服之，半月全愈出院。此病只针灸一次，不足尽其功，设能多灸数次，愈期当较速也。

（原载《针灸杂志》1934年第1卷第4期）

《实用伤寒论讲义》导言

《伤寒论》之历史与价值

《伤寒论》为汉张仲景所著，《内》《难》《本草经》外，应以此书为最古。原名《伤寒杂病论》，其《自序》言凡十六卷，与传本卷数不符；《隋志》不载此书，而注引梁《七录》，有张仲景《辨伤寒》十卷；《唐书·艺文志》载《伤寒卒病论》十卷；郭雍《伤寒补亡论》以"卒病"为"杂病"之讹，诸家考证，互有异同。大率原书十六卷，后人别分为二，论伤寒者十卷，杂病者六卷。其《杂病》六卷，今已不传。莫枚叔《研经言》："《伤寒杂病论》十六卷，后人改题曰《金匮玉函》，王焘《外台秘要》引之，概称《伤寒论》，唐慎微《证类本草》引之，概称《金匮玉函方》，一从其朔，一从其后也。时以十六卷文繁而有删本二：其一，就原书删存，要略并为三卷，题曰《金匮玉函要略方》，后为宋仁宗时王洙所得；其一，就原书存脉法及六经治法，又诸可不可十卷，题曰《伤寒论》，而削"杂病"二字，即今本《伤寒论》也。此书行而十六卷之原书，不可得见矣。林亿等又以所存三卷，去其上卷，而分中、下二卷为三卷，以合原数，改题曰《金匮方论》，即今本《金匮要略》也。此书行而并存之三卷，亦不可复合矣。"古于医学，分医经、经方二家。孔颖达经疏，论三世以《黄帝针灸》《神农本草》《素女脉诀》当之。谢利恒先生《中国医学源流论》，以华元化为《黄帝针灸》一派，张仲景为《神农本草》一派，秦越人为《素女脉诀》一派，而本草当属经方家，针灸、脉诀，则同属医经派。陆九芝《张机传》言："张仲景学医于同郡张伯祖，尽得其传。至于审方物之候，论草木之宜，亦妙绝众医。其书文辞简古奥雅，凡治伤寒未有能出其右者。其书推本《素问》之旨，为诸家之祖。华佗读而善之，曰：'此真活人书也。'灵、献之间，俗儒末学，醒醉不分，而稽论当世，疑误视听，名贤睿哲，多所防御。至于仲景，特有神功，乡里有忧患者，疾之易而愈之速，虽扁鹊、仓公，无以加之。"是仲景之学，当时已见重于世，其所论证治方药，实可概括医经、经方之长。后世针灸寝衰，经方代兴，《伤寒》《金匮》，蔚为时尚，无怪自汉以降，为历代医家所宗仰也。阮其煜先生曰："仲景《伤寒论》，辩证特详。对于诊断，详其浮大沉弱之种种脉象；对于病状，详其发热、头痛、汗出、恶寒之种种症候；对于预后，详述其辨明死生吉凶诸法；对于治疗，详述其汗、吐、下、和、清、温、补诸法。不知者疑其范围甚小，仅论伤寒而已。其实医理显明，本末兼赅，直可为中医内科全书云。"盖其证治方案，皆实验之结晶，具有临床实用之价值，足为吾人信守，是诚前人之绝诣，医林之宝筏也。

《伤寒论》之定义

《伤寒论》有广狭二义，前贤已多具论。《难经》曰："伤寒有五：有中风，有伤寒，有湿温，有热病，有温病。"此为广义之伤寒，即外感之总称。一为论中言太阳病，或已发热，或未发热，必恶寒，体痛，呕逆，脉阴阳俱紧者，名为伤寒。此为狭义之伤寒，即五种伤寒之一种也。徐灵胎《慎疾刍言》曰："《伤寒论》为一切外感之总诀，非独治伤寒也。明于此，则六淫病无不通贯矣。"陆九芝《世补斋医书》曰："伤寒无问全不全，苟能用其法，以治今病，即此亦已足矣。后学能识病，全赖此数书。"柯韵伯《来苏集》曰："原夫仲景之六经，为百病立法，不专为伤寒一科。伤寒、杂病，治无二理，咸归六经节制。六经各有伤寒，非伤寒中独有六经也。"和田启《医界之铁椎》曰："人多谓仲景《伤寒论》，论述一种热性传染病，即伤寒——肠窒扶斯之证状治法，非万病通用之书。然此书本名《伤寒卒病论》，书中历述中风、霍乱、痛风、喘息、肺炎、盲肠炎等数十种病，其治法施于诸种疾病，无不应验如神，窃恐古时所谓《卒病论》，即《杂病论》之意也。其书虽以"伤寒"为名，然实记载之诊候治则，以至于一切药方用治，殆用之于万物无不适当，则虽谓之一切疾病治法之规矩准绳可也。"按《素问·热论》曰"今夫热病者，皆伤寒之类也"，又曰"人之伤于寒也，则为病热"，是伤寒即热病（广义的）之统称，《伤寒论》即统论热病之书也。

伤寒为传染病

孙思邈《千金方》引《小品论》曰："古今相传，称伤寒为难疗之病。天行、瘟疫，是毒病之气，而论疗者不别。伤寒与天行、瘟疫，为异气耳。云伤寒，是雅士之辞，云天行瘟疫，是田舍间号耳。"巢元方《诸病源候论》曰："天行、时气病者，是春时应暖而反寒，夏时应热而反大凉，秋时应凉而反大热，冬时应寒而反大温。"按：此言气候剧变为致病之一因。此非其时而有其气，是以一岁之中，病无长少，率多相似者，此则时行之气也。《襄阳府志》曰："张仲景宗族二百余口，自建安以来，未及十稔，死者三之二，而伤寒居其七。"《太平御览·陈思王说疫气》曰："建安二十二年，疠气流行，家家有僵尸之痛，室室有号泣之哀，或阖门而殪，或覆族而丧，或以为疫者鬼神所作。夫罹此者，悉被褐茹藿之子，荆室蓬户之人耳。若夫殿处鼎食之家，重貂累蓐之门，若是者鲜焉。此乃阴阳失位，寒暑错时，是故生疫，而愚民悬符厌之，亦可笑也。"按：所谓伤寒、天行、温疫、时气、疫气，是皆今所谓传染病。疫者沿门阖境，人人俱病，如"徭役"之"役"，因去"彳"加"疒"为"疫"。《说文》"疫，民皆疾也"，《释名》"疫，役也，言有鬼行役也"，是皆传染之义。特疫病似指今之鼠疫，而伤寒、时气，不过寻常之急性传染病耳。

伤寒为何种传染病

传染病有急性、慢性之别，而急性传染病，大都有热候。伤寒既为发热之病，当属诸急性传染病范围。如肠窒扶斯、肠伤寒、猩红热、霍乱、赤痢、天花、鼠疫、白喉、流行性传染病等，指急性传染病也。然则伤寒究竟为何种传染病乎？陆渊雷先生《伤寒论今释》谓是肠窒扶斯，张子鹤先生《中国医药科学讨论》谓是流行性感冒。按本论六经，多显胃肠症状，如阳明腑实之承气汤证，三阴吐利腹痛之理中四逆汤证，肠出血之桃花汤证等，颇与肠窒扶斯杆形菌，栖息小肠黏膜中，引起固有变化，而发生诸证者契合。而本论之头痛、头项强痛、骨节疼痛、诸般神经症状、呼吸器症状，以及咽痛衄血等，又为流行感冒最易合并者。故谓伤寒为肠窒扶斯，为流行性感冒，各具理由。但以本论六经症状观之，除与肠窒扶斯流行性感冒相似外，更为诸种急性传染病之共同证状。至小青龙汤证之为肺炎，白头翁汤证之为赤痢，尤为显而易见，是则伤寒确为急性传染病。惟以六经症状观之，不当指定为某一种传染病也。

传染病之病原

传染病之病原，为举世公认之细菌原虫之么微机生体，或曰病原体。其寄生于人体，发育繁殖至一定数量与时间后，即行扰乱人体之生理常态，而为疾病。某一种传染病，必有一定之病原体为其病原。如肠窒扶斯之病原为长杆状菌，形阔，周围有鞭毛，在液体中，运动活泼。流行性感冒之病原体，为短杆状菌，形短而纤小，有钝圆角，不能运动。流行性脑脊髓膜炎之病原体，为胞内脑膜炎重球菌，常两个相连，不形成芽胞，无鞭毛，不能运动。回归热之病原体为螺旋菌，形小而弯曲，虽无鞭毛，但因两端有短小之突触，两侧有边膜，可为运动之具，故亦能运动。此外各种传染病，皆有一定之病原体。至其病原作用，可分为器械的与中毒的二种。余贺《病原学》曰："细菌在体内之繁殖力旺盛，故人体组织及血液内，一经细菌侵入，则发育繁殖。小血管往往被其充塞，或组织内细菌过多，破坏而起障害，此即体内异物作用所由起。又细菌发育繁殖时，需种种养料，是吾人多数营养成分为细菌所摄取，因之起贫血、衰弱种种之症状。其他如疟疾之病原体，寄生于赤血球内而起，直接破坏赤血球，凡此种种皆为细菌之器械作用。又各种传染病各具固有之症状，然惹起疾病之原因，大部为中毒作用，凡细菌引起疾病之能力，统为毒性。毒性之强弱，视细菌之种类而异。毒素有分泌毒及体内毒二种，故其引起病变，有直接间接之别。按分泌毒，即指细菌能直接分泌毒素而呈中毒作用者；体内毒，即指细菌死灭后，菌体破裂，其中毒素游离，吸收于血中，间接以引起毒害者。惟无论为分泌毒素，为体内毒素，其引起人体之病变，皆属中毒作用。归纳言之，传染病之病原为病原细菌，而其病原作用，则为细菌之器械作用与中毒作用也。"

传染病之传染

病原菌入于人体，须赖有相当之媒介物，及一定之路径。如肠窒扶斯菌，多混杂病人粪便中排出，再混入饮料水中，间接咽下，经口腔而达肠管，以致传染，而自呼吸器道传染者则甚少。流行性感冒则因与病人直接接触而起者最多，该菌大都从吸气，经气管而侵入人体。然于空气之传染，只于短距离时得之，其远隔传染者，可谓绝无。至人体因细菌之侵袭而发病，因病原不同，其病发之部位亦异，陈邦贤先生《中国医学史》分为以下九类：

甲、病状发于皮肤者，为天痘、水痘、假痘、麻疹、轻症麻疹、猩红热、粟粒热、发疹窒扶斯。

乙、专侵肠管者，为痢疾、霍乱、伤寒。

丙、着于呼吸器者，为烂喉痧、疫咳、流行性感冒。

丁、侵神经系者，为脑脊髓膜炎、脚气。

戊、侵血脉系者，为鼠疫。

己、无一定之占地者，为疟疾、回归热、发黄热。

庚、自腐败毒而来者，为脓毒热、产褥热败血病、腐败性丹毒。

辛、自兽之毒而来者，为马病、脾脱疽、狂犬病。

壬、为特异性，由不洁之交接而感受者，为梅毒、淋病、下疳。

丁仲祜《临床病理学》，分细菌传染之方法为六类，撮其最大意如下：

一、创伤传染：由于附着细菌之污秽物，触于皮肤黏膜之创伤面而转染者，是名创伤传染病，如脾脱疽、化脓性疾患、鼠疫、丹毒、破伤风、梅毒、狂犬病等是也。

二、空气传染：散播空中之细菌，随人身吸气而入体中，如白喉患者之义膜片、天花患者之痂皮、肺结核患者之痰涎唾沫，干燥时混于空中而传染者是也。

三、饮食传染：细菌与饮料水食物相混，经口腔咽下而传染，此病常发生特有之病灶于肠黏膜，如肠窒扶斯、霍乱、赤痢等，自饮料水传染结核，自牛乳传染是。

四、自家传染：如结核病人咽下自己含有结核菌之痰块，发生肠结核，又或因肠管内寄生之大肠菌，发生肠炎，是曰自家传染。

五、子宫内传染：父母生殖素中，含有细菌，以之传染胎儿，又或细菌藉胎盘血行，从母体传于胎儿，如梅毒是。

六、混合传染：一种细菌发育之局所病灶，恒为他种细菌繁殖处如结核性空洞、白喉、肠窒扶斯等病灶内，易为化脓性细菌发育之地，是因局所性病灶破坏之后，细菌容易侵入该部故也。

是知细菌依附相当之媒介物，及循一定路径侵入人体后，仍必与一定脏器组织结合始能发病。其有细菌虽已侵入，而仍不发病者，则以个人素因不同之故，因抵抗力强盛，不致感染故也。

免疫性

人体纵有病菌侵入，因体内抵抗力强大，不致发病，此种性质，谓之免疫性。免疫性分为先天性、后天性二种，根据病原学所解释者如下：

一、先天性免疫，人体对于细菌有天然赋与之抵抗力，即生来具备之免疫性。例如人类对于动物之种种传染，有绝对不感受者，如牛疫即其例也。他若犬之不感染炭疽，鸡之不感染破伤风，皆具先天性免疫者也。

二、后天性免疫，非由生来具备之免疫性，乃生后始得之免疫性。其方法有二种：（甲）为病后免疫，种种传染病如伤寒、赤痢等，感染一次后即不再感染；（乙）为人工免疫，即用人为方法，使人类或动物发生免疫性，如种痘后即不再感染天花是也。无论病后免疫，或人工免疫，皆为自动免疫。又用人工方法，先使动物免疫，而后取该动物之免疫血清，注射于人体或其他动物，则被注射者即得免疫性，是名被动免疫。血清疗法，即本此原理制成。惟被动免疫效力不大，因血清中含免疫之物质有限，消失甚速故也。

人工产生之免疫性，或增加人体之抗毒素（Antitoxiu），使与毒素相遇结合而中和之；或增加溶菌素（Bacterolysin），直接使细菌破坏而死灭；或增加凝集素（Agglutiuin），沉降素（Precipitin）使多数菌凝集沉降于一处，限制其活动；或增加调理素（Opsonin），促进喷菌细胞之喷菌作用，而早就治愈：是皆利用血清注射，而增加人体免疫作用者。惟抗毒素之发生部位，因毒素之种类不同而异。如破伤风菌，专喜与神经细胞结合，故抗毒素由神经中枢产生；白喉毒素专与结缔组织细胞结合，抗毒素则由结缔组织细胞产生。细菌中确含㵵素而产生抗㵵素者，仅有白喉菌、破伤风菌、肉中毒菌，三种而已。细菌侵入人体后，脾、骨髓等造血器官，即产生溶菌素。对于伤寒、赤痢、霍乱三种细菌，均为产生溶菌素。破伤风等菌，亦能产生溶菌素。溶菌素有特异之性质，即霍乱菌之溶菌素，只能溶解霍乱菌，伤寒菌之溶菌素，只能溶解伤寒菌，不能通用。且溶菌素若与细菌直接配置一处，亦不起溶菌现象，必须有健康血清中常存之补体加入，则其中之溶菌素，方发生作用。由是言之，注射血清以免疫，其范围殊属有限，预防诊断以外，治疗成绩亦至平常。盖人工被动免疫，远不若人体自然疗能之自然免疫作用也。

疾病之本体与一般之原因

吾人生活，即脏器对于外界种种刺激而发生之一种反应现象。其反应平衡而整齐，脏器官能正常时，即为健体；反应失调，脏器之官能亢进或衰弱时，即为疾病。是故疾病现象与生理现象，性质上无甚区别，只是数量上有差异而已。自细胞病理学昌明以来，吾人乃确知疾病之本体，由人体细胞之病态的变化而起。细胞乃单位之机生体，由细胞间质互相结合而成组织，组织相集合而成脏器，脏器相集合而成身体。细胞有独立之生活机转：一、营养机，即摄取营养物而同化之，及排除老废成分之谓；二、繁殖机，即由细胞分裂为二体，新生繁殖以为补充生长者；三、动作机，即固有之生活机转也。疾病之本态，为脏器官能之失调，亦即细胞之异常反应，至其原因，大别为理学的、化学的、生物的三种。所谓理学的原因，即指一切机械作用，如空气之温度、湿度、气流压力、音浪、光波、电力、气候、风土皆属之。化学的原因，即是中毒。寻常日用之食盐，在心脏、肾脏机能异常时，亦可以引起中毒；一切药物，用之不当，亦能引起中毒；而嗜好品中如酒类、烟草、咖啡等，均能致慢性中毒；职业方面，如印刷工人之中铅毒，制药工人之中砒毒、水银毒；又如新陈代谢发生障碍时所起之自家中毒，如碳酸、胆酸、甲状腺素、尿毒、糖毒皆属之。生物的原因，即指各种传染病之病原菌而言。远西医学于以上三种，皆指为疾病的外因。至于遗传、禀赋、体质、性别、男女两性因解剖上、生活上之差异，各有特殊之疾病。其中最著者为生殖器病，如月经异常，分娩前后所生之疾病，乳房之疾病，为女子所特有，而淋毒性之尿道狭窄，睪丸皮、副睪丸之疾病，为男子所特有；此外如胆石症、胃溃疡及甲状腺肿多生于女子，糖尿病、脚气多生于男子，此皆男女素因不同之例也。年龄：幼年期多黏膜炎、气管黏膜炎、白喉、天花、麻疹、猩红热等病；少年期多肺病、生殖器病、风湿痛等病；壮年期易发传染病、创伤疾患及精神病；和老期易生脂肪过多症及全身肥胖症；老年期易生癌肿、脑出血、动脉硬变及萎缩肾等。营养状态等，人各不同，个人的素因，亦各殊异，因而对于同一之激刺，其生活之反应，至无一定，若此者，西籍统称为内因。故疾病中，外因同而其症状则千差万别者，皆此内因为之也。

《伤寒论》之六经

病原细菌，只为疾病之原因，惟构成人体之细胞，乃为疾病之本体。一切运动、感觉、消化、排泄、循环、生殖等生活现象，全为体细胞活动之结果。一切症状，皆组织脏器之异常现象，亦即细胞对于各种激刺之反应现象。在病原菌侵入人体后，须依一定之路径，与一定组织细胞相结合，故其病发，皆有一定之特征。如肠窒扶斯之热型，脾脏肿大，蔷薇疹、流行性感冒之剧甚头痛、脊背痛、骶骨痛，及其气管支炎型、肠胃炎型、神经性型等是也。顾虽如此，在症状完全而明显时，诊断不难。惟在病发之初期，或证状轻微时，固有之特征，尚未显明，则鉴别不易。且其全身症状，又为诸般急性传染病所通有，而在同一之传染病，因个人之内因之差异，其症状即随之而不同。所以然者，一切症状，非细菌所能直接表现，而实为构成人体之细胞反应现象故也。《伤寒论》六经，即诸传染病全经过中之六种证候群。所谓六经，即太阳、阳明、少阳、太阴、少阴、厥阴；所谓证候群，即从症状之性质、部位，区分为六种证候集团。依新学理之解释，细胞机能亢盛者为阳证，机能衰弱者为阴证，病毒须排除驱逐者为实证，体力须强壮奋兴者为虚证，病变在体表组织者为表证，病变在脏器组织者为里证。本论六经，即阴阳、虚实、表里之代表符号，亦即诊断治疗之标准。如同一肠窒扶斯，其症状或为太阳病，或为阳明病，或为少阳病，或为三阴病。即同属太阳病，或为发热，汗出，恶风，脉缓之桂枝汤证；或为头痛，发热，身疼，腰痛，骨节疼痛，恶风，无汗而喘之麻黄汤证。同属阳明病，或为壮热，大汗出，不恶寒，反恶热，唇舌干燥，烦渴饮冷之白虎汤证；或为潮热蒸汗，腹胀痛，大便硬，转矢气，神昏谵语，目中不了了，睛不和，循衣摸床，撮空理线，扬手掷足，口噤龂齿之承气汤证。更有为心脏衰弱，循环障碍，肠穿孔，肠出血之大汗厥逆，颜色苍白，皮肤冰冷，陷于虚脱状态之四逆汤证、桃花汤证者。又如同一发热，孰为太阳病，孰为阳明病，孰为少阳病，孰为三阴病；同一腹痛吐利，孰为阴证，孰为阳证。在症状上既有种种差异，在治疗上当然有种种方法，此六经所由立也。更推广言之，无论为肠窒扶斯，为流行性感冒，为其他之传染病，但审其作太阳病者，以太阳病法治之；作阳明病者，以阳明病法治之；作少阳病者，以少阳病法治之；作三阴病者，以三阴病治之。在太阳病之为桂枝汤证、麻黄汤证，即以桂枝汤、麻黄汤治之。在阳明病之为白虎汤证、承气汤证，即以白虎汤、承气汤治之。余证准此。古人以伤寒为热病（广义的）之统称，六经为诊断、治疗之大纲，学理与事实一致，此其类也。

中医不识菌而能治传染病

中医不识菌，是事实；其能治传染病，亦是事实。不识菌而能治传染病，岂非学术上之大谜？特此中有奥窍，亦不甚费解。拙作《细菌原虫为传染病绝对病原之商榷》一文，中有一段如下："中医虽不知有菌，不知治菌，而治法能补助人体自然疗能，以透彻病根，排除病毒，使生理机转，归于正规状态，故能收根本治愈之功。盖中医治病，根据形能，有一定之标准。何谓形能？有生理之形能，有病理之形能。各组织之构造，与种种生活机转，即生理之形能。生理机转常随环境变化而为因应，其机转得循常轨，则为生理；不循常轨，则为病理。所谓病之形能者，形指病状言，能指病之势力言。即病之症状是病形，病之传变是病能。传染病之种种症状，非病菌所能直接表现，实为生理机转之一种反应表示。使此种反应消退，则种种症状亦即平复，此中医治疗传染病所以有特效也。"

今日之细菌学、免疫学，其进步固已一日千里。然利用血清疗法，比较可称为特效者，首推白喉血清，次为破伤风血清。惟就大体言之，白喉血清确能减低病人之死亡率，而不能奏十全之功；破伤风血清，因手术上设施之困难，其成就殊属有限。至如流行性感冒、麻疹等，虽已明悉其预防法而未能发现其病原体；肺炎、流行性脑脊髓膜炎，虽已探知其病原体，而无满意之疗法。天花、狂犬病，虽几经研究，其唯一可见者，只为可以滤过之病毒脓浆，而终不能析出任何定形之病原体，即在高度显微镜视野下，亦只呈显微小之污点而已。其他多种各类之传染病，迄今尚未发现病原菌，尚未发明特效药者，仍占绝大多数，其威胁人类之健康，伤残动物之生命，依然如故。是则血清疗法，其应用范围，亦殊渺小可怜。然而免疫程序，实为化学程序，血清所以有效，完全为化学作用。除血清外，寻常天然之动植矿物，人工制造之药物，亦同一有效。如印第安人，发现金鸡纳树皮有治疗预防疟疾之价值；巴西人发现吐根（Ipecac），可治变形虫痢疾。其后有机化学进步，遂能从金鸡纳树皮提出其有效成分——金鸡纳霜；从吐根中，提出其有效成分——厄美丁（Emetin），为治疗虐痢之一新页。至于爱氏（Ehrlich）发明之洒尔佛散（Salvarsan，即六〇六），为梅毒之特效药；德国某染料厂发明之驱疟素（Plasmochin），为恶性疟疾之特效药。是为化学疗法之更进一步，其成绩，不在血清疗法之下也。惟人工化学之成药，亦原为对付病原体而设，性多酷烈，常贻毒害，与注射血清引起血清病，有同一不良之副作用。且其专事杀菌，而忽视个人之内在原因，故其治疗成绩，仍不能达完善之境界。是以无论为血清疗法，为化学药物疗法，其治效有时而穷。若夫中医不识菌，不杀菌，而治疗传染病之成绩，则具有不可磨灭之价值，此为真确之事实，非玄奥之空论。其用药物，交属化学疗法，惟其根据整个人之全身证候，而施予根本之对证治疗，为东方医之特色，亦为自然疗法之基础。如六经治法，依据表里、阴阳、虚实、寒热之大纲，为七方剂之适应，一方排除菌毒，一方增进体力，使自然疗能，于有利环境中，得充分发挥其力量，以恢复其正常生活。较之斤斤于扑灭病菌，中和毒素者，一属自然的，一属人工的，一为全身的，一为部分的，固未同语也。

结论

《伤寒论》为热病论，亦即急性传染病论。中医不识菌，不杀菌，而能治传染病，是以自然界之药物，辅助自然疗能之力量，为自然免疫之极则，如上所述，则可得其大概矣。中医之长处，诊治之外，尤在方药。而《伤寒论》之证治规律，不特可为吾人楷模，其药方组合，更可作临床之标准。从表面观察中，中医之诊断，似不如西法之精细，然而吾人之系统的、圆活的之诊断法，自有其不容否认之真价。吾侪生千载后，读古人书，所藉以明体达用者，将为此知识宝库、学术源泉是赖。至于采用西说，纯粹为研究学理，阐发古义而设。生乎今之世，对于现成之实用科学文明，不能加以利用，不知所以驱策，未免落后之讥。不进则退，古有明训，落后奚可也？夫采用西说，以表彰吾固有之学术，增进新时代之医药知识，以视抱残守缺，固步自封者，其进退得失，必有知之者。至于兴废继绝，发扬光大，愿与诸同学勉之。

（原载《新中医》1946年第1期第4-5期）

中国医学分科名词考证

七月十九日下午二时四十五分，香港巡理府第三堂首次公开庭审中医界多人，主控为香港政府医务总监，受审者为黄月娴等，计发出传票三十余张，其中一人而犯数案者有之。罪名归纳为：一、刊登告白文字，有淫亵之嫌；二、冒认医生。审讯结果：黄某济、周斗光、吴志宏、谢某生、郑济生、迟鹤年、梁益寿、黎健公、沈某生，各罚款港币一百元；冯百昌，罚款港币二百元，伸大洋十万余元矣。尤以黄月娴之告白，有"妇科"二字，罪名最重。该主控医官提出之理由，谓"妇科"二字，为英文，含有专门学术之意义，应包括有高深手术之技能，故凡为妇科医者，例须资格证明，及领有卫生局开业证书，方得行医，黄氏并非注册之人，擅以妇科号召，显系冒医欺人，故犯《医药则例》云云。辩护律师关祖尧起立辩护，与主控医官，辩论甚人，卒判押后八月六日再审。事后，黄月娴、黎健公、梁益寿、龙大济、陈济民诸君，联请香港中华国医学会主席、广东省中医师公会联合会驻香港联络专员卢觉非，发起召集全港中医团体，集议筹商对策。金谓"妇科"二字，为中医原有之术语名词，西医取此以讲英文，今我不控彼为剽窃中医名词，而竟然反主为客，宁有此理？假使罪名成立，则凡西医学科包括之名词，如"内外科""眼科""儿科"等，中医皆不得自由采用，其打击于我中医界者为何如耶？因其议考证古书，撰述专文，作有力之反证，并持以联谒医务总监，解释比较中西异同，庶不致张冠李戴、指鹿为马云云。惟一时苦无可执笔之人，家兄觉非，特用学会主席名义致卢觉愚，嘱速即草撰专文付港，以应急需，并谓事情关全体中医福利，义不容辞。诚哉，彼此既属同业，责无旁贷，惜手上并无详细之参考书籍。凡作考据文字，如无参考书籍，实难着手。姑就记忆所及，与翻阅他种书册，完成此文，先行付港。并将原稿寄交梁乃涛兄，发刊于此，深望中医同志，怀唇亡齿寒之义，相与兴起，作有力之声援，幸甚。觉愚附识。三五，七，二四。

我国医学，发明最早，据史册记载，由公元前二八三八年至二六九八年，为草创时期。其时民间已渐认识疾病之种类，与各种有效植药物，如用催吐植物治心窝苦闷之疾，用促泻草木以治腹胀便闭之疾。《史记》《纲鉴》曰："神农尝百草，始有医药。"《淮南子·修务训》曰："神农乃始教民尝百草之味，当时一日而遇七十毒，由此医方兴焉。"是为中国医药之滥觞。次至黄帝、岐伯君臣问难而著《素问》《灵枢》，是为中国医学进化之始。考黄帝时，为公元前二六九八年至二五九八年。《素问》之名，始于汉晋，《隋书·经籍志》，始先著录，然其书流传最古，虽非真出岐黄，亦与《神农本草经》，为中国医药书籍之古典。至于医事制度，周代以前，无可稽考，周朝由公元前一一二一年至二四九年间，始渐臻完善。医政处，有医师上士二人，下士一人，记录二人，书记二人，徒十二人，以掌医之政令，并设立饮食部、内科部、外科部、兽医部等。计饮食部，医师中士二人；内科部，医师中士八人；外科部，医师中士八人；兽医部，医师中士四人。卿大夫之病，由医师诊治；平民之病，由下级医师诊治。食医部，专负责调和王室之饮食。疡医（即外科），专治肿疡创伤，是内科学科之名，在公元以前，已见于中国史籍。又由公元前二〇六年至公元后二六四年，为汉朝至三国时代，又由晋朝至五代时，至公元九六〇年止，前后相距一千一百六十年间，为中国医药隆盛时代。期间如张仲景之《伤寒论》《金匮要略》、王叔和之《脉经》、皇甫谧之《甲乙经》、葛稚川《肘后备急方》、巢元方之《诸病源候论》、孙思邈之《千金方》、王焘之《外台秘要》，皆为当时名著。其中如妇科、儿科、内科、外科、眼科、伤科等，均著录焉。至于专门之学，至宋代而分科益细，如唐慎微之《经史证类备用本草》，为药物学之名著；陈言之《三因极一病证方》，分疾病为内因、外因、不内外因三种，为病理学之全书；程云来删定之《圣济总录纂要》，为治疗学之要著；董汲著《脚气治法总要》，为论脚病之先河；李迅撰《集验背疽方》，为疡医外科之文献；陈自明《妇人大全方》，为妇科之善本；钱仲阳之《小儿药证直诀》，为儿科之权舆：此皆当时专门之名著也。且医学分科，汉朝时已有博士之号，唐朝已备考试之制，至宋朝而益趋完善。考之《宋史》，医得初隶太常寺，设立三科以教之，曰方脉科、曰针科、曰疡科。元朝危亦林著《世医得效方》，分大方脉科、小方脉科、产科兼妇人杂病科、眼科、口齿咽喉科、正骨金镞科、疮肿科。明朝薛立斋医案七十八卷，其十六种，其自著者，曰《外科枢要》、曰《内科摘要》、曰《女科撮要》、曰《疠疡机要》。王肯堂著《证治准绳》，内分伤寒、疡医、儿科、妇科，各分门类，列为专编。由此观之，内科、外医、妇科、儿科、眼科、口齿咽喉科、伤科等名称，不特为中国固有之术语名词，且亦沿用已久。且中国医药教育，起源于北魏时太医署教丞设立，其时间正在公元五六百年间，而西洋医学教育，至十世纪时始有设立。一八〇五年（前清嘉庆十年），英国东印度公司皮尔逊医生有广州始传种痘法于邱浩川；（宋真宗时，峨眉山医人，为丞相王旦之子种痘而愈，遂传于世，可见宋代已发明种痘之法。）一八二〇年，李荣士顿医生及莫理逊医生在澳门设立一口体而口之医院；一八二八年，哥立芝医生在广州设立眼科医院，是为外人在我国内最早设立医院；和一八四三年洛克医生在上海创立山东路医院；一八六一年，北平协和医院、广州西医院，先后成立。查当嘉庆十年，至现时止，相隔不过一百四十年间事耳，而我国人往国外习医者以广东中山县黄宽为首，在美国留学三年，就读英国爱丁堡大学历时七载，以第三名卒业，至一八五七年，始返广州执业。至西医学术传入我国，始于教医会之译述，东洋医学传入我国，盛于医学书局之译著，计其时不过最近数十年间之事，与我国固有学术之源远流长，固不可同语。由此可知中医所采用之名词，为内科、外科、妇科、儿科等，皆为我国所自有，其流传已历数千年，并非窃取冒用东西洋医学文化而来。在中国人采用本国文字，及历来流传之术语，为我国人绝对之自由。观于上述，可谓信而有征矣。

（原载《新中医》1946年第2-3期）

专著一

觉庐医案新解

序

　　余与五弟觉愚，自幼同志于医，而所成就，则逊弟远甚。盖弟专诣精勤，纵览上下数千年，中庸一贯，旁参西典，得其融会，穷生理之机变，抉方术之精微，按其形质，究其气化，运会玄通，寻求真理，采长截短，舍拾从心。用能驾驭科学，贯通经术，出而治人，洞见症结，临床视疾，目无全牛，着手生春，神乎其技。是则彰彰在人，几于有口皆碑，殊非余故为亲亲作阿私语也。弟临证二十余年，积存治案，汇成巨帙，未尝示人，惟饫我先睹。曾数为展读，其每案之首，病者姓名之外，必详其寓址职业，或连带关系，可查可问，以作征信。继则以次胪列所苦，主因诱因，主证副证，俾明终始，知所轻重。复根据古人经验学说，按其病情，阐其病理，论必中的，言皆有物，推验于生理解剖之所以然，为明确之诊断，而后遵先圣经方、古人大法，施其良治焉。尤难能可贵、态度忠实者，则预后一项，细述病史及其治疗经过，借观后果，以为病情学理，诊断方药，标准考成。不炫其长，不护所短，据实直书，庶病者愈不愈之原委，得以科学方式之研究。了然大白，昭示来兹，不啻黑海明灯、临证南针也。岂仅如西书徒作预言式的想象语，曰预后佳良，曰预后不良而已哉？似此体制独创，前无古人，尤为倡导科学、整理国医先声，更足使从事沟通中西学理者，益坚必告厥成之愿望。其非徒托空想，于斯又获一有力之证明。抑吾尝慨乎二十世纪以还，交通日展，五洲比邻，各大民族，日益接近。则其文化学术之交流、发生关系者，虽事理所使然，亦时代之趋势。证诸往史，不乏先例。矧医事方技，关系人生，丁兹潮流，有不影响而生变化者耶？以故年来一般折衷中西医学之新书，上而《灵》《素》《内》《难》，下而时方杂病，重新演释，蝉联寿世，有由焉矣。然而新籍虽多，内外方书，亦既灿然具备，独于实验医案，尚觉仍欠充实，或竟阙如，几令学者怀疑学术沟通之理想，或有未能圆满见诸事实者。若获读此书，吾知其在信仰上、精神上，对于国医复兴前途，快慰欣愉，必有与吾莫大同情者矣。因劝其刊行于世，以示楷模，并本贤贤不避之义，为志经过如上，聊作先容。至于见仁见智，唯在知音耳，序云乎哉！

广东国医分馆名誉董事、侨港国医联合会副主席卢觉非识

自 序

　　我国医学，发明最早，榛莽之世，民间已知用草木疗病。时代演进，民智日开，经验学识，积日俱富。圣哲代作，著述日繁，遂蔚为专门。其赞翊世运，保障人群，载诸史乘，验之行事，亦既深切著明矣。自西学东渐，炫新标异，世人震于科学之名，奉西学为万能，目国术为陈腐。一般裨贩新知、奴视国粹辈，更叫嚣突骤，以事排击，主奴之见，不可向迩。然此特浅识所为，于学术进退无与也。夫医无论中西，同以利济愈病为事，虽门径派别，循习不同，而精粗得失，固有足论。彼泰西医学，本科学实验之方法、客观唯物之现象，修习研究，有一定门径。复有声光电化等专门，供其运使，分科细，辨晰精，体用兼赅，论证翔实。习之者又都具中人资质，六年课程，一年讲授理化，二年注重解剖，三年注重实习，期满试之，不及格者，仍须留级，故百人习之而卒业焉，千人习之亦卒业焉。其治病也，循规蹈矩，守经执法，无显相违戾者。然其范围乎科学唯物之观，可以见理之真，不能得致用之妙，临床之际，不免时露捉襟见肘，跋前踬后之窘态。夫人体中种种生活作用，原至微妙、不可思议，乃欲以显微镜下、试验管中之现象，比拟齐观，其违离事实，原无足怪。至于中医，则门分派别，殊鲜会归，斗火冰盆，莫衷一是。人奉其师，家异其法，故个人造诣，有甚相悬绝者。其上焉者，如扁鹊之见垣一方，洞见症结；医缓知膏肓之疾；仲景识仲宣眉落：此皆望而知之，神明于规矩准绳之外，可以意会，不可以言传。我国文化学艺之最高峰，往往臻此境界。《易·系辞》曰"神而明之，存乎其人"，武穆以"运用之妙，在乎一心"，此古之所谓"神医"，非尽人可几也。次焉者，学宗《灵》《素》，师法仲景，上绍汉唐，下逮宋元，发诸家之蕴，集众善之长，钻研探索，沉潜玩味，以厚培其基。更临床体验，多所阅历，以致其用。故能见病知源，计时取效，成绩时驾西医而上之。若是者，不失中上之材，可胜司命之责，所谓"良医"也。下焉者，既乏师承，又鲜实学，只择《汤头歌诀》《本草备要》《医学心悟》《笔花医镜》等，涉猎一二，便自诩国手。夫泰山拳石，江海勺水，积其渺小，乃成巨观。国医学自先民所创获，后人所集验，录之书册，传之后世，伊古以来，载籍浩如烟海，即闭户攻读，十年难尽。况天道好生，人命至重，顾乃浅尝轻率若是！尝见市医授徒，榜号于人，六月卒业，荒谬无识，一般可慨，此《内经》所谓"粗工"，仲景所谓"管窥"，今之所谓"时医"也。更有狡黠者，凭敏慧之机智，圆滑之手腕，周旋搢绅，结纳豪贵，以增益声价，操纵权术，揣摩心理，以迎合病家。肆江湖之滑调，用平淡之药方，病者信之服之，无咎无虞，旅进旅退，一诊再诊，以至十诊百诊，病愈归功于医，不治诿诸天命。一人然，众人然，而医之囊橐丰盈，名利俱收矣。此当称之曰"名医"，谓其工于猎名，非其学之高明也。是故中医流品杂遝如此，非加整理，将何以图存？优胜劣败，为天演公例，吾侪遭逢斯世，远挹欧美之文明，近应潮流之趋向，事穷则变，时与维新。苟能将中西医学融会而贯通之，不特整理可期，而利济人群，保障民命，必更有进焉者已。然此惟中医能吸收西医所长，西医不能吸收中医所长，彼于中医，久已轻藐鄙视，以为不足齿数，安肯虚心研习？即稍涉藩篱，略窥涯涘，宫墙外望，不见宗庙之美、百官之富，犹未学耳。曩若法国驻华领事苏列摩朗，以《黄帝内经》《明堂针灸图》，译为法文；德国医科大学，增设中医讲座，又迻译《本草纲目》；美国崇信中医药；东瀛盛行汉医派：此特少数有识者所为，未能普及，且一鳞半爪，亦未窥全体大用也。今全国国医学校，皆添授西学，解剖、生理、病理、组织、细菌、医学诊断、药物学，及各专门学科，择其精要，分别编入必修之课程。以其固有之特长，补充新学识，人才鼎盛，自必后来居上。如此者，可名曰"新中医"。循此而往，近则三年五年，远则十年二十年，一般时医、名医，浪沙淘尽，新中医必取而代之，庶几有中兴之一日乎？夫学术为天下公器，吾取之以彰吾固有之学理，或启浚新知，阐发古义，采长补短，以更求进益，为学者所应尔。且所谓新中医，必以国学为经，西学为纬，择善而从，权操自我，非如陈良之徒，见许行而尽弃所学也。不佞久蓄此志，二十年来，鹄此而趋，虽学之未精，而持之益力。故录存各案，选方辨证，悉遵古法，而证以西说，论病释理，多采西学而参以经验，就客观之事实，作忠实之纪录。一得之愚，固欲就正于当世贤哲，惟体裁别创，风格独标，在国医出版界中，似未之前见，得毋贻讥大雅乎？至创始之艰，世有同慨，后有作者，或有感于斯言。

中华民国二十七年岁次戊寅季夏吉旦，东官

卢觉愚书于香港东华院医师楼

凡 例

此书共四十案，为历年积存医案中之一部分，择普通常见之病，可供研究探讨者刊之。其中有愈有不愈，皆据实直书。从来医案，或附会，或窜易，难得真实，论者憾之。本书自信无此弊，可不怍于人也。

书中议论及释名，多采西说，非敢立异，以其病理定名，皆较严密核实故也。如《内经》云"热病者，皆伤寒之类"，实包括多数急性传染病而言；《难经》"伤寒有五"，名义界说，亦甚笼统。又如脚气，为末梢神经炎性病变；破伤风，为菌毒作祟：事实真确，为中说所不逮。此书目的，但求明学理，别是非，则取诸人以为善，亦学者所当有事也。惟西说中不能确指为何病者，则仍沿用旧说。

诸案叙论，不厌其详，往往寻常微小之证状，亦详细记述，盖诊断疑似间，丝毫不能忽略也。且所记者，悉经当日录案，故皆翔实足据。

诸案为历年旧稿，阐释间有重复，概为删削，以故详略互见。其同病异治者，略列数案，以见一斑，读者当汇而观之。

各案随证纪录，原以自备省览，初非有意刊印行世，故解说详于脉证，而略于方药。即用方亦只列方名，不标药味。然因方识药，在同道中人，一望即知，不必再为列举。惟用药轻重，为一至饶趣味问题，大抵医家药量，各依习惯，难以划一，案末附《戴阳治法与药量问题》一文，颇足供参考。至案中间有标明药量者，则皆当时纪录所存，今一仍其旧。诸案说理，皆有根据，间以经验阐释，亦审慎出之。附刊旧时论文，俾便参证，间有不标出处，非敢掠美，盖以便利行文而已，识者谅之。

案中备列姓名、住址、职业、年月，虽似琐屑，无关治要，然诸案中，尽多友好，世情友谊，可资纪念，故书之以存其真，并以志当日医药因缘耳。惟同道治疗无效之案，名字皆临时删去，以免误会。

此书付印，筹备容有未周，且学问无穷，所知有限，错误之处，当所不免，博雅宏达，进而教之，实所拜嘉。

此书由家兄觉非订阅，舅父梁鉴尧缮写，复蒙谢家宝、区建公、宋百龄、何颖量、苏子、叶玉麟、黄宗可诸君题字署耑，黄述明、胡谦若二君协助进行，关泽民君专司付印事宜，厚谊隆情，弥深感谢！至于校对文字，则命小儿启汉、启钊、启燊分别负责，例得附书。

风　病 一

古风病为今何种病

在新病理观察下之风病真相

风病与血药

西营盆朝光街二号新泰栈沙藤行，东主杜泰，年七十矣，生平无疾苦，老而弥健，殆得天独厚者也。性嗜茶，日必两次品茗于茶楼，数十年如一日。丙子冬，偶于早膳后，陡觉下肢痿软，蹶焉。家人扶起，觉晕眩甚剧，静坐良久始已。生平不服药，亦不以为意。然嗣后每于午夜梦回，及久坐欲起时，必感晕眩。家人环请勿轻外出，杜从之，长日静处而已。久之，病仍不解，群劝服药，杜亦意动。其次公子应煊，以儿科医著名，悬壶皇后道西三百四十号怡和祥酒庄，以至亲多忌讳，不敢轻予药，乃虚怀延愚往诊。病者体颇健硕，容色、饮食、二便均如常，亦无他症，脉弦大而缓，略带鞭。就脉证推勘，当从虚治。脉法：脉大为劳，又弦大者，中气虚。弦大而缓，晕眩痿弱，真象露矣。脉鞭为脉管壁硬化，石灰质沉着，此属高年常态，不足虑。考中风（卒中——脑血管破裂）多卒然而起，倒仆昏睡，颜面充血潮红，呼吸迟徐而带鼾声，张口流涎。其昏睡之甚者，二便往往失禁，脉搏迟而充实（间有颜面苍白而脉细小者，若兼高热，病必不良）。其经过中，有昏睡而竟死者，有数小时或数日而醒者。既醒，则现一侧或对侧，上肢下肢，颜面诸肌，及神识、言语、动作种种障碍，则因病灶所在而异也。此案虽非卒中，然晕眩仆地，下肢软痹，亦属脑神经病，病灶当在脑髓皮质之前后正中回转及其附近，盖该处为下肢神经中枢所在也。若晕眩，当属耳内半规管失其平衡，或脑循环障碍，内压增加所致。患脊髓病者，下肢虽亦痿弱麻痹，然必不兼晕眩；既软痹而复晕眩，病灶必在脑髓。古人于此种种，概谓为"风病""肝病"。所谓风，当指神经机能之变态；所谓肝，亦兼指神经系统，非专指实质之肝藏也。人体血液运行，浸润全体组织之机能，谓之循环。血之循环，因心脏张缩，及脉管压力之差而起。大动脉压力最高，毛细管次之，静脉为最低。血依水力学原理，从高压之处而注于低压之处，故能循环不息；而各部压力之能互相适应，维持其一定量者，则神经之作用也。惟血为营养体组织之重要物质，人体内所需要之养料，均取给于血；新陈代谢所生之废物质，亦赖血之输送而排泄于外。故神经系亦赖血之营养，始能维持其种种生活机能。由是言之，血赖神经为之调节，神经赖血为之营养，关系至密切。《内经》谓"目受血而能视，足受血而能步，掌受血而能握，指受血而能摄"，目视、足步、掌握、指摄，皆神经之随意动作，神经得血则健全，失血则拘急或萎缩；健全则运用如意，拘急萎缩则麻痹痿软。凡脉管所至之处，即神经所至之处，血在脉管中行，神经亦附丽于脉管壁中。血与神经，影响至捷。知此，则古人所谓"血以载气，气以运血"及"治风先治血，血行风自灭"之义，可不烦言而解。此案之当从温补，亦可知也。订八珍汤，加黄芪、桑寄生、天麻、狗脊、鹿角霜、肉苁蓉、杜仲、菟丝子等，一剂晕减，三剂晕平。改授吴鞠通温补奇经方，大剂与之，五服后，振步有力，不须扶掖矣。更令每日饮当归生姜羊肉汤，旬日康复。此病本不奇，治法亦平平，纪之以见风病之真相耳。

风 病 二

脑虚晕眩，愈补愈剧，非不当补，补之不当耳

油麻地志和街七号三楼梁积臣，主任大华影戏院广告部，其夫人为新世界影戏院总理陈宗桐之四令妹。患晕眩，初延林某某诊，识为虚，投十全补汤一剂，晕稍可，惟更增巅顶疼重。再延诊二次，仍前方加附子、干姜、防风等，遂至昏厥，半小时始苏。自此头旋目转，仰卧不敢稍动，病已五日矣。愚于九月十四日往诊，见其皮色萎黄不泽，唇干，微渴，舌略红，无苔，前顶骨微觉灼热而疼重，耳鸣，多日不大便，饮食少进，脉弦细虚数，体倦肌消，然瞳神不衰，声音清朗。此脑虚晕眩，古人所谓"风病"。《内经》云"诸风掉眩，皆属于肝"，又曰"肝藏血"。所谓"肝"，当指脑脊神经；所谓"血虚风动"，当是脑虚晕眩。顾此案虽属脑血，但非脑贫血。盖脑贫血者，卒然晕眩，面青唇白，肢冷汗出，甚则呕吐失禁，脉搏微弱，状虽骇人，但多片时即能自复，盖因脑部一时血流供给不足使然，苟非有他种原因，例不致命。此案虽亦晕眩，然症状固不类也。与脑贫血相反者，为脑充血，但以原因有异，大别之为实性充血、虚性充血二种。实性者，面红灼热，头晕目眩，耳鸣，结膜充血，颈动脉、颞颥动脉特别搏动，脉数而实，间作谵语、抽搐，甚或兼见卒中症状。虚性者，头痛晕眩，耳鸣，肢冷，面不红，结膜不充血。故此案当为虚性脑充血，原因在脑神经因衰弱而奋兴，以致一时性的充血也。病固当补。惟脉证如此，不独辛燥之姜附不能用，即参芪亦在禁例。所以昏厥，即因误药；苟非误药，当不昏厥。林虽识其病，而用药则可商也。为处四物汤，去川芎，加桑寄生、牡蛎、天麻、菊花、杞子、黑豆、红枣等，嘱服两剂。隔日再诊，已能起坐扶掖出房矣。照原方加减，再二剂。十九日，竟能渡海来诊。视之，诸症俱退，惟唇干、脉

数未已。拟六味地黄汤，去丹泽，加当归、白芍、杞子、桑椹、柏子仁、女贞、龟板，数剂痊愈。

阳明腑实

阳明腑实为大肠热病之一分野

承气汤愈危重之大肠热

陈借，十五岁，潮州人，寓西环吉直街五十九号二楼。丁丑元月十四日，病热，屡医不愈。三十日晚来院留医。其症肌消，面赤，壮热，齿垢，唇焦，神识昏迷，舌绛，遍起蕾刺，俨如荔枝壳，四肢振掉。据其母述，连日谵语不休，夜间更甚，扬手掷足，循衣摸床，无片刻之安。脉搏中取模糊，浑浑不清，举指无有，沉按亦绝。小便短赤，大便多日不通。据证属阳明腑实，依法当攻。惟脉象如此，能否任药，尚成问题。且温热家以谵妄神昏为心包病，药宜紫雪、至宝之类，与伤寒治法，相去天壤。今病势已臻峰极，苟非洞澈病源，投药稍差，死生反掌矣。考《内经》云："今夫热病者，皆伤寒之类也。人之伤于寒也，则为病热。"《难经》曰："伤寒有五，有中风，有伤寒，有湿温，有热病，有温病，其所苦各不同。"《伤寒论》曰："太阳病，发热而渴，不恶寒者，为温病。"观此，则温热病原在伤寒范围之内。伤寒必先于太阳，太阳必先恶寒发热。西说之急性传染病，除急性粟粒结核及霍乱之外，初时未有不恶寒发热者。是故太阳病之恶寒发热，为诸般急性传染病之前驱症；而阳明病，则太阳病之化燥而易其病型者也。考之西说，自十九世纪末叶发现伤寒杆菌后，屡经培养、染色、摄影（化学家所称之石碳酸之加布力克酸，由煤油中提炼而出。此酸和以硝酸，则成毕克立酸。加以氧气还原，则成安尼林。多种颜料，即由此制成。一八八零年，西医利用此颜料染着细菌而摄其影于片上。一八八二年，发现肺结核之杆状菌。翌年，又发现亚洲霍乱病之曲状菌。一八九六年，遂发明血清注射之法，预防伤寒病。今则各种病菌，皆可用此种颜料染色而摄其影，于医界上，诚可谓辟一新纪元。今日细菌学得以自成一科，显微镜之外，多藉此微菌染色法，以供其研究也）、试验，已公认为伤寒之病原菌。此菌常由口腔入消化器，寄生回肠末端之黏膜中。病菌既栖息肠中，故肠之变化为本病所特有，其病机与病型，有互相密切之关系。病之初期，肠黏膜先行充血，继则回肠、空肠、大肠之一部或多部，以次充血、肿胀、发炎、渗润、坏死、剥离，终则成为溃疡。同时病菌由肠内淋巴管吸收，以其媒介，而达于肠间膜、肝、脾、骨髓、血液中，以特具之化学性质，引起人体之中毒症状。毒既入血，即泛发全身证候，如恶寒发热，头项强痛，骨节疼痛等，为太阳病。继则淋巴细胞与淋巴管，结集无量数之病菌，于是淋巴细胞肥大，淋巴管肿胀，淋巴液循环障碍，而见胸胁苦满、寒热往来者，为少阳病。或病菌增殖，酸化机能亢进，除肠胃症状外，因高热之熏灼，毒素之激刺，引起种种神经症状者，为阳明病（若体虚，抵抗力不足，机能低减，心脏衰弱，则为阴病。热虽高而脉细数或虚数，甚则每分钟脉搏达一百三十至以上者危。其并发肠出血、穿孔性腹膜炎者，多死）。太阳以解肌发汗，少阳以和解，阳明以清下，皆所以排除病毒者也。故阳明证之神昏谵语，不过脑神经之官能变化，病灶实在阳中。肠为病本，脑特间接受其影响者耳，故治法不治脑而治肠。惟须审其虚（指无燥矢言）实，而施方法，此白虎、承气所由分也。推而广之，神昏谵妄为脑病，循衣摸床，撮空理线，四肢振掉，亦为脑病。神昏谵妄，为知觉神经之兴奋；循衣摸床，撮空理线，为运动神经不随意之动作；四肢振掉，为末梢神经之痉挛。病变虽属神经，而病源则因肠胃而起之自家中毒。此病舌起芒刺，腹坚，便结，皆肠胃热实之候，《伤寒论》所谓"胃家实"者也。知乎此，则病之当从阳明而治，确然无可疑矣。至于阳证阳脉，人所共识，惟此案之脉，模糊不清，最易误认。其实脉沉而迟，或沉而弦软，甚而涩滞模糊，更甚则隐匿不见，为阳明病所常有，亦为临床习见之事。所以然之故，殆因病菌毒素作用，致自家中毒，心肌营养障碍，心筋变性；或因肠胃反射作用，脑内压增加，迷走神经中枢奋兴，抑制心脏机能，血量不能如常输致于桡骨动脉故尔。若果属虚证，脉道无所壅遏，必呈显于指下，而濡弱微细。纵使心脏因代偿兴奋，机能亢进，应指洪大，亦必按之虚豁，或鞭而无神。富经验者，当能辨之。故此案若以为阳证阴脉，用温补固死，疏散发汗亦死，即用犀、羚、麦冬、地黄滋液熄风者，亦必延迁而死。惟承气一法，真火坑中之杨枝甘露也。今证虽恶，幸未至直视喘满，或下利而厥，是死候未形。脉象模糊，乃闭塞遏伏之象，正当乘时下之。但得下后脉渐应指，证随转机者，尚可生也。二月一日，投小承气汤，傍晚七时，得大便一次。二日，脉略应指，再服原方，下午复得大便一次，夜间谵语减，人略安静。三日，两脉皆应，舌略润，齿垢渐净，神识稍清，口渴甚，改用生脉散，齿垢转厚，余热复炽，仍用小承气汤。五日，凉膈散。六日，连得大便，余热未清，凉膈散去硝、黄、蜂蜜，舌苔转黑，舌质红润，脉弦软，约六至，神清能静卧，诸症渐退。八、九两日，凉膈散去硝、黄。十日，诸症俱退，苔化而质绛，口渴脉数，竹叶石膏汤。十一、十二、十三日，竹叶石膏汤。十四日，热象尽退，能进饮食，改用生脉散。十八日，痊愈出院。

阳明经病 一

伤寒脉搏较热度比例为小

温病主方解

白虎汤之石膏用量

丙寅夏，天旱酷热，人多疾病。六月二十日，永安街振昌匹头店司事何炎祖，四十二岁，患热病来院。据述病起半月以前，初延西医某某，继入铜锣湾某某医院，其后返家，另延西医某某、某某，皆无效，病势加重。亲友劝易中医，乃来求治。其证壮热汗出，恶寒，头痛甚剧，口苦而渴，面垢，齿干，舌甚红，苔黄厚，夜间热剧，天明稍退。合目则谵语，脉洪滑，卧床不能起，大便旬日未解，小便清长。此为阳明经病，恶寒未罢，犹带表证。仲景以头痛有热小便清为表证，然阳明实热，亦间有小便清长者。盖肾脏血压高，机能亢盛，利尿增加，尿中杂质，得充分溶解故也。至苔黄厚而大便不通，似为腑病，然腹不痛，脉不沉实，非可下之证。此案壮热，体温甚高，在例应见数脉，盖寻常体温升高一度，脉搏约增八至，脉搏与热度，常依比例为增减。然亦有例外，如肺炎脉搏常多于体温，伤寒（Typhoid-fever）则脉搏常少于体温。在伤寒病，热达一百零二度以上，脉搏常不逾百至。故仲景于白虎证，只言脉洪大；于承气证，言脉弦滑迟实。盖因病菌毒素作用于心筋，及心脏中来自迷走神经之制止神经，非常兴奋故也。此案脉与证相应，阳证阳脉，治苟得法，虽危可愈。陆九芝以温病属阳明，而以葛根黄芩黄连汤为温病主方，抉尽温病家缭绕之弊，所著《世补斋医书》，鞭辟入里，与并剪哀梨，同其爽快。其曰："温热之与伤寒所异者，伤寒恶寒，温热不恶寒耳。恶寒为太阳主症，不恶寒为阳明主症，仲景于此分之最严。恶寒而无汗用麻黄，恶寒而有汗用桂枝，不恶寒而有汗且恶热用葛根。阳明之葛根即太阳之桂枝也，所以达表也。葛根汤中之芩连即桂枝汤中之芍药也，所以安里也。桂枝协麻黄，治恶寒之伤寒。葛根协芩、连，治不恶寒之温热，尤重在芩、连之苦，不独可降可泄，且合苦以坚之之义。坚毛窍可以止汗，坚肠胃可以止利，所以葛根汤又有下利不止之治，一方而表里兼清，此则药借病用，本不专为下利设也。"又言："葛根芩连汤为阳明主方，所用者宏，所包者广。方中芩、连二物，非独仲景黄芩汤、黄连汤，诸泻心汤皆本于此。即后世升麻葛根汤、柴葛解肌汤之类，虽似变局，亦皆不外此方之成法。凡由太少阳陷入阳明，为阳邪成实之证，不论有下利、无下利，皆以此方为去实之用。以轻去实，病即化大为小，且不定需乎白虎承气。而阳邪不实，阴何由伤？病必去矣。"言至透辟，本以治病，屡著成效。此案壮热恶寒，为阳明已见、太阳未罢之候，则葛根芩连汤乃为正治。拟方葛根八钱、黄芩三钱、黄连三钱、甘草三钱，一剂，恶寒解，而热壮汗多烦渴未已。易方人参白虎汤，生石膏用八两，早晚各服一剂，如此两日，热汗俱减，诸症渐退。依方每日服一剂，石膏用四两，连得大便，热大退，惟小溲反短赤，溺时茎中灼热。两日后，石膏又减至二两，更数剂，热解病退。改用竹叶石膏汤，又二剂，病愈出院。事后何君奇石说愚曰："此病得愈，自属难能。惟药量太重，易招疑忌，病愈自佳，设有不讳，恐或怨谤丛至，枝节横生矣。医虽以救人为务，而环境迫人，有时亦当知权变，此后药量，似宜斟酌。"愚肃然受教。然当时以病势危重，职责所在，故歇心殚智以治，绝无丝毫取巧规避之意也。何君精治伤寒，曾见其以乌梅丸加减作煎方，愈一濒死之厥阴证，具见卓识。其为人诚笃敦朴，深于世故，与愚共事，有忘年之雅，此番关注，自可感也。

阳明经病 二

西医诊为白喉而症状为阳明经病，白喉血清无效，一斤鲜芦根奏绩

　　皇后道中娱乐行东亚药房司库杨威。丁丑五月，患热病喉痛。初延西医某某，检验之下，断为白喉，法定传染病也。杨任职药房久，备闻白喉之害，因惴惴不安，即使家人召十字车载送铜锣湾某某医院。历时三日，注射白喉血清三次，而热不退。药房东主黄庆广，宅心慈善，对于属员，亲同家人。以杨病无起色，傍晚，命车俱愚往视。病者仰卧在床，壮热，大汗，大渴，唇红，面垢，脉甚洪滑。令张其口，秽气喷人，不可向迩。舌苔黄白厚腻，喉际红肿，惟并无义膜白腐。黄询是否白喉，愚曰："照脉证言，实为阳明经热病，似非白喉。第经西医检验诊断，已成铁案，无可推翻，然亦不必推翻。君求其愈，吾能愈之，斯亦足矣"杨谓今晨大便未通，医刚投以黑色泻水（Mist.Senna Co.）一杯服之。黄私以语愚，曰："黑泻水中有肉桂，施于热病，岂非矛盾？"愚曰："西医用药，根据化学试验而来，于药之成分性质效用，知之特详。惜其偏重药之个性，而忽略药之通性，及药与药间，因组合而起之种种自然特性。又因其研究之方法、试验之对象，根本与中医不同，故绝不言药性之寒热燥湿，亦犹其论病，根本不辨表里虚实。以是临床治病，除所谓特效药，如白喉血清、破伤风血清、疟疾之规那皮、梅毒之洒尔佛散外，不过对症疗法，高热则罨以冰囊，肠结则投以泻剂，所谓求达目的不择手段也。夫病热用热，中医固不乏其例，然必不在阳明实病，热邪炽盛之时。今病热实而服含有肉桂成分之泻水，在中医治例，自属误药，在西医成法，视为当然，存而不论可也。黄请书方，因先使购鲜芦根一斤，煎水两磅，入暖壶中，尽今夜饮之；另书白虎汤，重用生石膏至四两；又书银翘散，去荆芥、薄荷、豆豉，加川贝、花粉、黄芩，用鲜芦根八两，煮水煎药。书毕，为之释曰："此病照脉证言，当服石膏一方，惟银翘散则较平易近人，但奏效略缓耳。"黄持与杨商，决服次方。既，复驾车送愚归，且曰："石膏性大寒，君用量又重。殊骇人。"愚曰："此所以另备第二方也。"曰："君知吾必不取石膏乎？"曰："固然！若不忆患砂淋时耶？"相与轩渠不已。盖黄五年前，患淋，西医无效，愚为愈之。黄为人慎重，服药特奇，每方只择一二药，煎水一碗，每小时饮一汤匙，饮后频自按脉，揽镜视舌色，又令家人轮值守护，无间昼夜，察无变动，始饮第二次药。当时颇为所困，苦思之下，乃得鲜金钱草一药愈之。事后尝以此调之，今复云然，宜其笑也。杨病只诊一次，后不复闻问。半月后，有人送来鸡蛋百枚、鲜果两筐，视其名刺，则杨威也。亟致电话询之，则云饮芦根水，服银翘散，当晚病已半愈，翌日照方服一剂，休息数日，痊愈出院，现已如常工作云。

温湿论理（附觉非越南医案一则）

广联安酒厂少东梁球兄，精法文、越语。去年夏初，偶觉不适，自煎午时茶服之，遂发寒热。延惯诊伊家之甲医，断云风病，与疏风散热之药，而热更壮，下之，即变潮热，谵语狂言。易乙老医，调理匝月不效。改延丙老医，屡与大黄、郁李峻下之，证遂转剧。方拟旋乡待日，或荐余医。脉之洪大，舌滑口渴，疲不欲起，胸闷喘逆，午后渐热，夜不能寐，目阖即狂言。余曰："此湿温之为患也。夫伤寒与痉湿暍相滥，其证自古不易判别；湿温为病，时世移转，病名诡异，识别尤难。不知时人所谓湿温，即仲景之湿病。普通治以清湿散热诸法，不惟无效，而且害人。王士雄、吴鞠通辈，聚讼数百年而弄不清楚者，亦混春温于湿温一门耳。原来湿喜化燥，化燥之后，方可清之。否则愈清愈湿，徒壅其热而留其邪，日久煎烁真阴，转成痨瘵，甚至不起。是则湿温一病，仲景迄今，已为难题，毋怪甲乙丙医皆束手矣！治之之法，当于《伤寒论》求之，自有良方，用之不匮。奈何世人惑于宋元谬说'伤寒方不可以治温病'，而以叶天士为不二法门，斯世之所以独多夭札欤？夫江南风俗，土薄气轻，天士轻扬凉解，原用得着；若五岭以南，水土润湿，况当长夏，湿气用事之际，人中其毒，而成湿温，势盛病深，叶派轻骑，用不着矣。欲挽狂澜，惟仲师白虎加桂枝或苍术一方，先行燥化，然后清之耳。"授生石膏两半、知母四钱去毛、生甘草钱半、淮山五钱代粳米、桂枝钱半、苍术二钱，一服之后，是夜安眠，热退。翌早，与白虎汤原方，仍以淮山易粳米，二剂后，改连翘散加大黄及桑菊，数帖而痊。比逾月，肥白胜前，容光焕彩矣。

夷考长夏炎热，蒸发水量逾恒，弥沦六合，天空之氮气增加，而万物斯潮润作湿矣。物理，氮气（Nitrogen）日本译名窒素，以其能窒人息也。溽暑湿盛，正惟氮气多耳。中人为病，未有不感呼吸困难而呈窒息之状态，以此为辨，病湿无遁情，斯证余敢毅然决为湿温，正因患者胸闷窒息而舌滑也。脱非成竹在胸，把握得定，敢于热带之地、炎夏之时，其病复为热证，妄投苍、桂耶？余常痛夫先慈偶病湿温，呻吟两月，当时名医满座，莫展一筹，竟听其辗转呼号，凄然弃养。昊天罔极，至今尤有余哀。愚兄弟痛定思痛，乃投专究温病、伤寒名家丹峰禅师门下，侍读四年，于斯寒、温二证，尝三致意焉。比年以来，历挽沉疴，皆寒、温之大证，地下有知，庶其少慰欤！

阳虚发热

温剂选方之面面观

脉甚细数无根者之于附子

以热治热例证

育才书社英文教员陈君实，寓荷李活道天宝华染房二楼。戊辰春，患发热，晨起即作，午后更甚，入夜始退，必至深夜，乃得入寐，已月余。因难于请假，故仍勉强返社授课，辛劳特甚。初服陈某某药，炮干姜、炙甘草、生甘草各一两五钱，七剂无效。转服区某某药，桂枝龙骨牡蛎汤五剂，亦无效。杂治经旬，依然如故。乃凭友介绍来诊，察其体质清癯，面黄白，唇淡，舌白滑，脉浮而弦细，阳虚证也。甘草干姜汤，原治肺寒，虽后人借治吐血，然以之治此证，殊不合拍；桂枝加龙、蛎，阴药占其半，其力不专。他如苏医之圣愈汤、王医之当归补血汤，亦皆不中的，宜其无效。因订大剂附子理中汤，浓煎冷饮，明日热遂不作。嘱再服一剂，随以黄芪建中汤继之，并着注意卫生，及多食血肉有情之品，以资补养。适值清明例假，返乡省墓，日夕劳顿，疲倦异常。及搭夜船来港之夕，复发壮热，烦躁难耐，口渴不止，比抵埗时，已届子后矣，不及归家，即乘手车诣院，挝门求诊。睹其神气憔悴，切其脉数如梨园之急板鼓，按之无根，持之甚细，为之骇然。询其壮热中，兼凛凛恶寒，急处桂枝人参汤加附子，令即归煎服。翌早九时，陈复诣院，一见即笑曰："昨晚服药后，即酣睡达旦。既醒，诸证悉愈，精神爽朗。与在船中之苦况，真如天壤之别云。"切其脉已和缓，但仍不任按，因坚嘱着意调摄。以理中汤、黄芪建中汤为之善后，遂愈。

阴盛格阳危急证治（附觉非越南医案一则）

释用热药治热证的病理

三水梁常，寓于北居，御车为业。其妻蔡氏，身长清瘦，善怒多劳，每病服凉茶即已，固俗所谓火脏人也。民十六秋九月十九日，突发寒热，进惯服之凉茶不验。廿日，始惧而延医，或与驱风散热之剂，病仍不减，向午吐泻并作，大渴引饮，群医束手，而床金亦尽矣。廿一日傍晚，势更危剧，时虽风雨交作，尤要迎风摇扇，四肢厥冷，烦渴暴注，易箦待时而已。其邻有车衣匠某，耳余名，冒雨求赠一诊。比兼程至，则已陈地上，雏儿稚子，环而举哀矣。排众而前，脉之已绝，惟双目炯炯，尚有神气可治。唇红舌绛，苔白中黄而滑甚，张口索水，既饮又吐，以被覆之，呼热掀去。当即决曰："此阴证也。阳扰于外，阴争于内，真藏暴露，已濒将脱之危矣。诚以阳气愈虚，则假象愈盛。观其迎风摇凉，庸者以为实热，谬曰"热深厥深"，讵知外形假热，真寒已盛于里耶？"乃与附子一两、桂枝三钱、白术三钱、炙草二钱、云苓五钱、干姜三钱、法夏三钱、台党五钱、牡蛎四钱，于是将药浓煎，候冷，分两次服。盖彼浮阳飘荡，势欲离根，猝遇温药，不难急激生变，奚如冷服以从治之？而且呕吐正剧，设为顿服，则药力未行，复又吐出，将何益哉？故分二服，初小试之，以柔济刚，斯乃万全之道也。噫！临证几微，可不慎审将事耶？后闻彼第一次服一茶杯，时虽不久，果然吐出，然亦自此止渴矣。比服第二次，则肢体渐温，吐泻皆止。廿二日，仍照原方去桂枝、法夏，更进一服，脉始微续而出。廿三日，忽然烦躁，面红耳热，舌苔黄焦，边有酱色。见者咸咎余用温药过当，谓"不知彼原属火脏之人，从一时感寒，阳回撤热。岂不闻朝投附子，夕用膏、黄，昔人已有成法"云云。余曰："否。此正浮阳初返、阴未安宅之时，非更用姜、附扶元，胶、地固本，俄顷脱矣。"仍用廿二日原方，加熟地一两、白芍三钱、阿胶三钱，由是获安，议者始服。后以六君归脾调理，十日痊愈。梁德余甚，为布传单，颂曰"平民之友"。

或问寒水内凝，浮阳外越，为真武汤证，四肢厥冷，为四逆汤证，今皆不用何也？抑伤寒大论，凡亡阳之证，无用桂枝法，敢问方义。则应之曰："善哉问！夫玄武汤证，重在腹痛而利，或不利。四逆汤证，重在厥逆冷汗，此证无腹痛冷汗。虽玄武、四逆，悉属温剂，可治阴寒，仍恐未尽病情，缓不济急。况按诸证状，显是格阳之证，未达亡阳之候，故二方不中与也。余选人参四逆汤者（若倍干姜用量，则为通脉四逆汤，亦颇对证），行水振阳，并解烦渴，加法夏合方中参术苓草四君子，功能燥土运脾，所以去寒湿，而退黄白滑苔也。又恐中虚，疲不运化，姜附术苓，滞而不行，则助以桂枝之辛香，使其力宏效捷，化气输津，上升则沾润咽喉，毋须索饮，血达则体温恢复，卫阳自固，而肢体皆为春暖矣。盖桂枝辛温蒸发，为血份药，用以鼓动血液之循环，增加心力之搏动（较注射樟脑为持久），而脉之绝者，微续能出矣。于是血流运通，给养之机能，即随而复原，斯为加桂理由之一义也。其次则以其有拒盖恶热等证，已明示热在皮肤，病机仍有向外趋势，故少助桂枝。因势乘便，非仅师桂枝人参汤义而已。惟用牡蛎，似觉不类，实则另有深意存乎其间。盖我自问非韩信将兵，何致多多益善？诚以此证目光炯炯，唇红，舌底绛，迎风摇扇，拒盖呼热，是皆精神发扬之现象，体功失其调节均衡之机能，生活原动力（VITALISM）将告终竭。正《内经》所谓真藏暴露，更进则亡阳矣。故先机急用牡蛎，取其质重味咸，性涩功收，安魂敛魄，协导姜附苓术急转直下，纳浮阳于阴宅，固其根也。"是说未经人道，特详载之，虽临床经验，有如上述，第于病理，不知当否，高明指正，深所望矣。虽然，此证初诊，症状明显，并不难辨。稍涉《内经》者，无难着手，即不然，仅用姜附，亦不致误。其最难判者，为廿三日突然转变格阳冒热，设或审辨不真，把握不定，稍用凉剂，何异残灯吐焰之时，突吹风雪，必灯灭人亡矣。否则误认阳亡，仅与姜附，不悟填阴，助以滋摄，则其为祸亦复相等，譬之灯油将尽，骤投炽炭其中，必一爆而熄矣。余虽沿用人参四逆，再加阿胶、熟地、白芍、牡蛎，固阴纳阳（益水之源以镇阳光），幸而致愈。然而此证转变太骤，设若急不及救，药甫下咽，其人已死，则见变热证，仍执板方，重用热药，人将谓我何哉！余以热肠，冒嫌施救，及今思之，尤为当时捏汗。甚矣哉，医不易为也，敢贪天耶！

果积发热

诊断与治疗

麝香能消果积之实验

德辅道中，裕泰隆办庄李熙廷其三令宠蔡，寓永乐街六十三号四楼，性嗜果，餐后必大嚼以为常。丙子九月，偶于饱食后，微觉不适，夜间入浴，又感寒栗，不以为意。翌日遂病，寒热头痛甚剧。李平素信服邓某某，邓师事老医陈某某，陈宗法仲景，隐以继承道统为己任，数十年来，讲学授徒，门弟子散处粤港澳各地者千百人，邓乃其得意弟子也。来视，初诊，以其心下满，用桂枝去桂加茯苓白术汤。二诊，以腹中痛，用桂枝加芍药汤。三诊，以寒热口苦，投小柴胡汤，皆不应。服柴胡汤，更汗出晕眩而呕。因屏药，专事休养，数日，诸症渐解。适以事往广州，其夕诸症复作，但较差减。延杜某某诊，审知体虚，素饵温补，授四物汤加味，药量甚轻，连诊三日，稍觉轻可。事毕返港，越二日，热又再发。李至交吴杰卿，闻讯来视，力荐介愚往诊。时九月十八日晚七时也，发热胸满，身疼腰痛，舌苔白润，口苦不渴，脉浮大而缓，沉按无力。因作血虚发热治，用当归补血汤，服之甚安。翌日，寒热不作，以为愈矣。二十日，病又发，但不如前之剧。再诊，自诉心下痞塞，不思饮食，用香砂六君子汤，服后病无进退。廿二日三诊、廿三日四诊，用补中益气汤，稍觉舒适，但总未能痊可。以病情反复，药效不彰，乃劝其另请高明。惟病家以吴介绍之故，专心委信，坚请设法。廿五日五诊，细审其病，必间日作，先微寒，已而发热，既热，诸症以次增剧，大便平素五六日一行，此回已旬日不通，思寒热有起落，胸胁满，少阳证备矣，连服温剂，口苦而渴，热象已露，虽平素体虚，而此时症状，显已转为邪实。因拟加减小柴胡汤，服后战汗，晕眩莫当，片刻即止，因大汗出，热已退尽，惟胸满口苦如故。午后，李以电话来，备言经过，并促往诊。傍晚再往，审视再三，忽有所悟，即书麝香一分、肉桂细末三分，共研匀，饭粒调和，搓为小丸，滚水送服，另拟平胃散合保和丸作煎方与之。翌日七诊，胸腹舒畅，大便亦行，精神爽慧，诸症俱退矣。询知昨只服麝香桂末丸，尚未服煎方也。以除恶务尽，嘱照方煎服，如言果愈，不劳培补，寻即康复。盖此病实因啖果过多，停滞不化，复兼感冒，为外感挟食病也。故起病即胸满不食，所服诸方，都不中窍，诊断偶疏，故屡击不中。须知发热原因至多，除感冒外，如神经之激刺、肠胃之积滞、内分泌物异常、血液化学成分变化等，皆能直接、间接影响调节体温神经中枢，使造温机能亢进，散温机能低减，或散温如常，而造温增加。或造温、散温递相增加时，则必发热。此病虽因感冒发热，而服药不愈者，以有果积为之梗也。然治以寻常消导药必不效，即承气下之，亦不中病，非用麝香、桂，病必不解，以麝善消果积，桂则温化中气，气行积化，病根自拔，斯乃愈耳。此案幸病家深信不疑，得竟全功，否则半途易医，杂药纷投，结果自难逆料。故病虽不重，而始末经过有足纪者，特志之以自警焉。

肺　热

柴胡为热病要药

温病家畏忌柴胡之误解

根据古人经验证明柴胡之药效

荷李活道五十二号东方日报社校对苏梦余，二十年前旧友也，其长公子启荣，七岁。丁丑秋末，患发热，延迁四十余日不退。苏之泰水，与西医叶某某相识，偕往就诊，饮药三瓶无效，停药待之，亦无进退。十月廿八日，苏偕之来诊。其症午刻发热，续继至夜半，天明稍退，惟热并不剧，较常人体温略高而已。面色白中带青，舌罩薄苔，略有咳，惟脉甚数，大便二三日一行。愚谓此是肺热，而兼肠胃积滞之病，以小柴胡汤加减与之。明日再来，谓昨夜身热反壮，且微渴，前此所无，恐药不对证。察其脉证如故，令再服原方一剂。翌日又来，云夜间热更甚，力请转方。愚曰："再服一剂，明日易之可也。"十一月一日四诊，夜热仍甚，惟舌苔已化，质转红润，乃以苇茎汤，桃仁易杏仁，加桑、菊、芩、翘等与之。两剂，热退咳止，遂愈。此病日夜微热相续，服小柴胡转为壮热，为体功反应增强之故，实为佳兆。前此邪正胶附流连，使非正气得伸，病安从解？待其滞消苔化，直清肺热，先后之间，不容紊也。至苏之频请易方，实畏惧柴胡，此不独常人惟然，医家亦多此弊。自张凤逵有"柴胡竭肝阴，葛根涸胃汁"之语，叶天士、王孟英辈，后先祖述，时师震于叶、王之名，奉为圭臬，畏柴、葛如虎。其间当用不用，坐失病机而偾事者，当不鲜矣。考《本草经》曰："柴胡主治心腹肠胃中结气，饮食积聚，寒热邪气，推陈致新。"《别录》曰："除伤寒心下烦热，诸痰热结实，胸中邪气，五脏间游气，大肠停积，水胀，及湿痹拘挛。"《珍珠囊》曰："除虚痨，散肌热，去早晨潮热，寒热往来，胆瘅，妇人产前、产后诸热，心下痞，胸胁痛。"《本草纲目》曰："治阳气下陷，平肝胆三焦包络相火，及头痛眩晕，目昏赤痛障翳，耳聋鸣，诸疟，及肥气寒热，妇人热入血室，经水不调，小儿痘疹余热，五疳羸热。"统观上说，柴胡为去实解热之要药，经验一致，众论胥同，有此成规，尽堪取法。盖柴胡除虚证寒证之外，用途至广，佐使配合，轻重咸宜，如柴胡桂枝汤伍桂枝、解肌汤伍葛根、大柴胡汤伍大黄、小柴胡芒硝汤伍芒硝、人参败毒散伍羌独活、补中益气汤伍参芪、补阴益气煎伍归、地。他若小柴胡汤、四逆散、逍遥散、参胡三白汤，皆寻常日用之要方，而温胆汤、解毒汤、白虎汤、二陈、平胃、四物、五苓、异功、枳桔、小陷胸、益元散等，依据脉证，皆可配合，非他药可及也。曩读叶氏《临证指南》、王氏《医案》，所载温热病案，皆以清解苦降取效，一似柴、葛果为温热病所忌。然陆氏《世补斋医书》，切言世之温热病，实范围于《伤寒论》，所谓温热病，即阳明病。又本《难经》"伤寒有五"之说而畅论之，其说甚精。所录温热病选方廿二首，而葛根黄芩黄连汤、四逆散、升麻葛根汤、肘后葛根葱白汤、节庵柴葛解肌汤、局方柴葛升麻汤、荆防败毒散，共七方，皆用柴、葛。孙东宿《玄珠》、滑伯仁《枢要》、虞天民《正传》，所载温热病治案，皆以伤寒热病、少阳阳明合病论断，所述症状，与叶、王诸案，十九类似。用药如小柴胡合白虎汤、小柴胡合解毒汤、加味升麻葛根汤、加减柴葛解肌汤，皆不离柴、葛。诸书具在，可资核按，第患其不肯读书耳。愚自乙丑年任职东华医院，至今历十二年，每日诊治留院病人，施赠外证，及私人诊务，用柴胡之方，最少三十首，以年计之，逾万剂外。用量轻剂四钱，重剂八钱，幼小孩童，亦用三钱，并无有所谓动肝肠、竭肝阴者。虽然，柴胡非能统治各病也，药皆有宜忌，岂独柴胡？个人经验，凡一、虚寒无阳者，二、阴虚液涸者，三、病不关淋巴淤塞、血分瘀热、肠胃积滞者，皆禁用。此虽未敢以为定例，然守此以行，不中不远矣。

破伤风

破伤风之病原为一种破伤风杆菌

胶艾汤之药效胜于破伤风血清，中药能愈传染病之又一实例

岁次丙寅，愚在东华医院，首次诊一破伤风病。病者为族婶林氏，五十三岁，寓西环卑路乍街九十五号三楼，常往建筑场所事搬运工作度活。夫名科，职水师船澳。某日，其少子以恐水病而殇，当病剧时，牙关紧急，林以妇人无知，挺指强撬其齿，为所啮，肉破血流，尚不为意。子死之翌日，以贫故，仍往工场力作，伤处沾染破伤风病菌。次日病发，肢体强直，时抽搐，以渐加甚，遂载来医院。其症虽甚强直，尚能倚壁而坐，身无寒热，脉搏中取细而缓，神识明澈。最苦者，为牙关紧闭，齿牙相着，不露一缝，吐音固难，舌咽头诸肌，复异常痉挛，滴水入口，辄咽喉紧束，摇首嗔目，无法咽下，以故虽渴，不敢饮滴水。其状之苦，殊不忍见。水不能咽，药不能服，乃劝转易西医，而林不从，延至翌日傍晚而逝。濒死时，神识犹清，虽不能言，而满眶苦泪，力视夫若子不瞬。四日之间，子殇母死，诚惨事也。庚午四月十三日，生利建筑公司赤柱工场工人冯吉，廿六岁，工作时，忽项背牵强，四肢痉挛，仆地不能起。场主即雇车送院，先由西医诊治，断为破伤风。先注射破伤风血清Antitanus Serum 10,000一筒，饮泻水Mist. Senna Co.一杯，另处方如下：Pot.Bromide grs x，Chloral Hydras grs x，Syr.Amara ʒss,Aq.Chloroformad.ʒss。自十三日至十六日，共注射破伤风血清三筒、毛地黄H.J.Digitaline 1/100一筒。脉搏入院时仅六十至，十九日已渐增至九十至，体温无变化，先后得大解两次，症虽未减，亦未增重。病家求转中医，因于廿日转由愚治。时病人口仍噤，牙关紧急，不能言，但尚可微张其口，与牛乳、薄粥，亦勉强能咽，从齿缝中望其舌，绛而干，无苔。忆黎端宸先生曾谓以金匮胶艾汤治此病得愈，思舌绛便坚，显为内热，痉挛强直，古人谓为风病。个人经验，凡风病非因急性热病者，多以血药取效，胶艾汤颇适合此条件，当然有效。处方重用生地黄，又以华佗治破伤风有一味荆芥末服，名愈风散，为世传经验之方，因合用之。每日一剂，三日后，颊筋渐弛，吐音略清，紧张之程度，亦渐柔和，自述稍一转动，遍体痛楚，此盖肌肉强直应有之结果。照方服三日，能起坐矣。更七日，能缓步矣，诸症渐解，舌转红润。原方易熟地黄，更十日，至五月十三日平复出院。是病留医一月，由愚治者二十四日，服药二十四日，服药二十四剂，始终未易一药。治期虽久，然服药三日后，证候如抽茧剥蕉，逐日轻快，药病相投，其效如此。嗣后又遇此病二宗，症状大同小异，惟治之无大效，病家求转送西医，结果未详。愚所治之破伤风，仅此四人，而成绩只此，实不足观。然藉此可得此病之相当认识，如：一、身无寒热，西籍云有热至百零二度以上者，又谓初期不发热，濒死则热，似未尽然；二、神识始终清醒；三、牙关紧急，咽下极度困难；四、肌肉虽极度痉挛，尚未至角弓反张，亦不戴眼歧视。有此四者，复询知病前曾有创伤，则十九属此病矣。又病发距创伤期愈近者，预后不良，距离时日较远者，证轻易治。亦似为定例。至其病原，经西医确定为一种破伤风杆菌。此菌多栖息于土壤，沾着于秽物，以故军士之过壕堑生活，及土木力作工人，最易染之。初生婴儿之脐风，产后之风痉，亦因断脐时，或胎盘剥离之后，沾染此菌而起。故穷乡僻壤间，用旧式稳婆接生者，多有此病，城市中人，绝无仅有。此菌由皮肤创伤侵入，即分泌毒素，随血流至运动神经中枢，菌之毒素与运动神经中枢细胞，似有一种特异之亲和力，而于内脏之交感神经、知觉神经中枢，不发生关系，故虽全身痉挛强直，仍得二便自调、神识清楚，与脑脊髓膜炎之兼壮热神昏者迥殊。此亦临床诊断之一助也。

脑脊髓膜炎 一

脑膜炎阳证阴脉之真谛

脊椎刺穿与走马汤

病愈后之耳聋

西营盘福寿里十二号，苦力卢兴之子锦泉，十二岁。丙寅六月十日，患脑脊髓膜炎病来院，身热无汗，颈项强直，脚挛急，全体皮肤作红薯色，神昏谵妄，手足心灼热，便结多日不通，小溲黄赤，脉俱沉细而迟，不及五至。据其父述病起已七日，初时诉后脑疼痛，发热而呕，服药无效，病加重，现人事不省者已三昼夜，厉声高喊，无一刻之安，咬牙之声习习，傍观者皆意其必死矣。按此病脉象沉迟，为脑压增加，迷走神经兴奋所致，病之初期，类皆如此。若在末期，迷走神经由兴奋而麻痹，脉搏转形虚数，病乃棘手矣。医者不识，以病热脉迟，为阳证阴脉，漫投温补，动辄杀人，目击心伤，诚堪浩叹！至厉声呼喊，在西籍名为"脑水肿性号叫"，原因为脑部充血，液体渗润增加，吸收障碍，多量液体，潴留于其皱襞回转组织中，而压迫其神经所致。此在脑膜炎，亦为常见之症。西法于第二腰椎棘状突起附近刺穿之，抽出脊髓中混浊之液体，使脑压低减，自得暂时轻快。然不久液体再行潴留，病复如故。若于抽出液体后，注以相当剂量之"脑脊髓膜炎抗菌血清"，成绩较佳，但效果仍难满意。东邦医者，尝用走马汤峻下之，亦能排除积液，低减脑压，惜未经实验耳。惟此案舌白而厚，湿未化燥，凉润之药，自不宜早投。因先授吴又可三消饮一剂，服后微汗，诸症依然。次诊，舌苔渐黄，另授金汁水四两，溶化万氏清心牛黄丸一颗灌之，无效。三诊，面垢苔黄，腹筋挛急结实，用杨玉衡升降散，去黄酒，作煎方与之，服后得大便少许，诸症如故。四诊，眼睑为凝眵所蔽，睫毛胶着不解，拨睑视之，眼球结膜遍布红丝，鼻翼端孔头粟立，鼻孔煤黑，唇吻焦裂，径投大承气汤一剂，午后大便一次，下燥矢累累。傍晚，再下一次，状如污泥，恶臭刺鼻，皮肤溱溱微汗，是晚始得宁静。翌晨，五诊，人事稍清，脉转弦滑，口渴索饮，尚时作谵语，投凉膈散一剂，又得大便一次，诸症渐解，惟耳已聋闭。六诊、七诊，凉膈散去硝黄，诸症皆退，左足蹙不能行，改用小剂异功散、八珍汤调理之。七日后，病愈出院，步履如常，惟耳聋竟不复聪，虽大声呼唤，不闻如故。此因听神经领域之炎灶蔓延于内耳，而毁坏其组织故也。其母为菜贩度活，每日沿街唤卖，远见愚过，辄高声呼先生。尝谓夫妇老年仅得此子，今番嗣续有赖，胥出所赐，惜家贫无以报德，惟有扬声高呼耳云云。然越人自言"非能生死人也，当生者，能起之耳"，愚何人斯，敢自以为功耶？

脑脊髓膜炎 二

脑脊髓膜炎即古之痉病

痉之病理证状及其特征

必列啫士街二十五号陈春，廿八岁。壬申三月五日来院留医，壮热，昏睡，唇焦，谵妄，舌苔垢黄，脉中取弦长，不甚数。试按其项，觉抵抗甚力，欲转侧其首，亦硬直不能移动，尸挺仰卧，四肢挛急。时脑脊髓膜炎病流行正厉，此亦其类也。考《金匮》曰："太阳病，发热，脉沉而细者，名曰痉（一作痓），为难治。太阳病，发热，无汗，恶寒者，名曰刚痉。太阳病，发热，汗出，不恶寒，名曰柔痉。病者身热足寒，头项强急，恶寒，时头热，面赤目赤，独头动摇，卒口噤，背反张者，痉病也。太阳病，其症备，身体强，几几然，脉反沉迟，此为痉，栝蒌桂枝汤主之。太阳病，无汗，而小便反少，气上冲胸，口噤不得语，欲作刚痉，葛根汤主之。痉为病，胸满口噤，卧不着席，脚挛急，必齘齿，可与大承气汤。"《千金》云："病发身软时醒者，谓之痫也。身强直，反张如弓，不时醒者，谓之痉也。太阳中风，重感于寒湿，则变痉也。痉者口噤不开，背强而直，如发痫之状。"是知凡病发热，头痛项强，背反张，脚挛急，口噤神昏，脉沉细者，谓之痉病。西说此病之病原为细胞内脑膜炎双球菌，潜伏期约三四日，病发时必先恶寒，继即发热，体温达一百零二度或以上，其特征为全身脑症状及脑神经之局部症状，头痛眩晕，颈项强，神识不清，谵语，全身筋肉痉挛强直，甚则角弓反张，口噤耳聋，皮肤知觉过敏，膜皮紧急，腹部陷落，颜面发生匐行疹。下肢发强直性痉挛，下腿膝关节之屈伸运动，颇为困难，甚至全不能运动，强之屈伸，则作剧痛，此名"开尔尼希氏"症状，更以器械轻划其皮肤面，则必呈现红色之痕迹，久而不散，是名"脑膜炎性皮斑"。此外以项部强直，为本病诊断上之特征，得与其他急性传染病鉴别。据此可知脑膜炎，即古书之痉病，自当以痉病治法治之矣。按《金匮》治痉，有用大承气汤者，此必有可下之脉证为凭。至于葛根汤，原治太阳病，项背强，几几。栝蒌桂枝汤，即桂枝汤加栝蒌。仲景法，凡渴者加栝蒌，以其滋液而润燥也。二方出入，只在麻黄、栝蒌二味，时贤颇有疑之者，然葛根为治项强专药，以之治痉，本无可疑，惟痉为热性病，麻、桂、姜、枣，依例当去耳。因拟陶氏柴葛解肌汤，去白芷、羌活、姜、枣，加花粉，早晚连进两剂，神识略清。六日、七日，服原方，诸证渐减，且能言矣，自述项部剧痛，口渴甚；试扶其起坐，则项背腰脊肌肉皆板直，不能转侧，两脚亦挛急。八日、九日、十日、十一日，悉照原方加减，热渐退，痛亦缓，大便自通。转用黄芩汤数剂，项强解，能挨壁而行。自服黄芩汤后，舌苔逐日自化，继服数剂，诸证俱退，以生脉散为善其后，四月一日病愈出院。考时贤对此病治法，各有经验，有主苦降凉血者，有用芳香解毒者。十五年前，在本港曾一度盛行，病者甚众，医院有人满之患，皆以"硬颈病"称之。黎端宸先生，悉以吴又可达原饮加减愈之，曾著论登《循环报》公布其事。至于紫雪、至宝丹、牛黄丸等，于伤寒、热病，皆为禁药，而对于神经系原发性病，颇多奇效，足见此病治法，要在视其脉证为断，未可执一而论也。惟有一事当研究者，西医以此病原为细胞内脑膜炎双球菌，确为事实，凡稍习细菌学者，当能知之，毋须费词，惟中医治疗传染病成绩之高，亦不容否认，此中理由，当然值得研究。盖菌虽为传染病病原，而传染病之治愈机转，则在人体天然之抗毒力，病菌得以侵袭人体，及得以肆其毒性，以破坏诸脏器组织，而引起种种症状者，必体内抗力薄弱，不足以抵抗病菌或菌毒所致。及其既病，一方菌毒固继续进行，以益张其凶焰，一方则血清内自然产生诸种抗毒素。此抗毒素有两种作用：一为杀菌，即直接消灭菌类；一为凝集，即将病菌凝集于一处，制止其活动，同时将菌毒由排泄器官分别而排除于体外。诸般传染病前驱症之恶寒发热，旧说谓为太阳病，其实为病菌、毒素作用于血液中，而血液载运之于皮肤汗腺而排除之一种自然反应现象也。恶寒发热之时，正菌毒肆其侵略，体功集中力量以事驱逐之时，此时投以适当之发汗剂，辅助体功，驱除病毒，其病自愈。若仍不愈，必菌毒未尽排除，血清抗毒力未足以应付，又当视其脉证治之矣。惟是药物内服，无论中药西药，皆不能直接杀灭病菌（大枫子治癞、规那皮治疟疾原虫，药效尚未确立）。中医所以有效，在能根据病之表里、寒热、虚实，利用汗、吐、下、温、清、和、补之法，增益体力，同时排除障碍，驱逐菌毒，使自然疗能，得在充分有利形势下，产生多量之抗毒素，以消灭菌毒，遂得以自然治愈。由是言之，抗毒素不足以制菌则病，足以制菌则愈，菌毒披猖，体力为所战胜则死。是知传染病之治愈，乃人体自然疗能一种自然作用，药物乃辅助自然疗能，充分发挥其作用者也。血清中之抗毒素，其化学成分，现尚未知。西医于血清，只能用于诊断预防，在治疗方面，无多用处；用药亦不过对症疗法，以减轻痛苦，待其自愈，故其成绩不逮中医。是彼虽知有菌，而无治法；中医不知治菌，而反有效。其理由盖如此矣。

脑脊髓膜发炎（附觉非越南医案一则）

阳证阴脉之救治法及其病理

民生学校教员陈君维新，为启明映片公司驻棉之代表，工大字，有龙飞凤舞之姿。尝患胃病，经余治愈，书"泛爱众而亲仁"相赠，悬之素壁，一室生光。月初，其同事林真君走报陈君违和，状甚沉重，即往视之。目赤唇红，不甚渴饮，发热头疼，项强痛，汗出，舌滑，而脉则沉微若绝，所谓阳证阴脉，已临险地，况复头疼思睡，更闭神明也哉？夫热壮脉洪，理之常也，反之则为失常，失常则不易治。何也？脏气乱耳。释以新诠，亦有可以为吾中医之发明者。盖血压进退，为迷走神经之所司，脉管大细，乃交感神经之作用，今迷走神经奋兴，增进血压，发为高热，其势力竟能压迫交感神经之收缩，而为细微之脉，则热度之高，不言而喻矣。然而外之收缩愈甚，则内之蓄聚愈多，神经中枢为所蒸迫，成为CEREBRAL MENINGITIST脑脊衣膜炎之症。观其头疼思睡，足为热已入脑之征。（西说细胞内脑脊膜炎球菌Meningitis intracellularis传染所致。第吾以中医立场视之，菌直病之后果耳，非素因也，即属传染，亦系诱因而已。吾中医诊病以脉证为主，故置菌勿论。）此证与前人所谓痉病理颇通汇，盖少阴伏热，复感外邪，风火煎熬，脊髓被烁，痉病以成。籍曰"舍脉从症"，决为外假热而内真寒之戴阳证，则驱寒之药，下咽杀人矣。余审辨既确，遂师奉天立达医院院长张寿甫君之寒解汤意，重加石膏、葛根与之。翌日侵晨，林君报曰："愈矣！先生之术，其神乎！"由是订交焉。方列：

生石膏一两、连翘三钱、蝉蜕钱半、薄荷八分、葛根四钱、栀子三钱、淡豆豉三钱、芦根四钱。

附寒解汤原方：

石膏一两、知母八钱、连翘钱半、蝉蜕钱半。（方载《衷中参西录》卷五）

治验之后，纪其始末，以寄五弟觉愚，相与切磋。据其复信，谓"《伤寒论》曰：'太阳病，发热，脉沉而细者，名曰痉。'即西医所谓脑脊髓膜炎症。庸者不知迷走神经奋兴之故，辄曰'阳证阴脉'，姜、附之药，下咽杀人。今夏西尾台（WEST END TERRACE）陈姓，患此病，延驰名大剂某先生诊之，谓是阳证阴脉，复出其程咬金卅六度板斧，进附子大剂，午时服药，午后即闷乱而死。濒死时，西医验之，定为脑脊髓膜炎症。病家不知脑膜炎是何东西，以为阳证阴脉，附子尚且不救，应该死耳，孰知医人实尸其咎乎？然则陈君之愈，固陈之福，亦兄之功也"云云。

嗟夫！愈疾活人，医者应尽之义务也。临证惕惕，如履薄冰，不虞陨越，得以无愧神明，愿斯足矣，尚敢贪天功以为己力欤？然则二陈之生死，有数耶？余独恫乎于医人之学问耳！抑医学关系人生，习之者无中西，一以活人为目的。意固甚善，乃有门户之见，尤其是我中医之古老派，遂致各走极端，你攻我击，悉不肯虚心下气，以求新知，阐我古道，相与发明，为苍生福，徒然抱残守缺，欲以口舌较短长，其名愈高，其偏愈高，其偏愈甚，所谓某大剂先生辈，皆其类也。使彼略研生理，知迷走神经奋兴，可以压迫交感神经、缩小脉管，热入于脑，脊髓发炎，见症头痛、项强、发热、脉沉而细者，即太阳之痉病，辛燥误治，可以变为风温。今日欧美唯一之救济法，如脊沟换液术、血清治疗法，有时告穷。而一依《伤寒论》痉暍门方法治之，辄效如桴鼓，则西尾台之陈姓，又何至于惨死乎？甚矣，医学不可不明，寒温尤烈。抚今追昔，痛惜慈容，不禁泪墨模糊，悲莫能仰。溯自萱庭寂寞，惨变频来，青年失教，应对都乖，迫而糊口天涯，并祭祀而不诚，迄今风树增悲，深愧当日为人子之不知医矣。述竟，不知涕泪之何从。

肺　炎 一

肺炎服紫雪丹更加谵语狂热之一例

族兄经南，设明新小学校于西营盆高街四十号二楼。丁丑十月，其少女阿美，十三岁，患发热而咳。初由姻亲张某某诊之，三日无效，病加剧，壮热而渴，谵语，日利下三四回。改延某某诊，用桑菊银翘复方，以热甚谵语，加紫雪丹五分，服后热益甚，夜间躁动谵语，达旦不休，家人惶乱。廿八日，黎明，即来延诊。面黄垢晦，舌干绛，尖尤甚，无苔，略布蕾刺，胸胁刺痛，咳时牵引甚楚，痰稠而韧，色光泽，黄中略带微赤，所谓锈色痰也，呼吸略促，鼻翼略煽，脉甚弦数，重按细软。病家群问何如者，状甚惴惴。因先慰以毋恐，其实此病初时不过寻常感冒，本属轻微，因失于解表，已误病机，复投以苦寒峻降之药，药与病悖，证随药转，遂周章狼狈乃尔。凡急性呼吸器病之轻者，多不发热，投以轻剂，休养数日自瘥，兼发热者，其病为重，若更误药，或病灶自动下行，由气管支炎，而毛细支气管炎，而真性肺炎者，则倏忽剧变，使人不易措手。此病即由感冒发热，而转归肺炎者也，幸体质素健，坏证未形，犹可设法，但须服药有效乃佳。盖此病寻常有三快：来势快，传变快，药之得当，痊愈亦快也。又按：此案脉搏一分钟逾一百二十至，在其他热性病末期，多为心脏衰弱之征，然在肺炎，脉数乃为常例。因肺动脉血压亢进，小循环障碍，因而影响心脏自动神经及交感神经，特别兴奋，心动加速，同时脉搏亦加速，故现数脉。若不兼高度呼吸困难、循环郁血，及他种并发病者，施治尚易。今舌绛无苔，肠胃无积，所以利下，盖多服苦寒之过。病既在肺，轻清取之，自属上策，桑菊银翘，原不大谬，惟服紫雪，反增狂热，至堪注意。以愚历年研验所得，于紫雪之药效用途，颇多创见，惜尚未能言之成理，故存而不论。惟此案服后转增狂热，确为事实，则凡病非属神经性原发性热病者，实不宜滥投紫雪，此亦吾侪临床处方所宜知者。拟方苇茎汤，去桃仁，加玄参、花粉、贝母、蒌皮、杏仁、桔梗、甘草，服后得睡，热减，夜间谵语止，诸症减半。家人喜甚，翌晨二诊，脉证渐和，照方加减，二剂而愈。经南兄亦喜涉猎医籍，初见病势急，服药无效，手足无措。其长子晃尧，任看护长于东华医院，久积经验，视之，识为肺炎，以为杜撰，未见经传，不之信，及女病愈来告，自绳读书不临证之苦有如是云。

肺 炎 二

气管支肺炎为儿科病中之凶险者

肺炎之病理及症状

麻黄与肺病

德商礼和洋行机器光学部主任袁民杰，廿年前旧友也，寓高街九十五号，其三令郎雄权，两岁。丙子六月十四日患肺炎，初以为小恙，既而病势陡重，急来请诊。其症身热甚炽，无汗，唇干舌赤，咳嗽无痰，呼吸略促，鼻孔略煽，昼夜不得宁睡，脉甚浮数。此属支气管肺炎，与真性肺炎，危险仅差一间耳。西说于呼吸器病，分科至细，曰急性支气管炎、曰毛细支气管炎、曰支气管肺炎、曰真性肺炎等，症都相类，惟轻重不侔。就中急性支气管炎，即世俗所谓重伤风，咳嗽鼻塞，咽痛喉痒，其病为浅，真性肺炎则至重。盖自喉总气管下行，分左右两枝，以达肺之两半，左右气管更分为无数支气管，由是愈分愈细，为毛细支气管，毛细支气管之末端皆联缀小气泡，气泡互相叠积，外被薄膜，形成整个肺脏。就解剖学言，所谓肺，原指气泡而言也。肺司呼吸，所以吸收氧气，排除碳气，此碳氧气之交换，全在气泡中。凡炎性病灶蔓延至毛细支气管时，气泡必连带病变。若炎灶愈广，其渗出物浸润组织间，常堵塞气管支，使碳氧交换障碍，一方感缺少氧气，一方则碳气壅积而不得排出，于是呼吸肌及膈膜神经兴奋，努力呼吸，以求达吸氧排碳之工作，其结果遂致呼吸困难而起喘息，甚则鼻煽肩耸，颈筋暴露。若循环障碍，则面睑、环唇、爪下，更现郁血之色，症更剧重矣。至毛细支气管因炎性渗出物堵塞时，呼吸困难，吸气多，呼气少，肺泡内空气，渐积渐满，全肺膨胀，胸膈隆起如鼓状，此即古书所谓肺胀也。若毛细支气管全被堵塞，肺泡气流断绝，遂至萎缩，吸气时，肺之上中部膨胀，下部反为陷没，此为真性肺炎所常有。若此者，至为危险，小孩老人患此，预后更恶。凡单纯性急性支气管炎，多不发热，若炎灶蔓延至小气管时则发热，至毛细支气管时更发高热。因高热之影响，菌毒之激刺，常引起脑症状，若更兼心脏衰弱者，脉搏细数而软弱，预后概为不良。根据上说，可知此病证状虽剧，尚未致真性肺炎地步，且体壮脉充，当无危险。惟唇干舌赤，热象已露，温药在所禁耳。乃与麻黄杏仁甘草石膏汤，一服微汗，热减，诸症渐退。翌日，照服原方，热大退，始能安睡。十六日，再服一剂，霍然愈矣。按《伤寒论》麻杏甘石汤，原治汗下后无大热而喘者；《汉法医典》合小青龙汤加桑皮、苏子，治肺炎、支气管炎、喘息、百日咳等，其法得之经验，当可信也。考《伤寒论》曰"伤寒表不解，心下有水气，干呕发热而咳喘者"，《金匮》"咳逆倚息不得卧者"，皆主小青龙汤。其云："肺胀，咳而上气，烦躁而喘，脉浮者，心下有水，小青龙加石膏汤。咳而上气，此为肺胀，其人喘，目如脱状，脉浮大者，越婢加半夏汤。"脉证皆与肺炎相近，其方当可活用；即病溢饮者当发其汗之大青龙汤，咳而脉浮之厚朴麻黄汤，亦可活用，惟当审脉证寒热而为去取耳。诸方皆用麻黄，是知麻黄实咳喘之特效药也。

肠　炎

肠炎可以速愈，剖腹竟致丧生，三十六小时，断送小宝宝

文咸东街廿六号，为以虎标万金油驰名之永安堂香港支行，其文案雷慰民，先师丹峰夫子之文孙也。丁丑春，因连夕饮宴，忽觉右腹角内一点痛，按之略甚。往西医某某求诊，断为盲肠炎，须行割治，雷惧奏刀之险，勿能从。然不割又恐病趋棘手，乃惶惶然到诊。初不稍露其事，但诉腹痛便结而已，舌苔薄白，口苦微渴，胀满嗳气，脉缓滑，身无寒热。愚曰："易事耳，此消化器病，古谓之伤食，今之肠胃炎之类也。"订四逆散合保和丸加减作煎方，雷疑信参半，频问预后若何。愚曰："此至寻常之证，服药必效，何须多疑。"翌日再来，喜动颜色，云痛已大减，求转方。愚曰："第服原方可也。"更三剂果愈。始承前事，并谓幸未割治，否则生死不可知矣。

愚因忆及邮政总局汇兑部钟瑞南者，行六，寓德忌笠街四十号二楼，夫人氏孙，单生一子，伶俐活泼，惹人怜爱。四岁时，患百日咳甚剧，曾为愈之，数载无病。岁次丙子，适为九岁，秋节后一日，从铁岗圣保罗书院放学归，诉腹痛，晚餐已备，母禁不令食，别市牛乳饮之，另购止痛丸散与服，无效，入夜身微热，然仍能酣睡。且日，嬉戏欢笑如常，钟因疼爱故，不令上学，并于早膳后偕往某外医诊治，断为盲肠炎，且谓病已化脓，宜即割治，尚可挽救，若延至夜八时，不可为矣。夫妇切商，无奈从之，即送入某某医院，午刻剖腹奏刀。事毕，半小时乃苏，尚低声唤父母，惟神气委顿，医以白兰地酒两滴和蒸溜水进之，毕饮即睡，遂不复醒。集中外籍医师数人，针射、丸药并进，以期挽救，竟无效，延至夜半零时而殇。计起病至死，不足两日，钟家兄弟数人，仅此血胤，聆耗莫不恸哭，其母更几不欲

生。呜呼酷矣！死者人极聪慧，历届学期试，均列前茅，奖章银器，晔照四壁。既殇，钟特造书橱一盛之，以志其哀，计耗手术费五百元，合医药、殡葬、窀穸所需，逾千金外云。此为钟之小姨孙宛如亲为愚言之，当不诬也。然西法割治盲肠炎，为至寻常之事，世之因而得愈者不鲜，钟子之死，诊断之误乎？抑疾本不可为乎？二者必居其一。世之患者，尚慎旃哉！

肠痈

肠痈之特效方

盲肠与阑尾

实热证服苦味药甘之如饴

次儿启钊，五岁。戊辰六月十日，晨起，忽泄泻两次，视之，别无寒热，脉亦如常。愚谓此殆腹部感寒所致，若不发热，当无碍也。讵午后身渐热，入夜加甚，恶寒，无汗，指尖微冷，脉转浮数。即处葛根汤与服，夜半得微汗，热渐退。翌朝，体温已复常度。不料予食太早，十二日诸症复作，且增右腹角一点痛，右脚不能伸，卧则蜷膝，行则提踵，舌苔白滑，寒热未罢。此外感挟食，照古法当先解表，后消食积，方为正治。与解表药，得汗，寒解热退，痛仍在。十三日午后，复热，舌苔起白砂点，唇红，舌底亦红，大便二日不解。与柴胡汤加减，三日无效，其热晨减午增，镇日出汗，而热不退，舌苔由白转黄，润而不干，亦不渴。起病至今已一星期，内子忧虑甚，频促与他医会商，因偕往医院先求同事李学平诊之。案云：舌黄白，不渴，脉数无力，屡服清凉消导药无效，腹痛按之即止，虚证无疑。主甘温除大热法，订当归补血汤。愚深不谓然，病虽多日不愈，而神气、面色、脉象（滑数）皆非虚候，痛处按之渐止，因痛有休止时，非按之而止也，温补必误事。又转商于黎端宸先生，云是实热，主麻仁丸作汤。愚谓麻仁丸与热无关，今痛在一处，牵引右脚不伸，似属肠痈。《金匮》云："诸浮数脉，应当发热，而反洒淅恶寒，若有痛处，当发其痈。肠痈之为病，其身甲错，腹皮急，如肿状，按之濡，时时发热，自汗出，反恶寒。"脉证悉合，但身未甲错耳，审视再三，知确为肠痈。翌日书大黄牡丹皮汤（大黄三钱、芒硝三钱、丹皮三钱、桃仁三钱、冬瓜仁五钱）。午前煎服，傍晚得大便一次，如胶如酱，中有物一团，大如小拳，拨视之，中如天津之粉丝状，杂以黏液胶质血丝等。愚大喜曰："病根拔矣！"腹果不痛，脚亦能伸，大汗如雨，即为拭干，覆以薄被，未几，汗收热退。入夜再泻一次，别无他异，热已退尽。略予稀粥，使之安睡。明日视之，眼眶微陷，面色青白，脉缓软，知邪退正虚矣。徐以饮食调养之，数日康复如常。考肠痈即西说之盲肠炎与盲肠周围炎。大肠之首端，有一段如密底之小囊，长约二英寸许曰盲肠，底部更接一粗如笔杆长短不一之小管曰阑尾，而大肠接连小肠之处，不在囊之基底部而在其上侧，此囊遂形成凸出之赘余，为肠内容物所不须经过者；若误入之，反不易出，而发酵腐败，且引起其发炎溃烂化脓，医者更名其处曰蚓突、曰虫样垂，盖状其形也。病之起因，由肠内异物激刺，酿脓球菌侵袭，炎性机转，或感冒。此病即因感冒而起，盖感冒之时，消化机能障碍，肠内容物误入盲肠，遂成此病也。服大黄牡丹皮汤得效，必其容留之异物得药力之驱逐而排出，炎性机转，随之消散，所以得愈。因知初病时，用解表药，原不错。其后转为盲肠炎时，诊断稍迟，遂几误事。尚幸病灶未化脓，体力未虚，得下而愈。然而徙薪曲突，不免焦头烂额矣。又凡实热证服芩连不苦，犹之虚寒证服姜桂不辣，药病相得故也。此病所用皆劣味之药，如大黄、芒硝、芩、连等，愚闻其药气，尚不可耐，而儿持碗自饮，甘之如饴，此亦实热之确据也。

脚　气 一

中西病理之概观

脚气之四型

脚气之治法须使二便通利

西营盆第一街十二号四楼蔡九，五十五岁。丁丑三月五日，患脚气来院留医。其证肢体浮肿，腓肠筋紧张压痛，面色灰白黯晦，遍舌白苔，厚如积粉，烦渴欲饮水，心悸怔忡，胸内苦满，呼吸短促，行动时更形吃苦，小便短，大便闭，脉弦紧而数。病体痴肥，逾一百八十磅，又患肿，其苦可知矣。此病有流行散在性，常流行于温带及热带地方，每年四月至八月，患者最多，且多属壮年之男子，妇人较少，一至秋凉气爽时，数即渐减。其病源，据西说云缺乏维他命乙而起，故预防方法，最为重要。病之特征，为下腿麻痹软弱，浮肿，筋肉压痛，膝盖腱反射状态，心悸，胸满，胃呆，便秘，脉搏紧数。盖运动及知觉障碍、心脏疾患，同时并现者也。惟依症状偏著轻重，可分为四型如下：

（一）神经性脚气：病发轻而徐缓，往往先呈感冒吐利等前驱证。数日后，渐觉脚部疲倦，腓肠筋紧张疼病，胫部、指尖、环唇等处麻木不仁，下腿略形浮肿，下腹部麻痹，有时延及眼睑、耳廓等处。病势渐进，则蔓延下肢全部、手背及前膊。头重，口渴，颜面苍白，心悸胸满，胃呆便秘，小便减少，膝盖腱反射，初期亢进，后则减退，腓肠筋、大腿伸筋、大腿内转筋、大鱼际筋、小鱼际筋，对于压迫有过敏性，脉搏弦大紧数。

（二）干性脚气：亦以脚部痹软、腓肠筋紧张压痛，徐徐而起，尔后脚部筋肉渐次萎缩，遂呈一种畸形，膝关节屈伸不便，足胫悬垂成内翻马足之状，上肢运动力亦障害，筋肉萎缩，桡骨神经麻痹（如三头膊筋麻痹，则上膊不能伸展自如。如上膊伸展面诸筋麻痹，则手指常屈曲向掌心，拇指不能外转与屈伸，形同鹰爪），大鱼际筋、小鱼际筋萎缩而扁平，甚至凹没，患处筋肉，常为过敏性，压之则起疼痛，知觉障害，麻木不仁等，不如神经性之甚，小便如常，浮肿之度亦微，脉膊与心脏，均无异征。然经过常历数月或年余者有之，营养不良者，每由全身衰弱而死。

（三）湿性脚气：以脚部软弱、腓肠筋紧张而起，其运动麻痹、筋肉萎缩之度不甚，惟浮肿及循环障碍特别显著。浮肿先起于下腿，渐延于全身皮下，遂及于浆膜腔。心悸胸满，呼吸困难，大便秘结，尿量减少，二十四小时之分泌量仅二百立方（CM）以下，颜色苍白，脉搏紧数。若小便通利，浮肿渐消，筋肉转成萎缩，必经时甚久方得健全。

（四）冲心性脚气：其特征为急性心脏机能不全，多侵犯少壮之体。病发时，多突然而起，心悸胸满、呼吸喘促为特征。颜面污秽苍白，烦渴，恶心呕吐，躁动不安，胃呆便结，尿量减少，腓肠筋紧张压痛，下腿略为浮肿，间有发热者。病势渐进，则心悸胸满益甚，胸中如有物窒塞，苦楚万状，颈筋跳动，张口睁目，瞳孔散大，面貌狞恶，脉搏紧数而软，肢冷，爪下环唇显紫蓝色，及后知觉亡失，因心脏麻痹、肺水肿而死。

以上四型，以神经性、湿性施治较易；干性症经过虽久，愈者亦多；惟冲心性者，往往朝发夕死，药难奏效。亦有湿性脚气，肿消之后，肌肉萎缩，转为干性者。亦有神经性、湿性忽然转属冲心性而死者，在饮食谈笑间，倏忽变剧而不及救者，事所常有，不可不防也。古书中以《千金方》论之独详，《风毒状论》曰："考诸经方，往往有脚弱之论，而古人少有此病。自圣唐南辟，六合无外。南极之地，襟带是重，爪牙之寄，作镇于彼，不习水土，往者皆遭。近来士大夫虽不涉江表，亦有居然而患之者。"此病初发时，先从脚起，因即胫肿，时人号为脚气。深师云："脚弱者，即其义也。皆由感染风毒所致。得此病，多不令人即觉。曾因他病，一度乃始发动。或奄然大闷，经三两日不起，方乃觉之。诸小庸医，皆不识此疾，谩作余病治之，莫不尽毙，故多不令人识也。始起其微，食饮嬉戏，气力如故，惟卒起脚屈弱不能动，有此为异耳。凡脚气之疾，皆由气实而死，终无服药致虚而殂。故不得大补，亦不可大泻，终不得畏虚，故预止汤不服也。其候有肿者，有不肿者，其以小腹顽痹不仁者，脚多不肿。小腹顽后，不过三五日，即令人呕吐者，名脚气入心，如此者，死在旦夕。若脉浮大而紧駃，同是恶脉。"又引深师云："脚气之病，先起岭南，稍来江东，得之无渐。或微觉疼痹，或行起涩弱，或上入小腹不仁，或时冷热，小便秘涩，气冲喉，喘息，气急欲死，食呕不下，气上通者，皆其候也。"所言悉与事实符合。其云脉大或沉细而紧快，为心脏扩张，机能障害，最易陷于心脏麻痹及肺郁血水肿而死，其云不得大补，亦不可大泻，亦为经验之谈。故其犀角旋覆汤下云服之以气下小便利为度；大犀角汤下云服后取下气为度，若得气下，小便利，脚肿即消；犀角麻黄汤下云服讫覆取汗，若不瘥，五日后更一剂，取汗同前。是仍上肿宜汗、下肿宜利小便之法，所谓治其气实不得大补者也。愚于此病，历年经验不少，除干性脚气外，须使其二便通利，症乃差减，即有颜面苍白，唇舌不荣，舌必有白苔，或薄或厚，渴欲饮水，决不能用温补之法。惟苏长史茱萸汤，治脚气入腹，困绝欲死，腹胀，始为正治。后世三将军丸、鸡鸣散，均从此脱胎，至加减化裁，神而明之，不能执一而论也。此案为湿性脚气，则强心逐水之剂，在所必用。拟鸡鸣散加附子、郁李仁，服后积水大下。日再一剂，随服随利下一二回，小溲渐畅，心悸喘满渐减。三日后，前方去郁李仁加桂枝，又三剂，平复出院。此病得以速愈，不得不谓之幸事也。

脚 气 二

古医哲对于脚气之认识

干性脚气之内翻马足

脚气与续命汤

医院询问处工友洪佳，卅六岁。苍黑而瘦长，向患干性脚气，时轻时重，然仍工作如常，惟病重时必来请诊。为处加味四物合吴萸木瓜汤，或加减独活寄生汤，数服辄效。然畏服药，稍愈即停，旬日半月间又病，病又再服药三两剂，如此者已三阅月矣。丁丑腊月八日，病发委顿，艰于步履，始行请假调理。其症膝胫以下麻痹软弱，从大腿至腹部亦微感不仁，腓肠筋紧张压痛，膝腘关节屈伸不便。复因腓骨神经麻痹，足尖及外缘斜垂向下，行时欲使足尖不着地，必高提其足，然因动肌障碍，运用不能如意，虽为提举，而趾尖因重力下垂，必先点着地面，此即所谓内翻马足也。上肢十指尖最麻，放散至手背，惟前膊及上膊未起病变，大鱼际肌、小鱼际肌亦未萎缩，上肢气力虽减而不甚，最苦下肢顽痹，行时以手挨壁助力，登梯级时，更必两手把持栏木，始得逐步而升。面部只环唇四周略麻，唇干，舌红，不渴，膀胱直肠无变化，二便照常，病发即不欲食，呼吸不变，胸无苦满，脉弦大，一息五至。为处《古今录验》续命汤，三剂麻痹减，五剂行步稍觉得力，胃纳转佳，食量大增。十剂痹全减，操作如故，十八日销假复工。此病始终服续命汤，未易一药，用法实根据《千金方》而来。《千金》于脚气首推竹沥汤：其第一竹沥汤，治两脚气弱，或转筋，皮肉不仁，腹胀起如肿，按之不陷，心中恶，不欲食，或患冷，药用竹沥、甘草、秦艽、葛根、黄芩、麻黄、防己、细辛、桂心、干姜、茯苓、防风、升麻、附子、杏仁；第二大竹沥汤，治卒中风，口噤不能言，四肢缓纵，偏痹挛急，风经五脏，恍惚恚怒无常，手足不随，药用竹沥、独活、芍药、防风、茵芋、甘草、白术、葛根、细辛、黄芩、川芎、桂心、防己、人参、石膏、麻黄、生姜、茯苓、乌头；第三竹沥汤，治风毒入人五内，短气，心下烦热，手足烦疼，四肢不举，皮肉不仁，口噤不能言，药用竹沥、防风、茯苓、秦艽、当归、黄芩、人参、川芎、细辛、桂心、甘草、升麻、麻黄、白术、附子、蜀椒、葛根、生姜。张石顽曰："脚气多由湿著于经，是以首推竹沥汤。次第三方，咸本南阳麻黄附子细辛汤，而兼麻黄越婢及大小续命等方之制；首治方张，用法贵专而擒纵须留余地；次临坚垒，非长驱戮力，何以克敌重围？向后邪势稍平，即当验其虚实，击其堕归，故无取于峻攻也。三方次第，可见一斑。曷观论中所云，脚气之病，多由气实而死，终无一人服药致虚而殂，其方中用参，咸为助力攻邪而设，殊非补虚之谓，若执迷药性用方者，请毋事此。"说甚明畅。然《千金》诸方，原统治脚弱，不专治脚气。盖脚气必脚弱，而脚弱不尽为脚气。观诸方下所云，每多中枢神经病变，自非脚气专治。然古人用药，是对证的，非对病的，方随证用，证同则治同。脚气原因，为末梢神经炎性病变，以局部运动知觉障碍、循环障碍而起，与脊髓中枢神经病变当然不同。然神经疾患，症多类似，就中如痿病、痹病，更易与干性脚气相混，惟症状类似，方治从同，所谓是对证的，非对病的也。《古今录验》："续命汤，治中风痱，身体不能自收持，口不能言，冒昧不知痛处，或拘急不得转侧。"盖亦末梢性与中枢性神经病变之治，脉证符合，用之何疑，惟寒热虚实大纲，不能稍有迁就耳。且续命汤只可借治干性脚气，而神经性、水肿性、心脏性等脚气，决不能治。此则临床用方，当知所变通也。

痹 一

急性关节偻麻质斯之病源症状

当归拈痛汤与热痹

中医之精义果何在乎？

中国街廿五号二楼，少女陈亚女，十四岁。丁丑元月十日，患肢节痛，与日俱剧。十四日，家人舁之来院留医。据云初时下肢酸痛，继则蔓延至上肢，寻且波及腰臀，散遍全身，手腕、肘节、膝盖、足踝之滑液膜，肿胀隆起，皮肤潮红而失其皱襞，表面光泽，知觉过敏，触之即号哭呼痛，不恶寒，身温而不热，舌苔黄而干，脉滑。自言痛处如火灼刀刺，一刻难忍，卧床不能稍动，家人环观，相对号哭。其实此为湿热痛痹，亦即急性多发性关节偻麻质斯，本无害也。考其病源，曩皆以为由感冒引起，近则知为某种病菌所致，故亦属传染病范围。其关节渗出液中，常发现酿脓性链锁状球菌及葡萄状球菌，有时虽未发现，亦只属时间问题，且菌不存于关节渗出液中，而发现于关节组织者有之。菌之侵袭，大都经扁桃腺而辗转介达于全身血流及淋巴腺而至于关节。惟事实上，关节之渗出液成为化脓机转者极少，治苟合法，愈之颇易。故其真正病源，尚未能确知，惟若兼发心肌炎、心脏内膜炎者，预后自恶，但必兼见心悸怔忡，呼吸困难，胸里刺痛，脉象异常，甚则现郁血浮肿。今此案皆无之，脉证平常，权衡规矩不坏，决无危险。因力慰其家人，许其必愈。拟李东垣当归拈痛汤，一剂，病无进退；二剂，痛乃渐减；五剂，下肢肿痛全止，即能举步，诸症大退，惟左手腕及肘节肿痛未平，小溲短赤。改用吴鞠通宣痹汤，加减五剂，平复出院。考拈痛汤见《兰室秘藏》，原治湿热为病，肩背沉重，肢节疼痛，胸膈不利，药用当归、白术、苍术、苦参、黄芩、知母、茵陈、升麻、葛根、防风、羌活、泽泻、猪苓、甘草。刘宗厚谓此方治湿热脚气，后人用治诸疮甚效。诸疮愚所未试，惟痹病属湿热者，屡用皆效，与《金匮》风引汤，一表一里，堪称擎天两柱。宣痹汤用薏苡、杏仁、栀子、连翘、滑石、防己、半夏、蚕砂、赤小豆，治热痹亦良效。是知古人选药制方，本诸经验，脉证适应，方治自神。故中医之精义，在审证处方，不在病理解说。彼五行运气，直为中医之理障，庸陋者犹藉以自完，斯真井蛙之见也哉！

痹 二

生平不敢服一片生姜，有病则服十二两附子，张仲景方法之特效

外戚老妇徐珍，六十八岁，寓西营盆福寿里四号四楼。乙丑四月十日，患痛痹，初不我闻，及势剧，遣人来告时，病已三日矣。初起恶寒发热，现仍微热相续，骨体剧痛，由足趾上至胫、膝、大腿，延及腰膂，复由肩膊、肘节、手腕，延及指部，走注疼痛，膝盖、手腕关节更红肿灼热，不可触近，痛处如刺如嚼，仰卧在床，不能转侧，便溺需人，大渴而喜热饮，粒食不进，面色萎黄，唇淡舌白，脉弦大而缓，据云小溲短少而热如沸汤。起病至今，不得少睡，昼夜呻吟，至欲求死，痛势之剧，固属少见。然参合脉证，实即寒湿痛痹。《伤寒论》："风湿相搏，身体疼烦，掣痛，不得屈伸，近之则痛剧，汗出气短，小便不利，恶风，不欲去衣，或身微肿，甘草附子汤主之。"实其对腔剂也。病者闻用附子，即表示不敢服，并云平素不任温热，一片生姜亦不入口，何况附子。愚乃反复开解，力保必效，且愿坐待服药，肩负全责，始允试服。订方附子一两、白术八钱、桂枝尖六钱、炙甘草四钱，服后痛热依然，惟小溲较畅，口渴略减。翌早再诊，照服原方，更二剂，痛乃渐解。五剂，略能行动，便溺始不需人。七剂，痛止泰半。十二剂痊愈，始终未易一药也。考西说有关节偻麻质斯（即痛痹，俗称风湿），为一种流行性传染病，属运动器疾患，惟病原尚未发现，另有尿酸性关节炎（痛风），属新陈代谢疾患。前者有急性，有慢性，多因感冒受湿而引起。后者多属遗传的慢性病，虽有急性者，亦必转归慢性，其病原为尿酸物质代谢异常，血液中蕴藏多量之尿酸盐，沉着于关节及其周围而起。故治法一方当使其物质代谢复常，一方须将尿酸由排泄系排除之。故湿家身

烦疼，可发汗之麻黄加术汤；病者一身尽疼，发热日晡所剧者之麻黄杏仁薏苡甘草汤；风湿相搏，身体疼烦，不能自转侧，不呕不渴，脉浮虚而涩者之桂枝附子汤；大便坚，小便自利之白术附子汤；诸肢节疼痛，身体尪羸，脚肿如脱，头眩短气，温温欲吐之桂枝芍药知母汤：皆发汗利尿之剂，足资佐证。惟关节偻麻质斯与尿酸性关节炎，病原虽不同，症状固有相类者，治法当可相通。此病据脉证，当是急性关节偻麻质斯，然小溲短赤溷浊，服甘草附子汤，渐转能畅清白，诸症随罢，又似尿酸尽去而病愈。然则急性关节偻麻质斯者，尿酸中毒亦为其病原之一种欤？又考《本草经》以白术主风寒湿痹，死肌；《别录》主消痰水，逐皮间风水结肿；附子主寒湿，踒躄拘挛，膝痛不能行步；《伤寒论》以术、附并走皮内，逐水气；《药征》以附主逐水，术主利水，义盖本此。甘草附子汤之药效，从可知矣。

痹 三

痹为脊髓病之一种

神经系统之组织与病理一斑

褥疮之原因

脊髓病与膀胱直肠疾病患

寻常疾病，大都具相当时间性，如《内经》春伤风、夏洞泄、夏伤暑、秋痎疟、秋伤湿、冬咳嗽、冬伤寒、春病温，西说冬春多流行热性病及呼吸器病、夏秋多肠胃病及疟疾，其较著也。其不为时间所限，最普遍又最延缠者，莫如肺结核与干性脚气，其次莫如痿病与痹病。就痿与痹论，则痹多于痿，就性别论，则男多痹病，女多痿病，尤以产妇为然，在医院中，挨床迭被，左右相属望者，多是也。兹案亦为多数中之一例。长兴街五号三楼区中，廿六岁，患痹病，丁丑九月十六日来院。下肢顽痹不仁，力捻之，亦不起感觉，筋肉挛急，膝关节不能屈伸，上肢亦麻痹，但尚不甚，卧床可左右转侧，不能起坐，唇红活而舌白，胃纳甚佳，每餐可进饭二大碗，观其外貌殊不类病人，脉弦大搏指，一息五至，身无寒热，二便正常。《内经》以风胜为行痹，寒胜为痛痹，湿胜为着痹。此案重着不移，似属着痹，然谓病原为湿，则殊不然，以绝无湿之症状也。其实此为脊髓病之一种，考神经系，由白质、灰白质组成，白质成于神经纤维，灰白质成于神经细胞，在脑髓则白质居深部内层曰髓质，灰白质形成表层曰皮质，各种重要之中枢在焉。脊髓则居于脊椎骨中，上端连于延髓，下端成为马尾形，颈部与腰部稍膨隆，全长约十六寸，其组织灰白质在内层，白质在表层，恰与脑髓组织相反。而脊髓灰白质之两端，均有神经分出，在前部者曰前根，在后部者曰后根。前根为运动神经纤维所成，其运动径路，乃由大脑皮质之运动中枢起始，通过脑脊髓之白质，下行入于灰白质，与骨骼肌中枢联接，再由运动神经而达于骨骼肌，故能传导大脑命令达于末梢神经，以便随意运动。后根为感觉神经纤维所成，其知觉径路，乃由感觉器官起始，经过知觉神经，进入脊髓白质，升入大脑皮质之知觉中枢，故能传导末梢神经之感觉入于脑中。是以脊髓实为联络中枢末梢神经及感觉器往来传导之通衢，此外更与延髓同为反射作用之中枢，故脊骨折断者，则在折断以下之肢体，绝对不起感觉，及绝对不能运动，因末梢部与脑中枢之联络中断故也。故脊髓病变，则其末梢神经所分布之肢体，亦随之而起知觉障碍或运动障碍，因其性质与程度，遂有麻痹不仁、拘挛疼痛、萎缩软弱之别。至所谓反射作用者，如闪光而眴目，触热必缩手，遇刺即迅避，食物入口则分泌唾液，异物入鼻则喷嚏，入气管则起咳嗽，肠有宿物则出恭，膀胱膨满则撒尿，病则此种种作用或减退，或亢进，或全不感应，而人乃觉痛苦矣。故此案为脊髓病，确可无疑，惟不为软弛而为麻痹，不为萎缩而为挛急，是以谓之痹病。考之西籍，脊髓病类此者甚多，除各有主症外，每参伍错综，恒相兼并，就中最普通者，一为褥疮，二为膀胱、直肠病变。褥疮更分急性、寻常性二种，其原因为营养神经障碍，及由末梢神经、脊髓前角细胞变性，致肌肉萎缩而起。急性者皮肤先起湿疹，继成水泡，基底部渐化坏疽，溃烂甚速，蔓延于周围及肌肉之深层，三数日间，即成广大之溃疡，甚至露出骨面。其寻常性者，则因身体不能转动，坐卧悉在一定位置，因压迫之故，使血行障碍，渐次形成褥疮，以骶骨部及环跳附近为发生褥疮最多之处。患此者，至为痛苦。若膀胱、直肠麻痹或过敏，则小便点滴淋沥，或遗尿失禁，大便欲解不能，或遗矢而不能自制，矢溺秽恶，濡渍沾染，更易造成尿腐症、败血症，及为间接助成褥疮之原因，而使病情恶化。凡此在脊髓炎、脊髓痨，几为必发之兼症，寻常痹病则较少，痿病则更少。惟皮之营养神经障碍，发生皮肤病时，则堆叠如鱼鳞，甲错如松皮，搔之落屑纷纷，皱皮片片，或生红斑、疖疮、湿疹、脓疱疮等，则除脑病之外，全部脊髓病之属慢性者，强半为必然之并发症。故此案虽幸不作褥疮及膀胱、直肠病变，而皮肤亦遍起疖疮也，惟治法当根据整个脉证拟方，不须着重皮肤，病愈则皮肤自愈，为经验之事实。因拟黄芪五物汤加防风、川乌，十剂后，去川乌，加当归，又连服二十剂，麻痹挛急渐解，膝关节略能屈伸，勉能起坐。另拟四物汤合吴萸木瓜汤，与前方间服，又三十剂，症更减，可持杖而行，疖疮全消。再改用十全大补丸，以医院自浸之三蛇药酒送服，至十二月十四日，病痊出院。

痿 一

在新病理观察下之痿病

痿病之主要症状

慢性病用方须有定见

杜宽，女性，卅七岁，寓东约耀华街十九号三楼。丁丑十月廿四日，以虎豹十字车载来医院，所患为痿病，已三月，肌肉尽削，只余皮骨，不盈一掬，下肢软弱无力，卧床不能起，皮肤作紫棠色，甚红活，俨似康健人皮色，其实因纤维神经极度扩张所致，非血气之有余也，眼缝宽大，目睛高凸，貌似狰恶，亦因睑下肌枯瘪使然，非甲状腺肿也，咳嗽甚频，无痰，舌绛而润，不渴，饮食少进，大便二三日一行，溲溺亦少，脉弦数，惟气不喘促，精神亦佳。此正《内经》所云"肺热叶焦，则生痿躄"之候也。其云："脉痿，枢折挈，胫纵而不任地。骨痿则骨枯髓虚，足不任身。阳明虚则宗筋纵。带脉不引，故足痿不用。"皆痿病的候。至云肌肉濡渍，痹而不仁之肉痿，则混于痹。痹之病久入深，营卫之行涩，经络时疏，不痛不仁者，则混于痿。虽痿痹各有主症，而临床所见，亦间有难于辨别者，但自大体言之，痿病足不任身，痿而不用，病在下肢，而皮肤感觉机能无恙，甚少麻痹激刺状态，膀胱直肠多无病变，以此诊断，当不大误。至论病原，则全属脊髓疾患，病灶多在腰椎以下，故病多在下肢。盖下肢神经，导源于胸椎第十二节及腰椎骶骨椎间也。病之深浅轻重，视脊髓病变程度而异，若压迫性、官能性或炎性疾患，治之不难；惟若脊髓神经起实质病变，则愈之不易。尝见病者下肢萎缩软弛不能动，身以上无恙，精神饮食如故，端坐之顷，宛若平人，而终其身莫愈者，盖一部脊髓组织坏死故也。幸此为不常有之病，愚临证以来，所见不过三人。而寻常痿病，则愈者颇多。如此案似属脊髓麻痹病（脊髓前角炎）。据西籍，脊髓麻痹分急性、慢性。急性者，初起必恶发热，头痛，遍身疼痛，作寻常伤寒症状，甚则神昏谵语，一二星期后，诸症渐退，乃转发本病。慢性者，初无寒热等症，但渐感下肢软弛无力，寖至不能起立步行，肌肉渐次萎缩，软弛之程度渐增，遂至卧床不能起，若病灶蔓延至颈椎以上，则上肢亦继之而病，间或影响脑髓及头部末梢神经，则颈、眼、唇、口、舌、咽头诸肌，亦连带病变。据此而观，此案自属痿病，与"脊髓麻痹"颇相类似，惟谓"脊髓麻痹"即古书之痿病，未敢武断，而痿病之确为脊髓病，则绝无可疑。至论治法，西医着重电疗及按摩，成绩平平；《内经》则独取阳明。以事实论之，当以调理脾胃使得增进饮食为第一义。盖饮食进则滋养充，脉道利而营卫盛，斯筋骨劲强，关节清利，皮肤调柔，腠理致密，病以渐而起矣。惟病有主客，症有兼并，病异其证，证异其脉，则权衡揆度，自当临时变通，又不能执一而论也。如此案咳嗽无痰，舌绛不渴，治肺之法，自不可少。因先拟王海藏紫菀汤，连进二十剂，咳止胃苏，饮食渐增，肌肉渐生，稍能起坐。改用大补阴丸作汤，与四物汤合三妙散间服，又二十剂，足渐有力，稍能行步。再改用虎潜丸，每日一服，至十二月二十日痊愈出院。此病治期虽近两月，尚属速愈，而每方连服数十剂，亦为慢性久病之常例，比诸晨夕易方，依脉证为进退者，同一不易，盖随机应变，活泼如珠走盆，或识见坚定，一法贯彻始终，皆为难能也。

痿 二

越婢加术汤治脚弱之实验

服麻黄石膏四十日不出汗

心室肥大、动脉瓣锁闭不全之脉搏

胡四，女性，三十岁，寓东约厦门街十五号三楼。丁丑元月初五日入院，脚痿软，不能行立，略有麻木，肌肉较平日消瘦，软弛而不紧张，面色晄白，唇略干皱，舌红润，不渴，饮食二便如常，无寒热，不咳嗽。此为痿病，病在脊髓神经，惟脉实大而疾，浮取应指，沉按不绝，颈际动脉亦略见搏动，但心脏不觉悸动，此则兼左心室肥大，大动脉瓣锁闭不全之故。习生理解剖者，无不知脉动根于心动，心脏一张一缩，脉管亦一张一缩，血在脉管中，乃相续前行，前人谓脉动为脉波，形容恰当，盖脉至如波浪之起，脉止如波浪之落，一起一落，有原泉混混光景。脉管张缩，既根于心脏张缩，故诊脉至数，即可知心脏张缩之速度，以平脉为准，过者为数脉，不及者为迟脉，此固尽人所知。惟徐脉、疾脉，则与迟脉、数脉迥然不同，盖迟数指脉搏之迟速言，徐疾指血流之缓急言，此则人或不知。凡左心室肥大者，当其收缩之时，室中之血，受其强力之挤迫，喷射而入大动脉，其势至锐，血流至速，脉管骤然充血，脉搏应着指下。然因大动脉瓣锁闭不全之故，当心室收缩，继以片刻之弛张时，脉管之血，一半向毛细管前行，一半却逆流入心室，其势亦至锐，血流亦至速，脉管急遽收缩，脉搏突然而止，此时诊其脉，骤然而至，骤然而止，至数不增，而来去匆匆，此之谓疾脉。若心室虽肥大，而大动脉瓣孔狭窄者，脉小而充实；心室肥大，兼大动脉瓣锁闭不全者，则实大而疾。故此案之脉，可确知其为左心室肥大，兼大动脉瓣锁闭不全也。其不感觉心悸者，则以心脏神经、心囊内膜、三尖瓣、二尖瓣（僧帽瓣）未起病变而已。惟其如是，病之预后自佳。凡左心室肥大者，心筋强盛，血压亢进，其病实而不虚，苟无特殊兼证，不宜滥施补药。此案脉既实大，又无其他虚寒症状，自当依实证、热证之例施治。张子和治宋子玉病痿，脉滑有力，先以盐水涌之，继投黄连解毒汤、泻心汤、凉膈散、柴胡饮子得愈，可知痿病固多属热者。因师丹溪虎潜法治之，半月，无大效，继思《千金》肉极门越脾汤下云："治肉极热，则身体津液脱，腠理开，汗大泄，厉风气，下焦脚弱。"方载脚气门，药用麻黄、石膏、白术、附子、生姜、甘草、大枣。考仲景法，麻黄、石膏并用，治汗出。如麻黄杏仁甘草石膏证，汗出而喘；越婢证，续自汗出；又越婢加半夏汤，治肺胀，脉浮大；越婢加术汤，治身面黄肿，脉沉，小便不利。此案无汗，不喘，不肿，似非越婢证，然所谓厉风气，下焦脚弱，则正恰当。愚尝本《千金》法，以续命汤治脚弱甚验，其方多麻黄、石膏并用。今脉实大而疾，证属阳热，例所不忌。因拟越婢加术汤，方如下：麻黄三钱、生石膏八钱、白术四钱、生姜三钱、炙甘草三钱、大枣五枚，每日一剂，连服二十日，脉象依然，惟脚弱已减，可以起立。照方服十日，渐能举步，脉渐缓软。更十剂，脉搏已复常，脚虽未能振步有力，然已可行动自如矣。病者以来院久，撄心家务，乃自请出院，时二月三十日也，计共服越婢汤四十剂，统计麻黄十二两、生石膏二斤、白术一斤、生姜十二两、炙甘草十二两、大枣二百枚。此病有当研究者：一，自《千金方》以降，古人甚少以越婢汤治脚弱，历来方书痿病门亦未论及，盖其药理治效未能明也。考麻黄含有二种成分：（一）麻黄精（Ephederin），（二）副麻黄精（Pseuephederin）。功能激刺交感神经及副交感神经，故能发汗退热行水平喘息。石膏化名硫酸钙（Calcium Sulphur），为喘证要药，然此只可释越婢证之喘汗身肿，而不能释其可治脚弱。若以治痿独取阳明，石膏能清阳明大热诠之，亦只可附会石膏，而不可阐释麻黄。若谓其能治脚弱全在白术，《本经》以术主风寒湿痹，固有相当理由，然他方用术者多矣，越婢汤以麻黄、石膏为主药，术为副药，其治脚弱，为整个药方之事，讵能舍主药不言？二，麻黄能发汗，故有汗忌用，然与石膏同用，则不忌。此案连服越婢汤四十剂，始终未尝出汗，可为明证。由是可知麻黄杏仁甘草石膏证，汗出而喘，越婢证，续自汗出，确为事实，前人怀疑二方者，可释然矣。《药征》云："麻黄合杏仁，则治疼痛及喘；合桂枝，则治恶寒无汗；合石膏，则治汗出。"由是可证药与药组合之间，性质效用，显有不同，故佐使配合，确有至理。彼麻黄、石膏并用，可治汗出，久服不致出汗，凡此事实，自有研究价值。三，脉搏实大而疾，为心室肥大，大动脉瓣锁闭不全，服越婢汤而就治。然则麻黄、石膏，何以有效？考新药理，麻黄小量能亢进血压，大量能减低血压，硫酸钙能中和血液中过量之酸化物，故服之则血压低，酸毒解，心脏机能得以复常。果如是，则越婢汤可为心室肥大、血压亢进之特效方，与脉结代、心动悸、心脏瓣膜神经病变之炙甘草汤证，一虚一实，为两大法门。惜经验尚浅，未能质言耳。故此案虽以越婢汤取效，其果能免徐灵胎偶中之讥乎？

痢 一

痢之真正病原与病理

全身症状与病灶之因果

轻重死生之谜

友人黄博济，以善治传染毒病名于时，医馆设皇后道西二百三十一号二楼。其助手黎文欣，苍黑硕壮，平素无病。丁丑二月十一日晚，忽腹痛便泻，先下溏薄，继则转为红白胶黏物，里急后重，窘迫不堪。入夜，利渐紧，每小时四五行，栗栗恶寒，兼作微热，呻吟达旦。明发，即延诊，脉弦细而滑，略带数，舌苔白厚带黄，堆砌满舌，口气臭恶，咽干口苦，胸胁满痛，此时行痢疾也。凡痢以腹痛，里急后重，排泄黏液血便为特征，轻症多不发热，或仅有微热，稍重则发中等热，剧者乃作壮热。热之轻重，与病灶所在有密切关系，盖发热之全身症，为菌体毒素入血而起。若病灶只局处直肠，则以其生理组织之特异，及滤胞、淋巴腺之缺如，菌毒不致吸收人血，不致发热，但以炎性分泌物之激刺，使肠黏膜起反射作用，及肛门括约筋之痉挛收缩，而现里急后重，下利频数而已。若病灶蔓延至结肠弯曲部、横行结肠、上行结肠等处，则因肠管之滤胞及淋巴腺以次增多，菌毒易被吸收，则必发热。若病灶更上行至包氏瓣、盲肠、回肠者，菌毒吸收愈盛，中毒症状愈显，壮热之外，且引起种种脑症状，与肠伤寒症状殆不易别，此所谓"伤寒型赤痢"也。且痢疾之粪便，含有多量之蛋白质，热之则凝固而成胶状物。症剧者，蛋白质不绝排出，营养障碍，无不急速羸瘦，兼以菌毒之侵袭，高热之消耗，每易陷于全身衰弱而死。是知《内经》云肠澼便血，身热则死，寒则生；曰肠澼便脓血，脉悬绝则死，滑大则生；曰肾脉小搏沉，为肠澼下血，血温身热者死；曰阴阳虚，肠澼死。乃指此等证状而言，否则痢之仅有微热、中等热者，事所常有，岂属死证？即表证较甚者，葛根汤、葛根黄芩黄连汤、人参败毒散等，亦游刃有余，何致即死？此案微热恶寒，表证尚轻；腹痛里急，苔白厚，脉滑数，里证则重。盖肠内容物不得排泄，发酵腐败，更为病菌繁殖之天然培养基，若不急为驱逐，病必不能即已。如是，则大黄当用矣。胸胁苦满，淋巴淤热，柴胡又为要药。参合脉证，则大柴胡汤殆不易之方已。授大柴胡汤原方一剂，服后稍安。十三日再诊，舌苔略退，寒热已罢，改用小承气汤一剂，得畅下一二行，势乃大定。十四日三诊，病愈泰半矣，再投小承气汤一剂，减其制。前后三日，药仅三服，遂愈。此病若用太阳阳明合病法治之，必不效，即黄芩汤、白头翁汤、芍药汤等，仍属一间未达。药贵对证，不能稍事敷衍也。

痢 二

西医单计诊断费需五十五元，服中药得愈药费不过一元，唯物的金钱与生命观

旺角通菜街六十七号惠福恤衫公司霍惠鸿，有至友梁继焜，曾任广州市参议，兼感化院监事。丁丑夏，新从日本归，患利下，腹痛里急，欲解不畅，努力挣责，惟下溏粪少许，杂以黏液鲜血，日夜三十余行，身无寒热，饮食虽减，而操作如故。就诊西医叶某某，授药水一瓶，曰："服之得效，非痢也；若无效，属痢无疑。"及三日毕服之而病如故。再往诊，则曰："当检查其粪，方能诊断。"且须检验二次，验费首次三十元，二次廿五元。梁以为过，亟辞归。偶与霍言之，遂介之来诊。症如上述，舌有白薄苔，略干不渴，脉带弦，亦无他状。愚曰："易事耳。一服当效，三服必愈。"处四逆散合平胃散与之。翌日再来，甫履诊室，即呼曰："药无效，奈何？"愚曰："此必有故，容再诊之。"比视舌苔已化，脉转缓弱，症虽未减，已有转机，当因势利导之，改用桂枝加芍药汤，再加当归、木香、桔梗，一剂大减，再剂竟愈，果三服耳。乃大叹服，且谓平素不信中医，不图神效至此云。其原不重，愈之固毫不费力也。凡急性传染病之痢疾，病原多属赤痢杆菌，若阿米巴原虫性赤痢，经过多为慢性。二者非独原因不同，即病理及症状，亦各有相异之处。富经验者，但就其症状而观察之，自能鉴别。若用细菌学诊断，则一须检查病人血清之凝集反应，二培养粪便中之赤痢菌。然华大耳氏之血清反应，多在病发一二星期后方可发现，手续既繁，又不适用于病发之初期。至培养细菌，将新鲜排出之粪，择其混有血液之处取之，洗以食盐水，再行菲薄分离而培养之，至少经十六小时之后方可检查。若欲更求真确，则再取免疫血清，以验其凝集反应。然此皆另有专家司之，取费皆有一定。惟阿米巴原虫性赤痢，诊断极易，只须从新鲜粪便中取其混血之黏液一滴，置玻片上，加生理食盐水少许，更覆以玻片而轻压之，以显微镜检查之即得。西医所云检验二次，即欲确知其病原为赤痢杆菌或阿米巴原虫而已。然多取伤廉，世具同感，假使病必须如此诊断，又需如此耗费，除一般富人外，惟敛手待毙耳。况华大耳氏反应，不适用于初期，从病人粪便中欲证明赤痢菌，亦非容易。阿米巴原虫性赤痢，单就症状上已可诊断，又安用如此耗费为也？

痢疾（附觉非越南医案一则）

衷中汇西之新治法

注射西药，内服中药，并行不悖，痊愈更捷

东莞邓鸿辉，侨寓金边当铺街一百零一号后座。民国丙寅闰四月起，患红白痢证，日必数十行，里急后重，刺激之苦，不堪言状。初则市上之膏丹丸散，药房之特效灵药，靡不遍试，继则医无不请，针无不打，终则就治病院，旋愈旋发，遂成所谓"休息痢"，缠绵困顿，人徒骨立，束手待毙。

民国十七年二月十二日，由母氏扶掖来寓就诊。脉濡微，皮黄骨瘦，面晦唇乌，盖因久痢，不堪痛苦，乞灵鸦片，日久上瘾，遂成今状。诊视之后，许以一试，服药十帖，注射四五回，可冀痊愈之望。

邓曰："三年以来，打针不下三二百次，虽能暂效，终不断根。先生今云四五针，然则区区果有济乎？"

余晓之曰："针药杀菌，菌灭而痢除，此普通之病理也。顾此证之菌，原非针可以全治者也，前在针治之时，大肠中已成之菌虽告暂息，然而刈草不除根，春风吹又生矣。所谓源者若何？盖物必自腐而后虫生，可知微菌作祟，由于木郁，而木之郁也，则根于土虚，土虚则木气不为条达，斯郁腐生虫矣。证诸新理，土者脾也，木者肝也。脾泌甜汁，消化饮食，血液成分中之白血轮，即脾气之结晶也，力能吞蚀外来毒菌，营其抗毒之机能，护卫人生之健康；肝为一大腺体，其功用系以蓄贮血液之余量，调节循环，使五脏六腑皆得平衡之血养，使无轻彼重此，如电气之有蓄电机（CONDENSER）者然。设脾虚气弱，消化不良，一旦为毒菌所侵，体功失其抗毒之作用，则正衰邪盛，压迫神经，血脉沉滞，肝经郁抑，沸沸发炎，而肠癖作矣。所以

然者，厥有二因：（一）属于直接的——生理之脾，泌甜汁，输入胃脏，化为酸素，消化饮食之外，又能中和其中毒性物质与及微生物等，不使有害健康。中气若虚，即失其作用，微生毒物，一劈直下大肠，为痢为癖。（二）属于间接的——凡人饮食变为精微，沿小肠缓缓而下，一路为肠壁衣之乳吸管吸收之，而总汇于开窍于大肠之门脉，以入于肝脏，再转运之于心脏，化为血液，以养人生。设肝气不达，影响吸收作用，则郁聚于壁衣，发炎腐坏，下为痢证。是以古之治痢，必消其滞，行其气，气化机微，不仅在形迹也。西国医学，详于形迹，头痛医头，脚痛医脚，故有所谓特效药。大肠有菌，即杀其菌，初不问菌之所依附从生也。惟其侧重形迹，故不知气化。（按：近日发明内分泌作用，稍知气化，进步多矣。）因此之故，凡病涉化机者，其特效云云，有时亦不克奏其效矣。足下前此之治，但去肠菌，遗其中气，事焉有济？今拟培土疏木，使气血流通，净本清源，使菌无从生，即不用针，已可补救，况其四五乎？吾欲针治其标，药治其本，双管齐下，庶几速愈耳。"邓曰："善。"

初诊，与补中益气汤，加白芍、木香、尖槟、黄柏、阿胶、地榆，送服砒制STOVARSOL（斯杜凡耳丸）二丸，注射伊美汀（EMITINE）0.04公分，硼酸五公分开水二两洗肠。按：伊美汀与STOVARSOL，皆所谓特效药也。

二诊，如厕仅六七次，而且红白亦已减少，仍前法。

三诊，次数痢量更为减少，仍前法。

四诊，不见红痢，仅排泄胶性白汁少许，其后有正色大便矣。停止注射，仍洗肠，与补中益气汤加白芍、淮山，送服STOVARSOL丸二粒。

五诊，便色、饮食如常，停止注射、洗肠，改与六君子汤合补中益气汤，送服三三丸（白砒、轻粉、彝茶），涩敛杀虫，功与STOVARSOL相恍惚而较为经济。

六诊，授归脾汤，着连服一月，以为善后。

按：STOVARSOL为法国出品，擅治痢及花柳等证。三三丸方，载《疡医大全》花柳门，余借医痢疾，恒收伟效。

今年民十八元月初六来院贺年，神采奕奕，魁梧其貌，自言愈后戒烟，遂获枝栖于堤岸，为人监工云云。正谈论间，院中突然失火，损失颇大。余亦倦鸟知还，遂于是年十一月旋国焉。

吐　血　一

血证治法有寒热两大法门

柏叶汤为寒病正治

脉证宜忌之原理

友人吴杰卿，喜涉猎医籍，兼久病知医，家人亲友中，偶有小恙，辄为药之，往往获愈。其有不愈，或病重不敢主药者，则必介绍延愚，十余年来，不知几许次矣。丙子夏，其介弟镇谦，利源西街廿三号威信印务局司事，以店务劳形，兼家事激刺，忽患吐血，杰卿投药数剂而止，旬日后，血复来，且加暴，药之无效。至友宋约翰闻其病，远道来治，亦无效。杰卿即命家人持名片邀诊，已夜深十一时矣。病者寓士丹顿街内佐治里五号二楼，楼小人众，空气恶浊。愚至时，病者吐血甫止，倚卧藤椅上，面色灰白，唇舌不荣，微渴，胸际起落，呼吸若不续者，视其所吐，色甚鲜赤，量亦多，脉弦细而缓，按之虚软，手足尚温，不咳逆，无寒热。愚曰："此阳虚证。幸身无热，脉不数，证虽剧，能任温药，犹可治也。"拟金匮柏叶汤，以仓卒难觅马矢，乃另书理中汤与之，嘱即煎服。旦日，家人觅马矢归，依法制马通，煎柏叶汤继进。其后杰卿以电话来，云服药二剂，血已止，并询善后之法。愚曰："毋须。再服原方数剂，以饮食消息之可也。"一月后，遇镇谦于长途汽车中，执手殷殷道谢，谓服柏叶汤七剂，诸症悉愈，休息半月，体力亦复，不啻重见天日云。按：《灵枢·玉版篇》以"衄而不止脉大为逆，呕血胸满引背、脉小而疾为逆"；《金匮》"夫吐血咳逆上气，其脉数而有热，不得卧者，死"；《中藏经》"吐血其脉浮大牢数者死，衄血其脉浮大牢数者死，泻血其脉浮大牢数者死"；《脉诀》"鼻衄吐血沉细宜，忽然浮大即倾危"。所以然者，血在脉管中行，脉管破裂，则血溢于外，咳血为微细血管损伤，吐血为大血管破裂。血液中之钙有凝固性，其作用能封锁血管破裂之孔口，而使之愈合，惟血行疾，血压高，则凝固封锁无效，而血溢不止矣。以脉验之，脉浮大为血压高，脉数为血行疾，脉牢为血管壁硬化，易于破裂，凡此皆血证所忌。此病脉细而缓，不咳逆，无寒热，虽喘犹能平卧，所以决其可治也。

吐 血 二

血证用大黄为古人历验之成法

泻心汤为血证神方

脉证与药方之标准

加咸街廿二号南昌米店李时考，曾患吐血，甚剧，愈后仍不时举发。丙寅九月十日复狂吐鲜血，喷薄而出，仰卧不敢动，并不敢言。延医进以血门套药，无效。西医李某、胡某某注射止血针，亦无效。十七晚延诊，其时病者面无华色，唇白，舌淡，口渴，无苔，右脉微细欲绝，寻之别有脉管动在腕侧，所谓反关也，按之细滑，左脉沉细，尚有根蒂，不大便三日，小便短赤，自经西医注射后，反增发热。此证失血过多，面无华泽，脉虚不待言，然此乃热病也。古人云："血证虚在血分，实在气分。气壅上行，血即随之。"非降气无以止血，非清热无以降气，能清热兼能降气之药，首推大黄。苏伊举谓"蓄血妄行，迷失故道，不以迅药利下，则以妄为常，曷以御之？"今既止复吐，愈而再发，其内脏组织间必有瘀血蓄积，非彻底搜逐无以拔除病根，姑息养奸，必贻后悔。拟金匮泻心汤（大黄五钱、黄芩三钱、黄连二钱）煎服，血势即缓。十八日天尚未明，其兄时用即以舆乘之来院，谓店内湫隘，空气恶浊，不宜调养，故来留医，且以利便愚之诊视云。是日晨午照原方略减其制，服二剂，另以生附子、麝香捣贴涌泉穴，血遂尽止，惟胸胁腹背隐隐微痛，此瘀血将下而未下也。十九日，照原方加花蕊石五钱，服后得大便一次，甚胶黑，痛少缓。二十日，血虽不吐，而咳出瘀块甚多，杂以胶痰，然面色已见红活，唇有润泽意，舌苔渐生，黄中带黑，投花蕊石五钱，秋石丹五分，滚水调下，傍晚再进泻心汤一剂，又略减其制。廿一日，改用三一承气汤加桃仁，午后得大便一次，先下坚粪，继下胶黏，腥臭异常，是日痰色已净，瘀块全无，舌苔渐退，脉转柔和，已出险境矣。因坚嘱其家人小心将护，诫勿行动，勿劳神思，宁心静养，略进猪肉稀粥、银耳、燕窝、牛乳、鸡蛋、面包之类，口渴饮以洋薏米汤。廿二日，仍投小剂泻心汤加生地、当归。廿三日后，以清燥救肺汤、紫苑汤、异功散，缓缓调理。如此半月，病愈出院。

吐 血 三

吐血不治之脉证
注射强心止血针之区区成绩

皇后道中六十三号，牙科医生麦沾泗之令侄麦华，廿五岁。患吐血，时发时愈，势尚不甚。戊辰二月十三日，忽暴涌如潮，诸法并进，迄不能止。计延中医五人、西医二人，而皆束手。十四夜，昏愦不省人事。十五日昧爽，舁之来院，初由西医诊治，注射强心止血药三次，幸得复苏，而血仍不时上涌。十六日午后，华商总商会司理叶兰泉，麦之荸荙亲也，来院探视，主张转服中药，愚接诊时，壮热大汗，脉洪大无伦，面色白中隐青，神情躁乱，肌肉瞤动，已将脱矣，急投黄土汤，去黄芩、黄土，加赤石脂合柏叶汤、理中汤法与之，服后半小时许，热缓汗收血止，人事稍定，晚间亦得睡。十七日诊之，病者欣然有喜色，亲友亦津津乐道前药之神，比诊其脉，弦大搏指，疾急不调，一息六七至，略有咳，面色枯白，舌干口渴，知非善候，姑与圣愈汤。膳后，沾泗到询吉凶，因直告之曰："去血过多，阴虚阳脱，现虽血止，但此后咳不增、气不喘、脉敛热退者，方有生机，否则不可知矣。"午后渴少解，再与圣愈汤一剂。十八日，咳不减，微见喘促，知枉费心机矣，勉尽法以治，症状渐安，而喘咳反增，脉不敛如故。廿三日酉刻，大汗淋漓，急投参、附，汗即止，然脉亦沉绝，亥刻而终。按：凡病脉证相得者可治，相反者不治。《灵枢·动输篇》曰："阳病而阳脉小者为逆，阴病而阴脉大者为逆。"为其不相得也。此案大吐血后，全体血量骤减，血压沉降，在理脉应细静。然以脑神经兴奋，心脏代偿机亢进，使心动加速，藉以催进循环，维持血压，以故脉搏弦急不调，亢而无根。此非独如《内经》"大则病进"，"泄而脱血脉实难治"之候，简直是"真藏见"，为必死之证。《灵枢·玉版篇》"呕血，胸满引背，脉小而疾"；《五禁篇》"寒热，夺形，脉坚搏"；《素问·大奇论》"脉至而搏，血衄，身热"：皆属不治。《脉要精微论》："浑浑革至如涌泉，病进而色弊，绵绵其去如弦绝，死。"谓来盛去衰，脉虽应指，而脉管之弹性已失，有扩张而无收缩，机能废绝，为必死之候。此案之脉，即类是。况血止继以咳嗽，兼见喘促，小循环障碍，影响肺脏，增加险恶程度。是则病之不治，毋待蓍龟。安谷者过期，今病稍能进食，故尚可迁延数日。而大命告倾，英年不禄，盖有可悼惜者已。

脑震荡 一

跌仆伤脑呕吐不止之死证

壬申九月，保良新街廿三号泗合油漆店东主张泉，其长公子其铿，九岁，在皇后道西黄某某私立小学校肄业。值星期休假，学校教职员率领全体学生作扯旗山旅行，归途经干德道旭和台附近猛鬼桥，稍事休息，各生四出嬉戏，追逐为乐。张子忽失足，倒跌桥下山坑中，坑深可七尺，中多砂石，流水潺湲，以故遍体尽湿。黄即抠衣趋下，抱之起，放置树阴处，细为审视，了无损伤，惟因骤然受惊，面泛青白之色，神气稍觉慌张耳。黄即使人驰返其店，知会其家人。张闻讯，急驱车至，载之返，经数时之休息，都无所苦，惟食入则吐，饮入亦吐，不进饮食，则洋洋如平时。因延伤科名家方某某来诊，无效。翌晨，其母偕之来，求止吐之药，脉证皆无异征，且尚能娓娓道旅行经过。因谓此属小恙，休息数日，当可就治。处方六君子汤加竹茹、生姜与之，嗣闻其饮药仍吐，滴水不能容，神气渐变。张即延伤科林某某，内科梁某某、何某某，西医李某某，先后到诊，皆告束手。傍晚，雇车载往国家医院救治，亦无效，夜半竟逝。黄得讯，情虚畏罪，星夜遁去无踪。证之始末如此，事后寻思，必堕坑时震动其脑，依迷走神经之传导，胃神经痉挛，饮食入胃，则因反射作用而吐出，吐虽关于胃，而病源则在脑。尝见头部被袭击者，呕吐狼藉，盖因震动脑神经之呕吐中枢也。此病之急变，当然属脑神经机能卒然停息。西说以心、肺、脑为死亡之三脚架，其事至确。想幼小体弱，脑髓发育未充，或神经系之一部分，具先天性畸形，一旦卒受大惊，或剧烈震荡，遂蒙其害。然其真相，非经尸体解剖不能得也。当时以脉证无他，不以为意，等闲视之，而倏忽剧变至此，是知临床诊病，原自不易也。

脑震荡 二

泻利不可强止之理由

安神药能速治脑神经之官能病变

友人吴苏，寓皇后道中九十号四楼，其十郎炳南，年四岁，伶俐活泼。丙子五月，发热泄泻，日夜二三十行，所下皆水，气息酢臭腥腐，腹胀拒按，但不痛，唇干不渴，舌有白苔。初使妇佣负之来诊，三日无效。第四日，其母黄亲自偕来，力求止泻之药。愚谓此宿食为害，与热结旁流同理，因脉证未实，难任承气，只以消导之药应之，所以效迟，然其利下是体功求济作用之故，并非滑脱失禁，当因势利导，决不能止，强止必偾事，今脉证无可虞者，但耐心一二日，当奏绩耳。仍依前法拟四逆散、保和丸、六一散复方加减予之，黄转就商西医马某某，亦言利不可止，始委心信服焉。更二日，果效。前后七日，利止热退，诸症寻愈。越旬，吴适以要务俱黄赴广州，濒行，委其令妹曰七姑者代持其家。傍晚，十郎独嬉戏厅事中，觑人不意，溜步门阑，失足倾跌，沿楼梯翻滚而下，幸梯级经三楼门首处，转曲作一大弯，藉势顿挫，倒仆墙隅，不至直落地面，然已饱受虚惊矣。自是神气痴呆，不言不动，家人初以为偶然。且日视之，一仍前状，早餐已备，竟不索食，强饲之则咽，与水亦饮，百计逗其言笑，惟张目呆视而已。七姑震惧，急携来就诊。面色晄白，唇舌如常，身无寒热，脉无异征。此盖倾跌时震动其脑也。处方：党参、当归、酸枣仁、柏子仁、茯神、远志、石菖蒲、半夏、龙齿、牡蛎，另以整块朱砂二两、金银饰物各一件同煎，服之即效。三服，嬉戏如常矣。此虽震动其脑，尚属官能障碍，实质未起病变，所以速效。考《灵枢·五乱篇》"气乱于心，则烦心密嘿，俯首静伏"；《素问·举痛论》"惊则气乱，……惊则心无所倚，神无所归，虑无所定，故气乱矣"。究其所谓心，当括循环器之心，与神经中枢之脑而言。惊则气乱心病，实脑中枢之病也。又考《儒门事亲》卫德新妻病案，曰："惊从阳入，为不自知也。……《内经》云"惊则平之"，平者常也，平常见之，则无惊。……夫惊者，神上越也，从下击几，使之下视，所以收神也。"绝妙治法。然此案因震动其脑，不只受惊，且气索神呆，当非张法所能治。医亦多术，不其然欤？

痰 喘

多时痰喘服熟地立效

何种痰喘宜服熟地

古人对熟地之经验

必列啫士街卅九号陈洪,营运输生意,为本港独家专利之行头,居该处已三十年。原配朱氏,为振鸿先生之令姊,现年五十矣。陈家番禺,乡中置有田园,故朱恒居乡,躬亲农务。年前患痰喘,初起甚微,渐以加剧,每日晨起,必咳嗽连连,胶痰盈缶,甚则心摇体倦,气若不续,涕泪俱出,额汗濡湿。延医服药,亘数十剂,或补或清,有效有不效,而卒无法根治。丙子秋末,特买舟来港就医。其人眇一目,身短肌消,面目枯黄,唇干,舌黯而萎,脉寸浮尺细,虚而缓,此上盛下虚,其末在肺,其本在肾,法当补而敛之。拟金匮肾气丸作汤,以五味子易附子,重用熟地,一剂立效,数剂,病去如扫。因农事迫,不可久留,濒行,为求一方善后。因订八仙长寿丸,嘱返乡修制吞服,另授小剂异功散,每日一剂,以调补中气。数月后,遇陈君,询其究竟,则云照法修服,久已康复如常矣。按《内经·咳论》云:"五脏六腑,皆令人咳,非独肺也。"是咳虽肺病,而所以致咳,固别有在。不治其因,而惟断断于咳,此所以久治无功也。要知外感六淫,固能致咳,而痰饮水气,尤为致咳之最,喻嘉言《医门法律》阐发已详。今朱病又与此殊,既非六淫之邪,亦非痰饮水气,而实为阴虚肺痿之候也。肺司呼吸,所以排除碳气而吸取氧气,必阴液腴润,元气充沛,则呼吸机能之营运,得以畅行无阻。所谓阴液,当是细胞间之原浆营养液,所谓元气,当属神经细胞之活泼作用。古人谓阴津阳气,今病阴虚津少,肺体萎缩,影响呼吸机能，不能畅行其吸氧排碳之工作。体内氧气，不足供氧化所需，而多量碳气，反积存于肺。在此情势下，体功之救济作用遂应时而兴，一方气管壁分泌多量之液体以浸润组织，一方起反射作用以驱逐多量之碳气，咳嗽者，即此反射作用之表现也。体功有公例，平时分工合作，有互助之功能；病时调节反射，有救济之作用。病之传变转归，皆此作用为之，一切汗吐下温清和补得以奏治疗之效者，亦利用此机构行之。证之平顺险易，可治不可治，亦必视此权衡规矩以为标准。《内经》云"知其一，万事毕"，此之谓也。今证色枯肌瘦，唇干舌萎，阴虚之象已现。证虽剧而可治者，则一因津液之来源未绝，救济功能未坏。晨起咳吐胶痰盈缶，是其证也。若津液告匮，无以供其分泌，决无此多量胶痰之理。浅识者，犹以为痰多湿盛，滥用化痰之药，是惟恐其津液之不涸已。其二则因脉象虚缓，心脏能力犹足以维持血运，使在末期，势衰力绌，心脏因反射代价之故而兴奋。第一步脉现弦大紧数，第二步则厥脱随之矣。将死之脉，大起大落，亢而无根，为临床习见之事，苟识见不广，必为所蔽。此病痰多脉虚，体功未坏，病虽剧，犹可治，理该如此。故前方君熟地以补阴，血旺津充，诸症自以渐而复矣。更考古人善论熟地者，当推张景岳《全书》、冯楚瞻《锦囊》。景岳于血虚发热，阴虚痰喘，营虚不能作汗者，皆主重用熟地，楚瞻谓熟地大补肾中元气，时贤张锡纯《药物讲义》，本之以治肾虚水泻，昏不知人，肾虚痰喘，怔忡将脱者，皆获捷效。是熟地之于阴虚，功最擅场。古今人所经验如此，则朱病之愈，殆非幸致也。

神经衰弱

神经衰弱之症状与病理

以药效解释介类潜阳柔润熄风之意义

育才书社英文教员何华清，寓波斯富街五十号二楼，其夫人于十五年前产后，月事即停，渐觉晕眩怔忡，十数年来，从未敢独行，出入必倩人为伴，服药数百剂无效。戊辰夏，偶患腹胀呕逆，延陈某某治之，用茯苓泽泻汤、吴茱萸汤、真武汤等，颇有效。一日少腹觉微痛，腰部左侧亦一点疼痛，牵引臀部，陈谓是月事复通之先兆，当以药助之。用温经汤原方，桂枝四两，生姜、吴萸各二两，他药亦称是。药成，试尝之，攒喉攻鼻，不能咽也。然求愈心切，强饮之，是夜腰痛竟如刀劙，疼极不可以动，呼号达旦。何亟走询之，陈曰："此月事将通而未通也，决无碍。"及询知便结多日，乃书麻仁丸作汤，每药一钱起，三钱止，与温经汤方，轻重殊天渊，服后便仍不通，而痛势分毫未减。亟延西医，先投大量萆麻子油，继施灌肠术，去燥矢盈桶，针射丸药并进，痛始渐止。更延诸某某治之，谓是肾虚，用独活寄生汤，数日后，稍能起坐，而诸症如故也。愚诊时，见其端坐之顷，宛若无病，而言谈娓娓，面有油光而潮红，舌红脉数，此阴（细胞原浆）虚血少、阳升风动之候也。凡血液不能营养神经者，神经衰弱而知觉过敏，故稍有激刺，即怔忡晕眩，临卧必熄灯，否则难寐，稍有声浪，即瞿然醒觉，且步履虚浮，少劳即身如处云雾中，或注视街道，忽觉高与目齐，或黝黑而无所见，梦魇则闪烁万状，喧阗则心绪不宁，凡此皆神经过敏之见症。然推厥病源，实始于十五年前，盖不月属卵巢子宫病，凡经不调者多患天白蚁痛，崩漏脱血者多脑空痛。崩漏、经不调，为卵巢子宫病，然下病而见上，就形能求之，知两者必有相当关系。今晕眩起于产后不月，其为卵巢子宫病无疑。又妇人多经带病，次则多痛症。痛之种类，大约有三：一，因子宫收缩而起之疼痛（阵痛）；二，因子宫附属器周围组织之炎症而起之炎性疼痛；三，腰痛及骶骨痛。此病当属第二、三种，即腰腹及坐骨神经痛也。致痛原因，在过服辛燥，卵巢子宫附近组织因辛燥而发炎，充血焮肿，其渗出液压迫神经，即起疼痛。证之普通痛症，有用热水浴疗法而轻减者，惟急性疼痛症，热浴多反增其痛。热浴且能增痛，则内服辛燥而增痛，亦理之常也。今幸炎性渗出物已渐次吸收，神经压迫渐缓，疼痛渐减，当利用此体功自然疗能以为治。此病既是阴虚血少，当用滋阴养血之药。凡神经之因血少而拘急兴奋者，必眩瞀疼痛，得养血药，则兴奋者宁静，拘急者柔和，如是则眩瞀疼痛自已。古人以眩痛为风病，得养血药而愈，因有"柔润熄风"之言。至谓阴虚于下、阳升于上者，必以介类潜阳，以补血药之不逮。就形能药效求之，介类如石决明，能治头部充血、神经过敏；龟板、憋甲，能治子宫炎，兼推动生殖器之内分泌。凡头部充血，神经过敏之因卵巢、子宫疾患者，得龟板、憋甲等而愈，因谓介类有潜阳之效。古人不知解剖，于脏器实质，殊多膈膜，然其就药效疗能所下之定义，则真确不磨，超以象外，得其环中，其神妙处，非浅人所能领悟。此病古人早有成法，爰处养血潜阳、通经络、畅气机方与之。计每星期诊一次，每方服二剂或三剂，一月而病愈泰半。病者因服药久，不愿再服，因嘱从事颐养调摄，以善其后，今可出游观剧矣。何君遂请董锡康先生书篆隶中堂一轴，附以联相赠，联曰："范老子良医良相；陆宣公活国活人。"盖志其事云。

失　眠

注射强心针是兴奋心脏，内服附子是增加全体活力

安眠药片之中毒现象

刘才（达朝）先生，四十九岁，从事教育界已二十余年，寓西营盆高街八十三号三楼，初任职西营盘官立英文学校，继转育才书社。素禀阳虚，饵姜、附如家常便饭，每服辄数两，恒市生附子归，自行泡制，储之待用，室中玻璃瓶累累者皆是也。尝患失眠，服安眠药片得睡，习以为常，初尚能睡八小时，继则只睡六时、四时、二时，以至竟夜不得睡。己巳三月十日晚，夜深忽大汗淋漓，厥逆，晕眩呕吐，幸久病略谙药性，急督家人浓煎姜附服之，始得回阳。然诸症蜂起，多医不效，始来延诊。脉俱弦紧，神识症状，皆显阳虚之象，寒病无疑。然前医屡用桂枝龙蛎、真武、四逆加龙蛎，皆不效者，以制剂与病不相当耳。今病已不睡多日，必先令得睡神王，其余诸症，自可按部就班。初方附子四两、干姜三两、半夏一两、粳米一两、桂心五分、黄连五分，服后即以热水濯足，以酒煮生附子末，乘热敷涌泉穴，是夜睡甚酣。随照原方加减，参以理中、附子粳米之法，调理半月，诸症霍然。从前背后一点疼痛，劳则汗出，不任风寒者，亦不复作矣。此病用姜、附如此之重者，以其久服已习惯药性，非重量难奏效也。按服安眠药得睡，以镇静麻醉脑神经之故耳。初效继不效者，以其非生理上之睡眠，纯反自然之道，病气不服故也。脑神经屡受麻醉，心脏机能障碍，调节血行之力，因以不灵。周身血量不得平均，脑部贫血，心脏衰弱，血压沉降，体温低减，故失神、呕吐、大汗、厥逆，此中医所谓亡阳也。服大剂姜附而阳回，即西医注射樟脑剂之强心法也。然注射樟脑剂，只能兴奋心脏，内服附子，则能强壮全体细胞之生活力。且兴奋作用与强壮作用不同，兴奋属消极的，因药力之激刺而起一时之反应，其弊如疲乏之马，加鞭则颠踬；强壮属积极的，体气与药力发生亲和力，以渐恢复其机能。故亡阳服姜、附，脉暴出者死，脉微续者生。一为药力之反应表示，一为官能之以渐而复也。此病大汗亡阳，姜、附在所必用。《灵枢》治不寐之半夏秫米汤，药肆不备秫米，改用粳米，取其和胃。《经》云："胃不和，则卧不安。"五谷为脾胃正药，且粳米未经修治，米皮中所含之维他命乙未失，能强壮神经，催进循环。黄连、肉桂，韩飞霞《医通》谓能交通心肾，少用之以为佐使，配合得宜，故奏功甚捷。若桂枝龙蛎之多用阴药，力量轻微；真武汤之芍药、茯苓、生姜，力不足以理烦剧；四逆汤加龙蛎，尤属画蛇添足，缓姜、附雄峻之力，药不及病，多服何益哉！

胃　病

消化系统消化过程中之活动写影

慢性胃炎之一般症状

　　荷李活道二十号港侨中学，校教务主任陈镥庵夫人，王泽芸先生之令妹也。以弓足故，居恒多静少动，年来渐觉目眩头晕，腹胀胸满，然时作时止，不以为意也。戊辰六月，晕眩胀满渐甚，大便常多日不通。初延西医治之，授以药粉药水，兼令购服Cascara Sagrada以通便。便后，胀满益甚，粒食不进，食下则胸中梗塞，久久不已。晕时起立如履棉絮，甚则天旋地转。卧床数日，不饮不食，亦不觉饥。初校中有朱振鸿先生者，其太夫人多年痰喘，经愚治愈，乃力作曹丘，陈君即延诊。察其外貌，殊不类病者，但略消瘦而已，舌色淡红，舌苔松浮，脉缓软，因断为中气不运，所谓慢性胃炎也。凡生活体因维持一己之生活，与营维持生活必要之动作，不绝分解消耗体中成分，同时由外界摄取必需之养料以补偿之。其分解与补偿，皆由化学作用完成之。分解云者，乃由复杂物质，化为单简物质，放出能力，变为动作，若是者，谓之离散作用，如淀粉或油类燃烧，则氧化而为碳酸气与水，所含之能力，则放散而为温热。其由单简物质，构成更复杂之物质，如碳、氢、氧三原素构成之淀粉，积储体中，供必要时补充原料，若是者，能力聚集，变为潜伏力，谓之构造作用。在生活体中，必有此二种显然相反之化学作用同时存在，其结果则体中之分子，逐渐除旧补新，永久不断，此即所谓新陈代谢也。考人体所需之养料，从食物来，食物种类虽多，然最重要之原素，不外为蛋白质、脂肪、碳水化合物、硝、水、维他命等，然食物变成身体各组织中之有生物质，则必须经精细之物理作用与化学作用，变为适当之溶液，始可供血液之吸收。质言之，食物必须先分解为单简之物质后，方能吸收也。凡食物入口，先经一种物理作用，咀嚼而成碎块，碳水化合物中之淀粉与口中唾液混和，化为葡萄糖，咽下入胃，复由温度与物理作用，及与胃壁所分泌之胃液、胃素、盐酸相混合，即起化学作用，使各种物质溶解为半消化物质，次入十二指肠中，又与肝脏所制成之胆汁，及胰脏所分泌之胰液混合。胆汁内含碱质，能消化脂肪。胰液则有三种发酵素：一，特列泼新（Trypsin），能使蛋白质与百布顿（Peptone）分解，而为更单简之物质；二，淀粉酵素（Amylopsin），凡在唾液中消化未尽之淀粉，遇此遂尽化为葡萄糖；三，脂肪酵素（Lipase），能使脂肪变成脂酸与甘油，食物中各种物质，至是乃完全溶解消化。有用之物质，则为血液吸收；各种废料，则为粪便排除之。故食物必须消化，乃能吸收。诸腺器分泌之液体，即消化之主要原素，而腺器之分泌，则由神经支配之。当腹中空虚时，胃壁收缩，由胃神经传达大脑，而起饥饿之感觉。食物入胃，大脑接受胃神经之冲动，由迷走神经传出激刺，达于交感神经，即开始分泌腺液。更考诸腺器所分泌之液体，其材料由血液中摄取，加以化学作用而后成，故食物入胃，胃壁血管必充满血液，以供给制造胃液之原料。苟血液不能充分供给，腺液分泌即减，消化即生障碍。故食后用脑者，血液奔集脑部，或食后劳力操作者，血液奔集四肢，大脑与四肢动作不息，即不暇及胃之消化，或忧思恐惧，因情绪之激刺，亦能阻止诸腺器之神经活动，使其分泌作用停止，若是者，均能使胃中食物不能消化。前者属暂时性，能避而免之，可不生影响。后者忧思郁虑，久而不已，神经长被激刺，结果必陷于衰弱，消化机能，永不恢复，则成慢性肠胃病，饮食不进，补充之来源已绝，体力既尽，有死而已。至此病不食多日而不饥者，非体力毋待补充，实以其不便。尿少，身无热，而又多静少动，新陈代谢机衰减，消耗较少，在短期间，仍可支持。然体貌已较前消瘦，苟再不进食，必不能长维现状已。上文言胃中空虚则胃壁收缩，胃神经传激刺于大脑则起饥觉。然苟胃之激刺不达于脑，或脑起病变，不感应胃之冲动，则虽胃壁尽量收缩，亦不起饥觉。胃神经与脑中枢之联络中断，不起饥觉，同时各腺器分泌皆停止，肠胃蠕动亦停止。饮食不进，肠胃液体少，分泌蠕动皆停止，故下则便结，上则胸满。先哲谓小肠窒塞，膻中血菀；小肠通利，膻中清快。是肠与胸，关系至密。《灵枢·营卫生会篇》：

"中焦亦并胃中，出上焦之后，此所受气者，泌糟粕，蒸津液，化其精微，上注于肺脉，乃化而为血。"化精微上注于肺，不特就形能观之。肠与胸有密切关系，即就解剖生理观之，饮食腐化后，由吸收系吸取，汇归胸部总淋巴干，归入静脉系，输肺注心，循环全身，亦足证肠与胸有密切关系。知此自可了解便秘胸满之理由，更可了解服泻药后，胀满更甚之为何故矣。此病与噎膈颇相类，然膈是食不得入，原因在食管狭窄，容积变小，食物不得通过，甚则连流质亦不得通过。惟肠胃无恙，食欲依然，但以饮食不得入而瘦损耳。故噎膈病在食管，属质器病；此病在肠胃，不过机能障碍而已。晕眩为神经病，起立如履棉絮为知觉异常，二者均脑病。然必先治胃，胃苏食进，然后治脑。处方重用参、术，而辅以调气化滞之品。方成，陈君见之咋舌，谓胀满如此，而用参、术，不惧肠腹迸裂乎？愚曰："君惧病不胜药，余但惧非三十剂不能奏全绩耳。第服之，苟有他虞，余任其咎。"病者闻之神王，曰："先生论证如见，必有把握，决不误我，我愿服药。"明日再延诊，询之，药后病无进退。仍以前法进，十剂后，便通，渐能食。一月后，胀满如扫，眩晕亦减。随令购鹿茸浸酒长服，从此得愈。

卒 魇

病人属纩时之脉证

在科学眼光中果有中恶、客忤、卒魇等病乎?

熟寐不醒者之处方

本院女工人唐扁,其姨丈邓球,六十二岁,营柴炭业于上环新西街四号。丁丑元月廿日傍晚,延诊,已尸寝在床,殓服在身,垂毙矣。询其家人,何必延诊。金曰:"病者久病不痊,然仍能操作。昨日忽暴泻十数行,他无所苦。今早膳后,卒然倒仆,便神昏不醒,然呼吸如常,肢体温和,脉搏应指,不忍轻弃,故恳设法耳。"愚细诊之,脉迟不及五至,按之无根,呼吸未绝,亦不喘促,但已微弱,口阖目闭,面色枯黄,神气已漓,死不旋踵矣,遂辞不与药。盖久病暴下而神昏,脑气先绝,呼吸浅表,脉搏无根,心肺机能,亦将停息。余听鸿《诊余集》谓"人之将死,其身中阳气,必有一条去路,或喘促大汗,或泻利不止,或神昏陷蹈",可为此案注脚。脉证如此,不必治矣。病者无子,只一嫡侄,名连,任职广州市电报局机房管事。是日已发电促之来港。其侄得讯,率妻及年甫周岁之幼子,趁广九路末次快车来,九时抵埠,而病者已先一句钟逝矣。翌日,邓之幼子晨兴后,不啼不乳,呼之不应,推之不动,家人大恐,急来请诊。其症口目俱闭,宛如熟寐,唇略红而干,舌有白薄苔,二便未行,脉象滑利,别无余症。沉思良久,岂即中恶、客忤之类耶?然《巢氏病源》载中恶症状,多卒然吐血,短气,心腹刺痛,胀满,闷乱不知人,云是客邪暴盛,阴阳离绝,上下不通,故气暴厥如死。《肘后》论客忤,谓是感染恶鬼毒厉之气所致,亦中恶之类,与此案大异。惟所谓卒魇者,熟睡而不得醒,则颇类近。但以魂魄鬼邪释之，似导人于迷信，理无足取。今但据脉证推勘，当仍是气滞痰伏使然。王孟英《归砚录》载其次女定宜病案，颇类是。仿其意治之，拟方蠲饮六神汤，加薤白、蒌皮，嘱以水一碗半，煎至一茶杯，分二次灌下，另以苏合丸一枚，酒化，捻成饼，分贴阙下及鸠尾二处。翌日，唐扁来告云，昨服第一次药，无变动，第二次即呕吐胶痰盈口，涎沫涌出，随即开目大啼，饲以乳，张嘴大吮，既饱乃止，霍然愈矣。

产后痢

泻利服敛涩药之误事

里急后重为直肠病征

产后热与白头翁汤

西营盘荔安里二号广升隆沙籐店，有戚黄氏妇，居二楼。丙子冬，产后半月，患泄泻，或令煎粟壳、石榴皮等止之。数日后，渐觉腹痛里急，欲便不解，用力努挣，致肛门括约筋弛缓，发生脱肛，肠头凸出，红肿如杯，痒痛难忍，寝食俱废，恶寒发热，遍体酸疼。延谢某某诊之，审为产后。第一日用小柴胡合当归补血汤，第二日小柴胡合四物汤，皆不应。第二街民乐接生社区秀文，介绍延愚往诊，时病已七日矣。其症唇红舌干，略有黄薄苔，口苦脉数，后重至剧，数至圊而不能便，类似干性赤痢。然病灶在直肠者，必利下频数；在肠之上部作伤寒型赤痢者，则利下次数较少；犯盲肠及回肠者，或反有便秘。如此者，必另有自觉他觉症状可据，且预后多不良。今里急后重，为病灶在直肠之征，虽困无害，特以曾服敛涩之药，与病相悖，气机逆转，致肠内容物壅遏而不得去，病毒当去不出，以是努挣求通，因而脱肛，复因痛苦之极，废寝绝食，以致寒热交作，其实非外感也。仲景云："热利下重者，下利而渴者，白头翁汤主之。"是其药已，以白头翁汤加葛根、地榆、猬皮、贯仲、甘草煎服，外以黑醋五斤，浓煎了哥黄、瓜子菜，入痰盂内，乘热坐而熏之，并取以洗患处。如言，痛减热退，当夜即得睡。诘朝，更得大便一次，连日未能举步，饭后竟能至愚寓就诊，神气开朗，与昨之愁容憔悴者不侔矣。前方减其制而变通之，及依法熏洗，三日痊愈。

产后尿闭

急性尿闭症之验方

产后尿闭之理由

产后热之治法

皇后道西人安堂东主叶德昇，年逾六旬，积资厚而无子，求嗣之心弥切，年前续娶陈秀珍为室，入门两载，麟梦终虚。就诊西营盘赞育产科医院，医谓须施刮宫手术，当可得孕。从之，数月后果孕，相与狂喜，以为克偿厥愿矣。既而将产，为慎重计，仍入赞育医院。临盆时，累日不能产，医术告穷，最后医谓胎儿已窒息，无复生望，当施舍子救母法。经陈同意，将胎儿裔而出之，审为男也，更悔恨不迭。陈既饱受痛苦，又遭失意，浸致恶寒发热，遍身酸疼，头痛晕眩，而最苦者，为腰腹坠痛，小便闭塞，须以消息子导之始通。留院五日，诸症不减，医乃言，此病已属内科范围，非复产科事矣，叶乃以肩舆载陈来院求治，时癸酉六月十七日也。脉象虚数，唇淡，舌红润，不渴，寒热依然，小便点滴不通，小腹胀急甚苦。病固产妇所常有，本不足虑，惟小通不通，最易发尿毒症，其急性者，头痛，晕眩，呕吐，昏睡，痉挛，容易致命，此则不能忽视。至其原因，或为强烈手术之遗留症，致子宫易位，压迫膀胱，膀胱或压缩肌麻痹，括约肌痉挛，输尿管闭塞，尿道闭塞等。《金匮·妇人杂病篇》"转胞不得溺，谓为胞系了戾，主用肾气丸"。似非此急性尿闭症所能援用也。陈故主林卓明，上年曾任医院董事，平日遇之有殊恩，闻讯，急来探视，与愚商，必须设法先通小便，愚曰："此非寻常汤药所能济事。愚有自制丸子，惟院例不能用私人药，以是踌躇耳。"林曰："今但救命为急，请尽管用药，如有问题，愿负全责。"

愚乃取滋肾丸三钱，别煎当归一两、王不留行三钱、升麻一钱，送服，另以鲜田螺一个、连须葱白二茎、食盐一指撮、麝香一分共捣敷脐上，以布带缚定。半小时，溺大通，奔流放溢，须臾溺器都满，腰腹轻松，顾盼之间，嘘气连连，叹为神治，谓数日来未有之畅快也。因慰令安卧，翌日视之，寒已，热未罢，面青，目眶微陷，渴喜热饮。与八珍汤加炮姜，三剂热除，诸证渐解。易内补当归建中汤，更数日，病愈出院。此病寒热，并非感冒，实因体虚久受痛苦，兼以忧惧悔恨，神经激刺过甚使然。故小便既通，即以八珍汤峻补气血，干姜炮黑，味辛带苦，收敛虚热，资为从治。体气既复，情志渐舒，所以热退病解。当归建中汤，出自《千金》，方下云："治产后虚羸不足，腹中瘀痛不止，吸吸少气，或苦小腹拘急，痛引腰背，不能饮食。产后一月，日得服四五剂为善，令人力壮。"并言："若无生姜，以干姜代之。去血过多，崩伤内竭不止，加地黄、阿胶。无当归，以川芎代之。"此方用于产后血虚屡验，今药病相投，宜其愈之速也。

产后热 一

产后宜温说之商榷

生化汤与产后病

心脏衰弱之两种脉搏

乙亥十月九日，有老妇至薄扶林道太和堂，延愚往诊其媳。据云，媳因产后得病，已五日，以贫乏难具医药，今病势濒危，始来请诊。愚允收诊金之半，随之往。所寓为第三街一百三十六号三楼，病者方蜷卧在床，帐敝衾破，褴褛隘迫，胼胝劳作之流也。其姑扶之起，形消肌削，容色黯晦尘垢，身热甚炽，无汗，唇皆干裂，令张口视舌，颤振不能伸，质干萎，上罩薄膜，如风干猪腰子，询知连日神气昏乱，入夜喃喃自语，细碎不可闻，杂以太息，达旦不休，恶露甚少，腹无胀痛，口渴饮热，大便三日不解，小便短赤，脉甚细数。愚曰："此血虚发热，法当温补，幸未误药，事尚可为。惟脉证俱剧，非重剂难以取效。若更迁延时日，必致误事。"言既，忽闻背后有哭声甚哀，顾视之，见一老年枯瘠男子，掩面号于室隅，审为病者之舅刘轩，因询之曰："若惧病不可治乎？"则摇首示不然。曰："然则恐医药费之难继乎？"则汍澜哽咽不能已。因慨然谓之曰："若毋然，吾当不取诊金，且每日一来诊视，病愈乃止，药剂可往吾店记账。"刘急长揖以谢。愚止之，曰："人类有互助义务，吾第行心之所安耳，奚谢为？"拟方生化汤，去桃仁，加黄芪、党参、柏子仁、酸枣仁、茯神、远志、泽兰、砂仁。翌日，自行往视，脉证已有转机，询知夜来热半退，谵语减，能安睡。随照原方加减，连诊五日，幸得痊愈。《脉经》云："产后之脉，寸口洪疾不调者死，沉微附骨不绝者生，缓滑沉小者吉，实大弦急者凶，牢革结代及涩滞不调者不治。"考脉数为血行疾，心脏搏动加速；脉细为血量少，脉管容积变小。若细而充实，为脉管壁纤维神经紧张收缩所致；细数而软，则为体虚血少，血压低降，心脏加增其张缩，催进循环，以维持血运之故。其甚者，每分钟脉搏达一百三十至以上；更甚则不辨至数，脉管仅触着指端，稍按即绝，此为心脏极度衰弱之征。亦有心脏因衰弱而极度兴奋，脉搏实大弦急不调，与症状相戾者，皆为厥脱之候。浅识但知脉数为热，安能辨此？此案脉虽细数，幸未至厥脱地步。又张石顽《医通》云："凡诊治产妇，先审少腹痛与不痛，以征恶露之有无；次审大便通与不通，以征津液之盛衰；再审乳汁行与不行，及饮食多少，以征胃气之充馁。必先审此三者，以脉参证，以证合脉。脉证相符，虽异寻常，治之必愈；脉证相反，从无危候，必多变端。"可谓要言不繁。今恶露少而腹不痛，大便结，乳汁未行，渴喜热饮，而食不进。合之脉象细数，虚证何疑？朱丹溪谓："产后当大补气血，虽有他证，以末治之。"以愚经验，产后用温补获效者，确实不鲜，而生化汤补血行瘀，更为产后要方。前贤善用该方者，以阎纯玺之《胎产心法》、计寿乔之《客尘医话》为最著，化裁之妙，具见巧思，遵法用之，罔不应手。然此惟血虚而寒者为宜，若外有客邪，内停积滞，气实血热者，不独温补不可滥施，即生化汤亦在禁例。徐灵胎、王孟英，辨晰已精，而张景岳论之尤为详尽。以好用温补如景岳，犹且如此，是则临床治病，当知所兢兢矣。

产后热 二

面青唇白脉虚不尽属虚寒

重用生石膏治愈产后大热

天祥洋行内开滦煤炭写字楼梁森龄，寓德忌笠街一十七号四楼。丙寅九月，其夫人黄，产后感冒，梁母谓产后不宜服药，只令卧床休息，迁延数日，病不解。十月二日，始来延诊。其症恶寒壮热，无汗，口苦而渴，咳，呕，头痛，遍身酸疼，唇无血色，面色青白光洁，舌淡红而干，舌心焦，大便二三日一行，脉浮数，中取无力，重按即绝。太阳阳明合病也。其面青，唇白，脉虚，为产妇之常。体虚病实，且为感冒，当散不当补。投葛根黄芩黄连汤，加麻黄、生石膏，服后得汗，恶寒即解。翌日诊之，口苦大渴，胸胁痛而呕，为太阳已罢，转属少阳阳明之候。易小柴胡合白虎汤，服后颇安。四日，病者欲求速效，使人市梁培基发冷丸归，匆忙中，未细看仿单，误服双倍之量，片刻间，浑身大汗，四肢厥冷，卒然昏厥，多方灌救始苏，亟致电话促诊。愚至时，汗已止，神气渐复，惟脉更虚软，唇、面更青白，而口渴仍甚。细审此番变起仓卒，乃误服过量发冷丸所致。病体素羸弱，既值产后，又病热多日，体力衰耗，安能任此多量发汗解热药，不陷于虚脱，已属万幸。然谓经此变后，当用温补，则又速其毙耳，拟张锡纯通变白虎加人参汤。其时亲友探病者纷至，各举医以进，群言庞杂，益慌乱无主，延至傍晚，复发壮热，大渴。梁之叔祖肇煜，设梁煜记匹头店于威灵顿街九十九号，与愚为稔交，并最信服愚学，力排众议，坚主愚药。于是日进一剂，每剂生石膏二两、潞党参一两、玄参一两、淮山一两、知母八钱、甘草三钱，随症加竹筎、黄芩、川贝、桑叶、天麻、菊花、佛手、橙皮、白薇、芍药等。如此十日，计服石膏斤许，诸症尽退，以生脉散善后。既愈，肥白胜常，较病前更健壮。俗谓产后忌寒凉，观此，殆不可为训也。考《神农本草》，谓玄参治女子产乳余疾，石膏治产乳；《金匮·妇人产后篇》"竹皮大丸"，有竹茹、石膏。是知诸药皆非产后所忌，但当凭脉证施用耳。前哲论列已详，而近贤张锡纯《衷中参西录》阐发尤精，先师丹峰夫子亦最善用生石膏，用辄数两，时人誉为"石膏大王"。故愚于石膏，认识颇深，此病得愈，自非幸致。然当时治之有五难：病者面青唇白脉虚，最易误认虚寒，一也；昏厥以后，审辨不精，容易改进温补，二也；热盛体虚，心脏易沦于衰弱，虽不即死，实有死之倾向，三也；即使诊断不误，而愈期在十日之后，有不趑趄迟疑者乎？四也；病家若不能始终信任，易医改药，不独安危反掌，是非亦难明矣，五也。昔扁鹊论病有六不治，汉郭玉谓疗病有四难，是知医实不易为。此病若非其叔祖主张坚定，事固未可料也。

甲状腺肿

近日新发明之脏器疗法即我国数千年前之老古董

猪羊靥与甲状腺肿

东亚药房黄庆广夫人，沪汉富商劳敬修之令媛也，寓西环青莲台八号。归黄君多年，儿女成行，克享天伦之乐。体硕顾而长，富康健美，生平未尝染病。丙子春，偶值之长途汽车中，询愚有药能治甲状腺肿否，并云自身患之已余两年，历就商西医多人，有云当施手术割去者，惟多数主张任之。其理由谓人体器官之天然装置，除阑尾为天然淘汰之残余外，皆必有相当作用，与生长盛衰有绵密关系，自内分泌说兴，内分泌器官，愈益世人注目，甲状腺既为内分泌器官之一，使一旦割去，将来难保不有其他影响云。言时，自解领结，指示其处。喉际两旁隆起，中耸而横阔，上下端略修小而钝，如覆巨蚌。询其有无他苦，则曰无之，因曰："药固有备，但非数月不能全治，恐不耐烦耳。"劳叩药费几何，愚笑应之曰："百金一服。"劳骇曰："然则需万金矣。"愚曰"否。前言戏之耳。药固至廉，但颇难得。"随口授以方，熟药店市海藻一铜元，屠肆购猪靥或羊靥一二十枚同煎，每日一服，久之自愈。并详告靥之性质形态。盖此病古名曰瘿，《千金方》与瘤并列，方十三首。治瘿之药，如海藻、昆布，均富含碘素。考碘入肠胃后，即渐释出而成碘化合物，吸收人血，能促进细胞之新陈代谢，并能吸收黏膜之渗透物质，有消炎利尿之效，主治瘿、瘤、痰结、颈下硬核、痈肿，为软坚要药，并主淋巴腺炎、肋膜炎、初期霉毒等。故《千金》取之，和合诸药，更取羊靥为丸，实开脏器疗法之先河。盖靥即今之甲状腺，张石顽谓借羊靥引入喉管以通气，是但以气类感召之义诠之，识见简陋，无可为讳。

然古人能用靥以治甲状腺肿，不可谓非奇事，且内分泌为新创之说，更未足以难古人。若以事实论之，数千年前有此发明，洵足自豪矣。同年十月五日，黄君患怔忡失眠，劳偕之来诊，因乘便询之，始知已愈。视其喉际，果已平复。遂详其经过，据云照方连服至三阅月，果大效，但稍觉怔忡，以为药性偏寒，即行停服。一月后，更依方服三十剂，乃愈。并云初往屠肆市猪羊靥，遍询无知者，其后东亚药房伙夫黄有均，与屠人习，详其形状，嘱割取备用，每日乃得数枚至十数枚。是知古虽有方，医不知用，屠沽亦不详其物，有方与无方等尔，医可不读书哉！

凸眼性甲状腺肿

针术为物理疗法之一种，直接激刺神经，间接调整内脏之分泌

甲状腺与子宫卵巢之关系

陈某某，讳其名，越南名妓也，年廿四。壬申五月，病始咳嗽上气，呼吸困难，渐至心悸肢颤，月经不调，不耐烦剧。以渐加重，在越医治无效，即行返国，一路就医，耗费二千金强。西医主用手术及注射，诊断用药，大致相同。中医历十余人，其诊断无一同者。其症之最显著者，为两眼球凸出，状颇骇人，颈侧喉际隆起，坚硬不痛，遍身动脉，按之皆鼓击搏指，心悸怔忡，异常难受。友人施君维忠，与病者在越时曾结杯酒缘，偶谈及其病状，愚曰："此或是凸眼性甲状腺肿病。"因检西医书示之，施君询愚能治否，愚正研究针灸有成，甚欲试验之，即应曰："能。"施君立函广州，促其来港，时癸亥十二月二日也。病状如上述，脉搏一百二十至，体温无变化，尿量正常，胃纳虽减，而精神尚佳，肢体虽瘦，而肌肉滑实，颈围以软尺量之，得十四寸半，月经自始病至今，从未依期，时先时后，忽来忽止，或沾濡裤裆，或点滴淋沥，自身及先世均未染梅毒，因断为凸眼性甲状腺肿病。乃与之约，每日针一次（恐三数日未效而不再来也），不须服药（因其苦多服药，曰不须服，正合其意，且欲实验针之效也），许以必愈（坚其信仰，移易其精神也）。病者允诺，乃为施术。第一日，针大杼、风门、肺俞，第五、六颈椎两旁横开各一寸，天突、膻中、尺泽、列缺。第二日，针胆俞、脾俞、胃俞、三焦俞、肾俞、大肠俞。第三日，针上、次、中、下髎。第四日，针气海、关元、足三里、三阴交。施术期中，一日诉胃痛，食入即吐，为加针中脘；一次感冒，寒热头痛，加针风池、头维。余日则照上穴轮回针之。三日后，心悸减，上气舒，脉搏缓，胃纳增。七日，诸症更减，眼球收泰半，颈围小一寸。十二日，眼球复常，颈围又小半寸，咳嗽上气全治，脉搏九十至。二十日，诸症如扫，惟颈围小至十三寸而止。至此乃嘱其每三日来针一次，想不久之将来，可根治矣。愚之取穴，悉依承师澹庵所编《中国针灸治疗学》，而参《手术按脊治疗法》（此书为英文本，原名*Spinal Treatment Science and Technicque*，著者为美国医学博士Alva A Gregory，其术在美国颇行，对于神经系统有关之各种疾病，能以手术治愈之。愚曾实习其法，然试之轻病可愈，重病不足恃。惟书中插图极明晰，全脊椎之神经起止交通循行形状，开卷了然，如指诸掌。自维是书深有裨于针灸术，若能熟习其神经径路，以针灸代其手术，成效必著，所谓弃短取长，化人而不化于人者也。参观《关系针灸学术之经穴神经表解》一篇）。考大杼居胸椎第一节间，风门居第二节间，此神经直达总气管及左右气管；三椎为肺俞，其神经确直通肺脏；第五、六颈椎两侧之神经，在针灸书似未见述及，此两神经（左右四支）则直通甲状腺及副甲状腺者；其天突、膻中、尺泽、列缺，合之大杼、风门、肺俞，皆本《针灸治疗学》，以治肺病咳嗽上气者也；其胸椎第十、第十一、第十二，腰椎第一、第二、第三、第四，及骶骨椎两旁，适为胆俞、脾俞、胃俞、三焦俞、肾俞、气海俞、大肠俞、四髎等穴，此数对神经，起于脊椎两旁，除大肠俞外，皆结成网状密布子宫、卵巢上。大肠俞之神经干，则单独直达子宫；肾俞、气海俞之神经支干，分布于卵巢上者，更为直接。故子宫、卵巢疾病当取肾俞、气海俞、大肠俞为主要穴，四髎穴之神经干起于骶骨椎之两旁，结成网状，散布子宫肠管间，其气海、关元、足三里、三阴交，为调经之验穴，合取之所以完成治子宫、卵巢病之全法也。至于病理及治效，试为演绎之如下：内分泌学说倡导于英医卑尔里斯氏（Bayliss）及史达陵氏（Starling），自公布于世后，经学者种种试验及研究，迄今已公认为医学中最有威权之新学科。心理学藉之而能阐明人类情绪行为之本性，生理学已全改其面目，病理学、治疗学亦因之而获极大之贡献。故凡医学各科，莫不涉及其范围。此内分泌之化学的物质，现时虽未能尽悉，然其为动物生理作用上不可缺之证据，已为公认之事实。盖生体中诸器官之互相关联，及其统一和谐之调节作用，为正常生活之必要条件。在正常生活时，皆得保持其平衡状态。若一部起变化，则与有关系之另一部立起感应，以促进其活动，以图适应此种特殊变化。此主宰生物之调节平衡现象之器官，从前悉归之神经系，今则知内分泌作用，亦具有密切关系。盖此内分泌腺所分泌之物质，混于血液中，循环全体。某一器官产生之分泌物，可传于相隔甚远之器官，而成互相关联之绵密作用。故生体之正常生活，实赖此神经系及内分泌之两作用，始得完成之。惟内分泌于妇女之关系，远较男子为甚，以妇女最易受内分泌之感应，而起生理病理之变化。故妇人科，如青春成熟期、月经、妊娠、更年期等一切生理病理，皆可以内分泌学理说明之。至于内分泌与神经系，虽同为维持生体平衡调节两生活原力，实际亦互相感应，且甚密切。内分泌作用，虽有时不藉神经系之援助，而能营独立运动，然其泰半皆与神经系发生关系。盖各内分泌腺，皆有交感神经，密布其上，是以交感神经之变化，可左右内分泌腺之活动，而交感神经，亦常因内分泌物之化学的激刺，而自起变化也。内分泌腺分两种：一，有管内分泌腺；二，无管内分泌腺。前者具有明显之输出管，将其产物输出腺外，如唾腺、胃腺、胰、肝、肾、汗腺、皮脂腺等。后者绝无输导管，其分泌物直接为血液吸收，而输行全体，如甲状腺、副肾、松果腺、大脑下垂体、生殖腺等。其详细学理，不及备述，今只解释与本题有关之甲状腺之大略而已。甲状腺，作盾形，体积渺小，重量不足一英两，位于喉头及气管两侧。另有副甲状腺，形体尤小，联属于甲状腺之上下端。腺体由多数小胞囊结成，中含富有碘素之黏性液曰"胶质液"，并含有多数血管，交感神经及迷走神经，皆密布其上。其分泌物之性质，虽未尽知，然经种种试验研究，知与生物生存上有极重大之价值。如分泌减少，腺体萎缩，新陈代谢率低减，必发全身衰弱之征象，分泌物减至某分量时，更促生物之死亡；若分泌过多，腺体肿胀，则现象与此恰相反，如神经兴奋，情绪易动，脉搏急数而不整齐，肢体振颤，瞳孔放张，眼球凸出，且因代谢率增加，脂肪减少，常现糖尿病，此即所谓凸眼性甲状腺肿也。妇女患此者，较男子为多，因在青春发育期及妊娠期，腺体常肿大，且甲状腺与卵巢间有一种颉颃作用，凡患甲状腺肿者，常伴发月经障碍（参观此案上述之症状）。故此案为甲状腺肿与卵巢并病，可无疑义。西医脏器制剂，人工的化学制剂，固有可治此病者，其所以无效，想是关于"人"的或"学"的问题而已。中医亦非无治此病之药，惜所延诊者，皆不识为何病，投药不中肯，安有效果可言？至于针术，能直接激刺神经，使其因物理的冲动，而左右各腺之分泌作用，以变更其病理现象而复其正常状态，故得以治愈之。须知某种腺分泌物，能予某脏器以影响者，是基于化学作用，药物之能治病，亦基于化学作用，因化学作用，使体功之不平衡者，归于平衡，医治之目的，如是而已。然生体各种机能，既为内分泌及神经系支配，而内分泌腺之活动，又常为神经系势力支配，若能使神经起适当之变化，自能左右内分泌腺之活动，而收治疗之预期效果。针术者，即所以完成此种使命之物理疗法也。至于目的能否达到，此当属于"术"的问题，而针效之原理，是否果如上述，亦有待于研究也。

（此案曾载二十三年二月江苏《针灸杂志》）

旧作《汪石山针无补法之评议》一文，与上案同载在《针灸杂志》，中有如下之一段：

> 人体各种动作，如心之循环、肺之呼吸、肠胃之吸收排泄、器官之新陈代谢，皆在神经系指挥及内分泌关系之下，而各营其职，以组成整个之生活体。故凡百疾病，无不与神经系发生间接或直接之关系。人体脑神经十二对，脊髓神经三十一对，与乎交感神经系，其支流分干，密布全体。针刺云者，即对于神经加以刺激兴奋、镇静缓和之一种物理疗法而已。故归纳针之作用，约有三种：一，兴奋作用：凡体内生活机能衰弱或麻痹时，则刺激其神经，催动其血行。例如运动神经麻痹，或知觉有异常状态时，又如对于内脏营养吸收分泌机能衰弱时，皆可用针刺激某一部之神经，以回复其正规生活。二，镇静作用：凡肌肉腺器神经机能之过度兴奋，血管壁起变化，血液浓厚，或血流壅遏，而致发炎燉肿时，加以适当之针刺，通其郁滞，缓其急迫，得收镇静缓解收缩之效。三，诱导作用：某部患病，针刺他部之末梢神经，诱导血液于针刺之处，而减少病变部分之充血。如中风之刺其四末，内脏充血而刺其浅部，或利用反射之激刺，使下腹运动缓和、脉管收缩等。由是观之，兴奋作用，可谓之补法；镇静作用，可谓之泻法；诱导作用，可谓之平补平泻法。而针之则能奏此兴奋、镇静、诱导等特殊作用者，全在施针时之手术如何而异其效果。

所言针效原理，颇明澈，可为上案注脚，故附录于此。

附录：关系针灸学术之经穴神经表解

目次	器官	神经起点	经穴名目	主要经穴	说明
1	心	1. 颈一、二、三、四、五椎 2. 胸二、四椎 3. 胸八、九、十、十一、十二椎	风门、厥阴俞、肝俞、胆俞、脾俞、胃俞	风门、厥阴俞，颈一、二、三、四、五椎	甲，1项神经，分别结成膈膜神经，及联络迷走神经后，一分支至肺膜，一分支入心脏，另与3项神经结成之上行膈膜神经连络，多数重要器官，如肝、肺、胃、膈膜、肾、肠、内生殖等器官，皆有其支干分布之。以后除主要神经外，皆不另述。 乙，迷走神经起于延髓上外侧，分布颈部胸腹各脏器，其路径自头部下行经颈部，由颈总动脉及内颈静脉之后侧至胸部，沿食管，贯膈膜，下达腹腔，脊椎神经多与之相连。 丙，颈椎一、二、三、四、五，胸椎八，无穴名，以后类此者从略。 丁，风门、厥阴俞，神经感应力最强，心脏性喘息、心筋疲劳等证，加以适当激刺，立可奏效，故为主要穴道。
2	肺	1. 颈一、二、四、五椎 2. 胸一、二、三椎 3. 胸九、十、十一椎	大杼、风门、肺俞、肝俞、胆俞、脾俞	大杼、风门、肺俞，颈一、二、三、四、五椎	大杼、风门神经直通气管，肺俞神经直通肺脏，肝俞、胆俞、脾俞神经与颈椎神经合成膈膜神经，贯通肺脏，肺俞左旁神经感应力最强，故肺病多先现于左侧，参观心脏说明。
3	脾	1. 胸六、九、十、十一椎 2. 腰一、二椎	督俞、肝俞、胆俞、脾俞、三焦俞、肾俞	督俞	脾与肝胃相连，彼此神经亦相通，互为感应，惟督俞左旁神经，于脾之感应力最大。
4	肝	胸六、七、八、九、十、十一、十二椎	督俞、膈俞、肝俞、胆俞、脾俞、胃俞	督俞、膈俞、肝俞	膈俞神经感应力最大，为肝脏之主干神经，惟其感应力，偏居右侧。

（续上表）

目次	器官	神经起点	经穴名目	主要经穴	说明
5	肾	胸九、十、十一、十二椎	肝俞、胆俞、脾俞、胃俞	胆俞	肾神经有与膈膜神经、迷走神经相连者，故肾病常影响呼吸机能，或引起心脏病变，参观心脏说明。
6	胰	胸五、六、七、八、九、十、十一椎	心俞、督俞、膈俞、肝俞、胆俞、脾俞	肝俞、八椎旁	肝俞及第八椎神经，皆分支入副肾，惟八椎神经，于副肾殆不生感应。
7	小肠	胸五、六、七、八、九、十、十一、十二椎	心俞、督俞、膈俞、肝俞、胆俞、脾俞、胃俞	膈俞、肝俞、胆俞、八椎旁	此数对神经，自脊椎分出后，即再合成大小肠管神经，散布全肠部分。
8	大肠	1. 胸十二椎 2. 腰一、二椎	胃俞、三焦俞、肾俞	胃俞、肾俞	胃俞、肾俞神经皆直通大肠，惟肾俞右旁神经感应力最大。
9	膀胱	1. 胸十、十一、十二椎 2. 腰一、二椎 3. 骶三、四椎	胆俞、脾俞、胃俞、三焦俞、肾俞、次髎、中髎	三焦俞、肾俞	三焦俞神经感应力最大。
10	胃	1. 胸五、六、七、八、九、十一、十二椎 2. 腰一、二、三椎	心俞、督俞、膈俞、肝俞、脾俞、胃俞、三焦俞、肾俞、气海俞	心俞、督俞	心俞左旁神经感应力较右旁为特强大。
11	乳腺	胸四、五、六椎	厥阴俞、心俞、督俞	厥阴俞、心俞、督俞	厥阴俞、心俞、督俞神经皆直通乳腺。
12	横膈膜	1. 颈一、二、三、四、五椎 2. 胸六、七、八、九、十、十一椎	督俞、膈俞、肝俞、胆俞、脾俞	督俞、膈俞、八椎旁、颈一、二、三、四、五椎	膈俞神经直通膈膜神经节及膈膜神经丛，参观心脏说明甲、乙两项。
13	直肠	1. 腰一、二、三、四椎 2. 骶二、三、四椎	三焦俞、肾俞、气海俞、大肠俞、关元俞、上髎、次髎、中髎	大肠俞、关元俞	关元俞神经布达肠管，干粗枝密，故感应力最大。

（续上表）

目次	器官	神经起点	经穴名目	主要经穴	说明
14	子宫	1．胸十、十一、十二椎 2．腰一、二、四椎 3．骶二、三、四椎	胆俞、脾俞、胃俞、三焦俞、肾俞、气海俞、四髎等	肾俞、大肠俞	大肠俞神经直入子宫，与下腹交感神经丛、下腹迷走神经丛相连，故称为子宫主干神经。
15	卵巢	1．胸十、十一、十二椎 2．腰一、二、三椎	胆俞、脾俞、胃俞、三焦俞、肾俞、气海俞	肾俞、气海俞	气海俞神经感应力最大。
16	甲状腺	1．颈五、六椎 2．胸五椎	心俞	心俞，颈五、六椎	颈五、六椎神经感应力最大。
17	舌	1．颈一、二、三椎 2．胸五椎	心俞	心俞，颈一、二、三椎	心俞神经灰白交通支上行连络颈神经节后，直通至舌下。
18	喉	1．颈一、二、四、七椎 2．胸一、五椎	大杼、心俞	大杼、心俞，颈一、二、七椎	颈二、四椎神经直入喉，与颈七椎及大杼神经同为感应力最大者。
19	咽	1．颈一、二、五、六、七椎 2．胸五椎	心俞	心俞，颈一、二、五、六、七椎	颈五、六、七椎神经感应力最大，参观前条下。
20	喉核	1．颈三、七椎 2．胸五椎	心俞	心俞，颈三、七椎	颈七椎神经感应力最大，参观目次17条下。
21	眼	1．颈一、四椎 2．胸一、二、五、十椎 3．腰一椎	大杼、风门、心俞、胆俞、三焦俞	颈一、四椎，大杼、风门、心俞、胆俞、三焦俞	颈四椎神经司视觉，大杼、风门神经支通睫毛筋，心俞神经支连眼球，胆俞神经连膈膜神经，故心、肾有病，常引起眼病，参观目次1、5条下。
22	耳	1．颈三、四椎 2．胸一、二、三、四、五椎	大杼、风门、肺俞、厥阴俞、心俞	心俞，颈一、二、三椎	心俞右旁神经感应力最大，颈一、二、三椎神经能感应脑循环并司听觉。
23	齿龈	1．颈三、四椎 2．胸五、十椎	心俞、胆俞	颈三、四椎，心俞、胆俞	颈四椎神经感应力最大，胆俞神经通至皮下。
24	鼻孔	1．颈三、四椎 2．胸一、二、三、四、五、十椎	大杼、风门、肺俞、厥阴俞、心俞	颈三、四椎，厥阴俞、胆俞	此数神经联结上行，连颈神经节后，分出灰白交通支，贯鼻孔中，激刺胆俞，能感应鼻黏膜。

（续上表）

目次	器官	神经起点	经穴名目	主要经穴	说明
25	面颈	1. 颈一、二、三、四、五、六椎 2. 胸一、二、三、四、五、十椎	大杼、风门、肺俞、厥阴俞、心俞、胆俞	风门、心俞、胆俞，颈一、二、三、四椎	胆俞神经通皮下，激刺之，能感应皮下黏液膜。
26	脑	1. 颈一、四、五、六椎 2. 胸一、二、三、四、五、十椎	大杼、风门、肺俞、厥阴俞、心俞、胆俞		胆俞神经通皮下，余则直接间接与脑连络。
27	颅盖	1. 颈一、二、三、四椎 2. 胸五、十椎	心俞、胆俞	颈一、二椎	颈一、二、三、四椎神经，能感应脑循环作用。
28	上肢	1. 颈五、六、七、八椎 2. 胸一椎	大杼		上数椎神经，合成肩膊神经丛，分布肩前胸手肘指节等处。
29	下肢	1. 胸十二椎 2. 腰一、二、三、四、五椎 3. 骶一、二、三、四、五椎	胃俞、三焦俞、肾俞、气海俞、大肠俞、关元俞、四髎等		此数椎神经，合成腰神经丛、骶骨神经丛，复下行分布至臀腿胫跗趾等处。
30	胆				胆无专司之神经，当参观目次4、10条下。
	附录	此表根据*Spinal Treatment Science and Technicque*原本及《中国针灸学》，逐译对照编成，删繁就简，提要钩玄，虽似简略，然已耗费脑力时间不少，于针灸学术，不无小补也。 　　某一器官与脊椎神经相通者，常不止一二椎，如心脏与颈一、二、三、四、五椎，胸二、四、八、九、十、十一、十二椎等神经相通，此等神经有直通心脏者，有与迷走神经或交感神经或膈膜神经相通，而后间接通至心脏者。惟无论如何连系贯通，激刺之皆能感应心脏。惟直通心脏之主干神经，感应力最强，故列为主要穴。余俱仿此。 　　上列神经起止联络，皆从解剖而得，确凿可据，与古书颇不一致。如脾俞在胸十一椎，其实脾之主干神经则在胸六椎旁，属督俞，类此者当注意。 　　脊椎神经，除直通某器官外，多兼通至别种器官者，故临证取穴，宜知变通。 　　古书所载，及时贤试验有效之经穴，有非单凭解剖所能尽者，如身柱治疗，命门疗青盲之类，宜博考之，勿以此自划。

格阳治法与药量问题

广州惠福西路温良里八号，谭君孟勤，精于医，初不悬壶，求诊者非经亲友介绍概不纳。后任广东法政学院院医，以操术奇，院生有病，多舍西法就治谭君，服药多愈。所用之药，不出十许味变化，每方亦只四五味、六七味而止。惟细辛、川椒、胡椒，每方必用，干姜、炮天雄、荜拨、薤白、杏仁、半夏，亦常用。药量奇重，细辛恒三四两至七八两，川椒、胡椒三四两，干姜、炮天雄二三两，他药称是，统计一方，重剂恒达四十余两，轻剂亦十余二十两。用清水一坛，久煎余二三碗，去渣再煎至一碗，候冷饮之。病者初持方相顾莫敢服，谭必反复解譬，力保安全。试服之，奏效果神。以次相传，近则信服者众，求诊者愈多，谭亦不复如前之深闭固拒矣。壬申秋间，舍侄源根，任职国术教练，第三军李汉魂将军麾下，壁军潮汕，因患目疾，红肿甚，乞假返广州，友人介之往诊。谭书细辛、川椒、胡椒、干姜等，剂量十三两，源根持方就商杉木栏卢畅修堂药店主人，劝勿服，别以简便俗方愈之。其后源根来港，具道其事，是为愚见谭方之第一次。家四兄觉非，有至友吴铁英，乙亥归自越南，多年隐疾，为谭治愈。既而其夫人、公子，亦相继为治愈。药仍细辛、川椒、胡椒、干姜、沉香等，出入不过一二味，药量亦稍为轻重而已。铁英信服之至，尊为活佛。后以语吾兄，是为愚见谭方之第二次。丙子夏，大华影戏院梁积臣之介弟树培，患肺痨，历医不效，返粤就治谭君，药亦如前，以病恶，卒不治。事后，积臣以他病来诊，详述经过，是为愚见谭方之第三次。既而病者亦多出示其方，有愈有不愈，皆以为问。愚因市细辛三两，川椒、胡椒、干姜各二两，水十二碗，煎至二碗，去渣更煎至一碗，候冷，分两次饮之。初以为味甚辛辣，讵知不然。既饮，须臾，觉舌尖微麻，继而遍舌津润有凉意，饮后亦无变动。翌日，更市细辛四两，川椒、胡椒、干姜各三两，水十六碗，依法煎至一碗，一次尽饮之，亦无变动。自维丁卯年以来，体质转属虚寒，有病非姜、附不效，每剂附子二三两，干姜一二两以为常。今药同属辛温一派，当无问题，所欲试验者，细辛一药耳。曩书方用细辛者，小童数分至一钱，成人三钱，重量六钱而止，今谭重用至八两，甚以为奇，自经实验之后，知亦不过尔尔。其后铁英以谭著《医学经验谈》一小册见贻，因得纵观，略窥其法。书中有曰："中国医学，肇端岐黄，《内经》一书，纲举目张，立说可谓精深博大。惟病机向外者，解释独详；病机向内者，几无治法。秦汉以来，各家立说，某病必死，某脉不治，实则武断太过，不明治法。""《内经》'秋伤于湿'，试问秋高气爽，湿何由生？如是立言，真无丝毫价值。即云'夏伤于暑'，亦微乎其微。不佞只见人类在暑天饮水过多，每易发生寒病耳。""岐伯论阴阳交，几如法庭之判罪徒死刑，不许再有申诉余地，数千年来，误人不浅。不佞对于此等证状，每用辛温重剂，大收奇效。盖热在皮肤，寒在骨髓，本为极平常之病理。岐伯误以为热在骨髓，真谬论也。不佞近来治病，多用辛温之品，如肠热、肺炎、白喉、脑膜炎、脑充血、抽筋、霍乱、肺痨、温病、甜尿、肉砂眼、猩红热、头痛、牙痛、便秘、吐血、鼻血、遗泄、失眠、皮肤病等，一切皆以为寒。故于治法，力主一元，只分寒热两大纲，不过热病最少，寒病独多。""如冬令寒甚，有等多服燥烈之品以御寒，及至春令，因伏热而至发热，斯则热证也。惟必不面赤唇红，脉搏亦必非每分钟百度以外。面色且灰滞而稍白，舌绛苔少，发热不恶寒，此则适用银翘桑菊，重则白虎等汤治之，甚至感暑伏热，亦非面赤唇红，脉象浮数。不佞经多年经验，只见感暑之证，面色灰滞而起霞垢，舌绛苔少，脉象不特无浮数可言，且屡现结促动代之状，阳盛格阴，最易令人误认为寒。""至于脑充血、脑膜炎、吐利、抽筋、绞肠痧等，皆属急性霍乱，面赤唇焦，眼白起红筋，由血不能返心脏之故。外状虽热，其内实寒，局部虽热，全体皆寒。故舌色必白，两目畏光，且喜拥被而卧。治以辛温杀菌之药，使血返心脏则愈矣。若肠因寒闭不通而发热，肺不能清肃下行而发炎，肺气上逆，发生白喉与肉砂眼，猩红热则因血不能尽返心脏而发在皮肤，此皆为慢性之霍乱病，面赤唇焦，舌白，与急性者大同小异。治法用辛温杀菌下行之药，使寒闭去而大肠通，则肠热之证愈；大便通，清肃之气下行，则肺炎之证愈；肺气下行，则白喉、肉砂眼之证愈；命门火足，血返心脏，则猩红热之证愈。肺痨病因世人畏用热剂，使病菌日益繁殖，如不畏热药，虽危可治。""细辛功效：辛温、杀菌、定喘、除痰、利大便、通经络、补肝补脾、暖肾益肺，以之治肺痨及一切急慢性霍乱证，大收奇效。但必用至三四两以上为主药，方能奏效。"以上择录谭君书中之言，虽未详尽，大旨已备。统而观之，知谭于治法，主张"一元"，于病理，归纳于"热在皮肤，寒在骨髓"，与戴阳格阳同理，议论似创，实际不奇。考古人戴阳格阳病案，必资姜、附取效，所用不离理中、四逆辈。盖阳气外脱之时，即为体功最后反应救济之一刹那，等于《内经》所谓"藏德"暴露，非用辛温，不能挽此一往不返之局。惟谭则不特排斥参、术，即姜、附亦少用，而细辛、川椒、胡椒，则在所必用重用，在表面观察，虽若不同，其实仍同属辛温一派。故谓姜、附之药效原理，有异于细辛、川椒、胡椒，或谓病服细辛、川椒、胡椒而效，服姜、附反不效，则寒热诊治大纲，将根本摇动，不成其为医学矣。今试检阅古人戴阳格阳诸治案，参照其所叙述之病理症状等，当可明瞭。

（一）王海藏治侯辅之病：脉极沉细，内寒外热，肩背胸胁，斑出十数点，谵语狂乱。此阳为阴迫，上入于肺，傅之皮毛，故斑出；神不守舍，故错语如狂，非谵语也。肌表虽热，以手按之，须臾冷透如冰。与姜、附等药，数日约二十余两，后得大汗而愈。

（二）李东垣治冯氏：病伤寒，目赤而烦渴，脉七八至。曰："《内经》有言，在脉诸数为热，诸迟为寒。殊不知《至真要大论》曰：'病有脉从而病反者，何也？'岐伯曰：'脉至而从，按之不鼓，诸阳皆然。'王注曰：'病热而脉数，按之不动，乃寒盛格阳而致之，非热也。'此传而为阴证矣。令持姜、附来，药就而病者爪甲已青，顿服八两，汗渐出而愈。"

（三）喻嘉言治徐国桢：伤寒六七日，身热目赤，索水到前，复置不饮，异常大躁，将门牖洞启，身卧地上，辗转不快，更求入井，脉洪大无伦，重按无力。曰："此用人参、附子、干姜之证，阳欲暴脱，外显假热，内有真寒。观其得水不欲咽，情已大露。岂水尚不欲咽，而反可咽大黄、芒硝乎？天气燠蒸，必有大雨，此证顷刻大汗，不可救矣。"以附子、干姜各五钱，人参三钱，甘草二钱，煎成冷饮，后寒战齿㖞有声，以重棉和头覆之，缩手不肯与诊，阳微之状始著，再与前药一剂，微汗热退而安。

（四）李士材治吴文哉：伤寒烦躁，面赤，昏乱闷绝，时索冷水，诊时手扬足掷，五六人制之，方得就诊，脉洪大无伦，按之如丝。曰："浮大沉小，阴证似阳也。"与附子理中汤，煎成，持药碗置冷水中，候冷与服，一时狂躁定矣。再剂神爽，服参五斤而安。

（五）吕沧洲治一妇：乃阴间阳，面赤足蜷而下利，躁扰不得眠。以紫雪匮理中丸，徐以冰渍甘草干姜汤饮之愈。盖下利足蜷，四逆证也，苟用常法，则上焦之热弥甚。今以紫雪折之，徐引甘草甘辛以温里，此热因寒用也。

（六）喻嘉言治石开晓：病伤风，未尝发热，自觉气迫欲死，呼吸不能相续，头面赤红，躁扰不歇，脉亦豁大而空。此戴阳证，急宜人参、附子等药，温补下元，收回阳气，不然，子丑时一身大汗，脱然而死矣。及日落，阳不用事，愈忙乱不能少支，忙服前药，稍宁片刻。又为床侧添同寝一人，迫其大汗。再用一剂，汗止身安。因其人平素下虚，真阳易于上越耳。

（七）马元仪治鲍厚坤：病经半月，两寸独鼓，两关尺虚微，头痛如劈，汗出不止，谵语神昏。曰："寸大尺小，为上盛下虚之候。非人参、附子无以追散失之元气，非童便、猪胆汁、葱白无以通僭逆之阳气，法当用白通汤以急救之。"夜半灌药，黎明，神气渐清。此阳气已渐归原，但欲其根深蒂固，非大剂温补不可。用人参四两、附子一两、肉桂五钱，合附子理中汤法，连投数剂，痛定汗止，调理而安。

（八）又治张氏子：伤寒四五日，两脉虚微，神气昏乱，烦渴不宁，时欲得水，复置不饮，弃衣而走，勇力倍常，言语狂妄，不避亲疏。此阴盛格阳，外假热内真寒也。欲与理中汤，或谓火热有余之证，欲行寒下。曰："岂有大热证，而不引水自救者？况两脉微弱，明属阴盛阳微，若不急与温补，大汗一至，不可为矣。"前方加人参至四两，煎成冷服，一二时许，狂乱顿止，反见寒栗，欲覆重被。再与前药一剂，神清热退而安。

（九）万密斋治徐氏子：年岁半，六月病泻，大热，大渴，烦躁不安。医初与玉露散，泻已止，因热未除，复与之，遂复泄。万诊之，面赤目张，口开唇燥，大热大渴，此为脱证。阴盛于内，阳脱于外，与附子理中汤，并嘱曰："服后越加烦躁，再进一剂即愈。若不烦躁，不可治也。"后果如言而愈。盖理中丸之止泻，补中气之药也，初服玉露散而效，当中病则止，不可再服，因用之太过，犯脏禁也。脾喜温而恶寒，故以附子理中救之。所以服后越加烦躁者，知胃气犹存，与药敌使然耳。再进一服，阳胜阴退而安矣。若服后不加烦躁，则脾为死阴，不可救矣。

观上各案，皆内寒外热、下寒上热之病。病理症状，皆与谭说类近。所不同者，则参、术、姜、附与细辛、川椒、胡椒而已。故谓一病不专主一药则可，谓同类之药，不能治同类之病，或一种药能治两种根本不同类之病则不可。方药可以活用，原则不能变更，此为一切学术之定律，绝对无可疑者。是知能服参、术、姜、附之病，亦可服细辛、川椒、胡椒。而服参、术、姜、附、细辛、川椒、胡椒之病，必为寒病，非戴阳格阳，即沉寒痼冷，断不能应用于一切疾病，而寒热诊断施治大纲，亦决不如其言之单简者。况戴阳格阳，本不常见，其法亦未足以概诸病。谭则不独以治寒病，且以白喉、脑膜炎、肺痨、猩红热、温病等，同以为寒，药皆用温，识见确非寻常。亦许诸病有服辛温而奏效者，亦必另有脉证可据，特未审谭所谓白喉、脑膜炎、猩红热之用温药者，究竟作何证状耳。至论感暑伏热，阳盛格阴，事实当有之，但非尽然；谭亦谓热病少，寒病独多，是亦不常有也。惟重用细辛，乃其独创之秘，足破千古之惑，而沉寒痼冷之病，确非大剂辛温无以取效。缪仲醇谓虏荆非六十万人不可，李信二十万，则奔还矣。故其法确足以壮庸俗胆识，第非有真知卓见，不宜轻易效颦耳。度谭君创获以来，屡拯危病，遂以为唯此"一元"可尽治法之妙，因掊击前贤，推翻治例，不免言过其量也。

谭君书方，每药重至数两，人多疑之。尝见苏沪医方，用药极轻，黄连、黄芩、吴萸、桂枝、干姜，每用三数分，附子用至钱半，已属当行出色。以视谭方，殆若天壤。然本港医界，能用重药者，颇不乏人。如前中央执委暨国府委员海外部部长彭泽民，一剂柴胡用二两八钱、炮天雄用十二两；老医陈伯坛英畦先生，用炮附子十余两，堪相伯仲。视苏沪轻药，敻乎远矣。考仲景方，桂枝附子汤、白术附子汤，皆用附子三枚；附子汤、甘草附子汤，各用二枚；四逆等汤，只用一枚。方中配干姜者，用生附子；伍他药者，多用炮附子。以最大者一枚称之，约重一两强，三枚计之，得四两弱，全剂分三次服，每服仍只占一两许耳。古今权量，固有轻重，以枚数计之，未尝有差。然则用附子至十余两，是否合于古义？谭方剂量，是否可作标准？苏沪医方，是否可供取法？考钱天来以汉之一两为今二钱七分，程扶生以古一两为今三钱。或又谓古今度量，惟汉最小，汉之一两，惟有今之三钱半强，故《千金》以古三两为一两，陈修园以古一两作今三钱。惟《吴医汇讲》载王朴庄《考正古方权量说》，以古一两为今之七分六厘，与上诸说相去甚远。陆九芝《世补斋医书》纪其先人治一盛夏畏寒案，以麻黄三分、附子三分、细辛一分，服之得愈，盖本王说。今之苏医，或亦准此，但如此轻剂，岂能愈病？纵陆案非诬，亦属例外，不能据为准则也。东瀛吉益东洞所著《方极》，据《隋书》引《汉志》，考证古代一两，准今二钱九分六厘。孔继涵《同度记》以古一两，当今法马二钱五分有奇。近人江阴曹颖甫，据《日知录》，以汉一两，当今二钱六分。朴学大师章太炎，谓秦半两，重十二铢，即古之真正半两也，汉时高后所铸半两，只重八铢，文帝所铸半两，只重四铢，虽有半两之名，而无半两之实。王氏但以文帝半两为据，彼岂不知文帝以前，本有秦半两耶？据此，除王朴庄外，诸家考证，大都相近，药量标准，尽堪取则。苏医固不足法，用重剂者，或亦有可商者乎？

按，此为丙子年旧作，纯为讨论学理之文。当时与谭君未尝谋面，固未审其品格何若。丁丑腊月，偶于家兄座上邂逅遇之，接谈之下，蔼如穆如，雍容渊茂，殆古君子之俦。其学得自经验，以事实为归，贤于一般异端邪说远矣。论其证治心得，固有不可磨灭者，而药量问题，亦饶研究价值。至于主观见解，未能从同，仁智偶歧，无伤大雅。爰取附案末，以资商榷，以谂国人，想亦谭君所乐许也。

痔病穷源

痔疮定义

肛道静脉丛之一部分，因血行种种之变化而充积郁聚，以致其血管扩张，生成软性肿疡，是为痔疮。

痔漏病理

痔为肿疡病类之一，局部充血之现状也。血液充积至某种程度（如极量之涨大），则破裂放射，俗称下血。如积血既去，痔体渐小，痛亦随之减轻。有时误食辛辣煎炒热物，或因便秘而影响血液之循环，痔体复充血而发作。如是生息不已，该部之血管遂腐化而成漏（有由老鼠偷粪而成漏者另论），治不除根，贻祸无穷。明乎此，则古人所谓气痔、血痔、牡牝痔、鼠瘘种种名称，如五痔、九漏等，其病因总不外乎是。在昔无科学解剖以资印证，临床诊疾，仅据现状而拟名，不能探本究原，穷其真相，非如今之生理解剖学，确定痔患属于局部充血之肿疡也。

痔之成因

（一）多静少动之人，其血液因全身之重量沉聚下部，致使肠壁衣之血管起郁血状态，形成血栓，障碍血液之流通，结为小疬，涨为肿疡。

（二）用脑者，肠壁衣之交感神经衰弱，致减少其蠕动力，或嗜鸦片，使肠壁衣之黏液体枯涸，失其沾润作用，皆能秘结，由此新陈代谢之废物，不能如常排泄，酿成毒素，激刺大肠黏膜，引起局部之发炎红肿，充血成痔。

（三）嗜辛辣酒燥者，神经亢奋，增加血压，于是血液之化学成分失其均衡，有此种种变化，而肠腔实质之变化，遂由之而起。

（四）孕妇产妇，以血液之重量沉坠肠腔，及至痔静脉丛突起郁血现状，即成痔患，故胎前产后多有此病。

（五）家族遗传，花柳传染，便器沾惹，以及其他种种刺激，胥为生痔之动机。

痔之原因既如上述，治之之法将如之何？则一言以括之曰：消灭痔体，剔除腐管，使患部复生新肌，为原具之状态，务令气血流畅，无充郁压积之现状。顽疾虽恶，不足平也，是盖吾人治痔所悬之理想者。然欲达此目的，药物与手术，皆有同等重要之价值，相辅为功，乃臻全治。否则徒恃手术，纵能脱痔体，不知培土疏木，清澈其源，比之刈草不除根，一遇辛燥热毒，又似逢春而发矣。

痔病经过

痔证既成，其证候经过，括为病型，按型论序，区分四期，约略如次：

第一期：肛门痕痒，便后灼热，里急后重，腰部坠痛，有时便后似觉仍未粪除，尚有秽物存在肛中，有时反射尿道，致令排泄困难而"痼迄尿"，精神闷抑，大便不甚流通。

第二期：痔体渐次加大，痛苦亦随而增加，便后可以看见，或大如橄榄，或如胡桃，其色紫瘀，抚之甚痛。有时放射血液，痔体遂渐缩小，及至偶食辛热等物，即复发肿痛。每逢登厕，则增痛楚，由是恐惧如厕，视排泄为畏途，非至急时辄为力忍，久之习惯，遂成闭结。恒数日始大解一次，其粪积久坚实，出时必迫破痔体，痛楚流血，病势迈进矣。

第三期：痔体因常常外露之结果，遂致于脱肛。此时肛道为痔体所拥塞，遇坚实之粪条，则将肛门迫破，裂瓣作莲花状。自此肛门之括约肌，弛张乏力，甚者不复如往常之紧束，常流黄臭恶水。嗣后虽不登厕，亦常自脱肛，稍蹲久立，甚至打嚏咳嗽，亦累累下坠。初尚能以手拨入，迫痔体渐大，脱出更甚，如厕之后，非仰卧数小时，休养体力，不能还纳，收入肛门之内。废时失事，莫此为甚，而身体疲弱，精神困顿，更不待言矣。

第四期：痔疮以发炎肿胀而疼痛，以放射血液而增加危险。前三期之下血者，则逢炎而始下耳，及至痔顽症甚，虽不发炎，亦渖渖自下矣。于是耗血既多，体元遂弱，耳鸣心跳，头眩目昏，举动迟滞，稍劳喘促，足酸脚软。至此时期，痔反不觉疼痛，终以全身贫血，或虚脱而死亡。

观此可知痔患虽属慢性肿疡，而其危险性则与时加增，不治固可戕生，误治亦能致命。倘现痔疾，勿以为初起小疥而轻忽之，尤不可迷信"十人九痔""痔乃寿征"，因循日甚，卒至滋蔓难图，厥身殒没，幽泣重泉，曷胜浩叹！

觉庐医话录存

弁　言

此编为二十年前旧稿。当十七岁时，先慈患热病吐血，诸医竞进温补，病寖加剧，迁延五十余日，凭几倚坐，昼夜不得交睫者二十余日，张口喘息，血丝缕缕自齿缝中出，齿垢焦黑，舌布芒刺，便秘溺涩，渴甚，频索饮童便。先师广西桂林还俗老僧方博斋、雷丹峰夫子最后至，一诊即曰："病属误药，时机已失，不可为矣。"勉拟大剂白虎汤，竟不及救，弥留时，口不能言，犹力注视愚面不少瞬。呜呼恸哉！躬历情境，印象最深，每一瞑想，宛在心目，此诚终身之大憾已。当是时，愚方肄业西营盘官立英文学校，构此惨变，深慨乎人子之不可不知医，遂请于先君，愿辍读习医，先君许焉，因从丹峰夫子游。四年卒所业，而人事倥偬，不遑宁处，忽忽有年矣。愚先世曾以医名，先君亦尝修药济人，不取值。顾自中年后，遭遇坎坷，所业亏折殆尽，又以所生子女十一人，时惟四兄觉非与愚二人存者，先慈在日，以是几致丧明，先君亦壮志销磨，不复事家人生产。惟其如是，故对兄及愚期望愈殷，督教愈切，尝诏愚曰："人子固不可不知医。矧医不特可救己，更可救人。然欲救己救人，必仗真实学问；欲得真实学问，必须脚踏实地，刻苦用功。否则学之不精，识之不广，岂特不能救己救人，反足以害己害人。害己固不可，害人尤不可。汝既粗有成就，更宜勇猛勤修，以求进益。凡读书当知札记，絜其纲领，撮其旨要，参照所得，条理纪录而存之，既以鞭策上进，更可备异日检阅，以觇所学进退。须知为学如逆水行舟，不进则退，苟不能刻苦用功，世上事业正多，何必孳孳此道为也。汝当志之。"愚敬谨遵命，因尽发家中所藏医书百数十种而读之，就其理论、治法、方药、病案，排比类别，次第刺取其要，加以评骘论断，著录于篇。数年，成《医论》三卷、《医话》两卷、《杂说》一卷，都十万言。其后先君弃养，愚亦营役奔走，时而港澳，时而乡邑，十余年间，九迁其居，器物委弃，文稿散佚，久不复置念矣。近以兄督使刊布历年治案若干篇，以就正当世，书将付印，忽忆尚有如许旧稿，因使家人发箱启箧而遍搜之，仅得此数十则。始忆《医论》三卷，在澳门时，为谢君景文取去，久假不归，今事隔十余年，已无可追寻；《杂说》一卷，半饱蠹腹，漫漶不堪寓目。即此数十则医话，亦仅占原稿三分一强，披阅一过，浅率简陋，无可为讳。诚哉！为学之道，不进则退。二十年来，思想播迁，学术禅变，若是其亟，旧日所为，良未足当大雅一盼。惟习医之经过如此，而焚膏继晷，兀兀穷年之苦况，思之若有回甘，重以有此一番严命，未敢湮没，复恐磨以岁月，连此蠹余片段，亦散失无可追忆。爰于《医案》刊印之始，略为编次，一字不易，以存其真，附益成书，共表于世。纪其缘起，以永其事，并书之家乘，以勖我后昆。

民国二十七年五月吉旦卢觉愚谨识

古人自序

　　尝谓读古人自序，即可觇其造诣之精粗与品格纯驳，而历代医学之因革，亦大略可见。如《伤寒论》自序，悲天悯人之意，既真且切。盖仲景当时伤宗族之死亡，悯横夭之莫救，乃勤求古训，博采众方，冀于世有所济。故其学之精，与其言之切，有至相似者。孙思邈之《千金方》《千金翼方》，序文气度沉雄，文辞古雅，如见其人。第思邈为道家，其言每不离玄门色彩，如论医须妙解阴阳、禄命相法、龟灼五兆、周易六壬，又所论房中补益、服食修养、咒禁掌诀，皆其证也。王焘幼多疾病，长好医术，遭逢有道，遂蹑亨衢，登南宫，拜东掖，繁台阁，由是遍读弘文馆图籍方书。后贬守房陵，提携江上，冒犯蒸暑，自南徂北，染瘴撄疴，十有六七，死生契阔，不可问天，赖有经方，仅得存者。故发奋刊削，成《外台秘要》四十卷，读其序文，殷殷以救济生民为言，以利天下为心，其不敢苟率将事，有由来矣。刘河间自序，言多玄妙，所著《原病式》，以《内经》病机十九条，而畅发其义，虽言或偏激，为邵元伟所讥，而阐发之详，亦足称者。李东垣《辨惑论》自序，寥寥数行，言颇自负。查当壬辰改元之时，正当扰攘之秋，居民流离失所，饥饱无时，元气既虚，易于感病，其升补脾阳一法，当然有左右逢源之妙，其自负固宜。《儒门事亲》成于麻知几之手，而无自序。《丹溪心法》为后人辑录，《金匮钩元》为戴原礼校补，及《格致余论》均无序，惟《局方发挥》篇首数言，辨晰局方之讹，颇为明显，书中议论，亦多切理。喻嘉言深通佛学，序文多释家言，《阴病论》一篇，更足代表之，第言多虚泛，浮词满目，蒋式玉谓其好发议论，洵不诬也。观其论春温，强分三橛，已为尤在泾所讥；论青龙二方，亦为柯韵伯所鄙。第其苦心力学，入理颇深，《医门法律》《寓意草》皆可传之作，其功未可尽掩。张隐庵、高士宗，道不行时，乃隐居钱塘，闭户著书，所作《伤寒集注》，会经义以为注解。读其序文，谓童而习之，白首始获其要，研读之苦，昼之所思，夜则梦焉，夜之所得，且则录焉，经寒暑，历岁月，废寝食，绝交游，春花秋月之莫问，澄山佳水之弗临，故其书之精博，非偶然也。黄元御自负古今无双，其为文之牢骚抑郁，与其骄傲自负，历历如见。故诋毁前贤，强词夺理，而立论褊颇，惟知补阳，虽才宏学博，亦瑜瑕参互。而窃书之隐，更为陆九芝抨击，品格如何，可见一斑。陈修园在都门时，忤某钜公，乃罢职归闽，公余著述，成书颇富。然其愤世傲慢之性，至老不衰，观《医病顺其自然说》一篇可知。且性喜扶阳，参、地、萸、麦等阴药，尤深恶痛绝，观《景岳新方砭》一书又可知。修园自谓读《伤寒论》数十年，方悟出"存津液"三字。杨素园谓其用药仍偏辛燥，不知所悟者何在，亦定论也。王潜斋禀性颖悟，刻苦自励，其习医也，足不出户者十年，手不释卷者永夜，故见理精而议论博，田杏村谓其当时于医家称祭酒。然其遭遇坎坷，观《归砚录》自序，感慨苍凉，不忍卒读。意者其不慕荣势，自甘淡薄，乃得肆力于医，而宏造就乎？医籍从古至今，汗牛充栋，兹之所论，挂一漏万，势所难免，然历代医学沿革变迁，习医者所宜知。余尝欲著《中国医学概论》一书，以就正医界先觉，惜人事倥偬，未暇命笔，倘有机缘契合，当俟诸异日。

医不三世

《礼记》曰："医不三世，不服其药。"后人多以父子三世相传释之，惟汉儒谓《神农本草》《黄帝素问》《素女脉诀》为三世医书，必尽读之，方为有本之学，非言祖孙相传之三世也。王潜斋曰："《橘旁杂著》云：'医必须父而子，子而孙，如是则其业精，始服其药。若传至曾元，更为名医矣。'其间贤者不待言，其不肖者奈何？因其世业而安心服其药，设为所误，生死攸关，虽愚者不为也。况医道通乎仙道，远数十百年，偶出一豪杰之士，聪明好学，贯微彻幽，然其上世并非医者，舍是人而必求所谓三世者，有是理乎？"梁茝林曰："古之医师，必通于三世之书：一曰《神农本草》，二曰《灵枢针灸》，三曰《素问脉诀》。脉诀所以察证，针灸所以去疾，本草所以辨药。非是三者，不足以言医。"俞子容曰："古之豪杰自振者，不能悉举，若李东垣、朱丹溪、滑伯仁辈，皆非世传，而精造方术，屡起危殆，著书立言，为后世楷模，初不闻其父子相传也。是知医在读书，不在三世明矣。"叶香岩曰："医者必须天资敏悟，又读破万卷书，而后可借术以济世。不然，鲜有不杀人者。"俞东扶曰："习医何难？不过多读书耳。夫学无前后，达者为师，固不定限以三世，否则纵十世，何益哉？"

熟读王叔和不如临证多

"熟读王叔和，不如临证多"，世俗之言也。余谓彼之徒守家传，独承师训，读父书而不知通变者，固无足取。若夫胸无学问者，临证之际，既不明致病之源，岂能知为治之道？如是而求其能收治疗之效，岂可得哉？纵使日夕临证，亦徒伤生害命而已。须知读书与临证，均不可偏废，而读书以培其学识，尤为吃紧之图，俗人之言，不足论也。吴鞠通曰："医者必先读书，而后临证始知用方之变化。况病有虚实，变化万端，治有补泻，方不执一。如同一发热，而热有虚实，宜温宜补，宜凉宜泻，不读书何以知彼虚而此实，如大匠之无绳墨，不几怅怅无之耶？"曹炳章曰："先读书，则胸有成竹，而后临证，则凡病之虚实寒热，自知有一定之标准，而用药之补泻温凉，必不至于妄施。"此亦先理想而后实验，乃必由之径也。斯皆先余而言者，益知余言非过矣。又俗有行医须凭时运之说，更为悖理。果如所言，则为医者，只专候时运之至，便可为治十全，不必读书矣。张隐庵《侣山堂类辨》曾论及之，问世之士，幸毋为所惑也。

古书之遭割据

古之医籍，其湮没既久，为后人所得者，每窃其言，参以己意，冒为自作。亦有流传既远，版已残阙，而忘其著者之真名，误以为别人之书者。如喻嘉言《尚论篇》，多方中行《条辨》之语；黄元御之《新方》，则窃自《松峰说疫》书中；张元素著《保命集》，后人伪撰序文，混入《伤寒六书》中，不知者，竟属之刘河间；又《脉因证治》，乃秦皇士所著，而刻本则属之朱丹溪；《景岳全书发挥》，人尽知为叶香岩之书，亦有谓是姚颐真所撰者，余外见于《冷庐医话》《世补斋医书》者，辨正尤多。至如《东垣十书》《薛氏医案》《陈修园七十二种》等，多非本人自著。《四库提要·医家类》谓："坊贾务新耳目，滥为增入，以足卷数。"此则显而易见者也。

古书存疑

古书所载，有荒谬者，有欠解者。如庞安常扪腹针儿一案，夫胎儿在胞，岂能手执母之肠胃？虽针之得下，而立论则乖。兔脑丸治难产，服之则男握左手出，女握右手出，遑计未消化之药剂不能奏效，而丸入肠胃，何能竟入胎儿手中？姚蒙诊邹来学，以其脉左关滑而缓，谓肝第四叶有漏通下，故根器上别有一窍出汗水，则明属夸张之词矣。清代异记，载咽膈奇方，用老苏梗泡水和面粉，俟日食时，在日中搓为丸，即日晒干，则丸皆中空，治咽膈奇效，他时制之则不然。婴儿初生，啼哭一声，后竟默不作声，治法以猫一只，以袱包之，持向儿耳边，隔袱咬猫耳，猫必大嗥，而儿亦即应声而啼。胞衣不下，用茭叶囫囵不碎者一张，煎汤服立效；若茭叶裂作两片者，胞衣亦分裂而下。此等法，古人曾经试验，真不可解也。至《千金》所载禁法掌诀，《串雅》所载钉毒、徒痈等，虽祝由遗意，然其事不经，且未曾试验，存而不论可也。

医家附会之说

古来医家，恒多依托之言，其事怪诞，多不切理。如《史记》扁鹊遇长桑君饮药，以此视病，尽见五脏症结；华佗《中藏经》谓佗之外孙，因吊寝室，得之于梦中；许叔微梦白衣神，劝其习医；刘河间梦道者饮以美酒，既醒，遂有所悟；《金史》载张元素梦有神人以斧洞其腹，纳书数卷；张景岳则谓游东藩遇老人秘授；朱明重刻《薛氏医案》，谓见梦于立斋；黄元御著《伤寒悬解》，谓梦境初回，恍然而通其义；周梦觉著《三指禅》，自云鬼神默为启迪。更谬者，陈远公《石室秘录》托诸岐伯、雷公、仲景、元化所传；窦材《神书》，居然自比扁鹊，皆欲藉此以神其术，而坚后人之信，此古来医家通弊也。按《扁鹊神书》，论治以艾灸为第一，服丹药次之，服附子又次之，更诋毁仲景，不遗余力，立言荒诞不经，早为四库馆书所不采，惟汪莲石《伤寒论汇言》，则极推重之。考《汇言》多采喻嘉言、舒驰远、陈修园之注，而三家于伤寒均好用温补者，则其推重是书，意亦可见矣。

世人好温补之非

"人情畏虚，补死无怨"，此张信堂述徐灵胎之激论也。今则温补之说，犹牢在人心，举世滔滔，如饮狂药，故喻嘉言先议病后议药之说，今则竟成绝调矣。夫有是病，服是药，药得其宜，硝、黄即为补；药失其宜，参、术亦为毒。若必以参、术为补，失之远矣。须知温补不过治病之一法，虽不可废，但非可尽治诸病也。盖凡病未必皆虚，即虚矣未必尽为寒证。而温补之药，只可以治阳虚，不可以治阴虚。凡阴虚之病，脉见虚促细数者，悉宜清滋，不比虚寒之脉，浮大无力之宜温补者也。设阴虚之证，而投以温补，不死何待？虽然，世人相习成风，原无足怪，独医者亦徇随俗好，竞用温补，从未有别其证之当补当泻，宜温宜凉，而随证以用药者，不亦可怪哉！王潜斋曰："古人详于治寒，略于治温。故好用参、芪者，每谓甘温能除大热，而投之阴虚之证，则其弊立见。盖参、芪能除之热，乃脾肺虚寒之热，非肝肾阴虚之热也。"魏玉横曰："凡产后阴虚血少之病，第以二地、二冬、杞子一切养营之剂，投之无不立愈。若气血兼补，杂以姜、附刚剂，非担延时日，即贻病者后患矣。"叶香岩曰："《内经》言'劳者温之'，谓温存以养，使气自充。若用热药为温补，大失经旨矣。"李东垣亦有"热药耗人元气"之诫。奈何世之好用温补者，竟不一思哉！

小儿之病多由不善防护所致

　　小儿骨肉柔脆，脏腑娇嫩，血气未充，精神易动，防护不易，调治亦难。而病苦不能自言，全凭医者之意以为推测，幸而得，则得矣，否则鲁莽施治，贻患何堪！故非确知其病情，毋宁守"不服药为中医"之诫。昔张子和告陈敬之，以蒸饼泛丸，绐妻妾以为真药，使儿服之，以俟天命。盖取其不伤胃气，兼有化气消滞利水之功，远胜误服别药也。且小儿之病，多由将理失宜，或间接由母体感受而成，苟知其故，自能预为防护。观《颅囟经》曰："初生小儿，乳利如胶，是母寒气伤胃；乳利如血，是母胸有滞热。两眼赤者，是在胎时，母吃灸煿热面，壅滞气入胎中，熏儿脑所致。孩子无故烦渴，由饮乳猛冲损肺。无故肚大项细，四肢消瘦，筋脉骨节弛缓，是母因乳少，嚼饭与吃，遂成骨热疳痨。行走迟者，是少时抱损。夏热时，乳母沐浴，多使冷水，乳得冷气，血气皆乱，气未定，便与儿乳，使儿胃毒，及成赤白恶痢。师巫烧钱，乳母须预祝之，勿令着水喷儿，致令惊热入心，转成患害。"凡此皆医书所未载者。后薛铠《保婴撮要》，其论乳下婴儿有疾，必调治其母，母病子病，母安子安。且云小儿苦于服药，亦当令母服之，药从乳传，其效自捷。钱仲阳亦谓粪溺不可近襁褓小儿，盖恐其为秽气所触也。其意悉与《颅囟经》合，爰录于此，以告为人父母者。

圣人不治已病

　　《经》云："圣人不治已病，治未病。"谓治病于未传，非无病而服药也。如《金匮》谓"见肝之病，当先实脾"者是。后人纵情声色，耽于逸乐，汲汲惟恐不足，黠者又倡为房中之术、服食之药，以投其所好，独不思药犹干戈耳。无病而服药，是铸兵也，乌乎可？袁简斋"谓享长年者，生平不服丸散"，惜世人不悟耳。盖无病而服药者，原自有说。裴兆期曰："人之一身，无非病也，亦无非药，泥、金、石、鸟、兽、虫、鱼为药，偏矣亦后矣。饥饱待时，饮食药也；寒温适所，衣服药也；动静有常，起居药也。色不视邪则目明，声不听淫则耳聪，口无莠言、行无颠步，则口体正，均药也。使有人焉，知填精而不知寡欲，知养气而不知守默，知保神而不知绝虑，亦焉往而得药？至如逸可治劳，静可治躁，处阴以避暑，就燠以避寒，凡此之类，皆随在而得之之圣药，远胜草根木皮万万，其如世人之不肯服食何？"

用方须知

药虽与病合，而病重药轻者，非可求效于一二剂之间。若不明其故，见其不效，又即转方，朝寒暮热，朝攻晚补，漫无主宰，必致误人。徐灵胎曰："病之中人，愈必有渐，不可因无速效而即换方也。况所服之方，或未尽善，不思于前方损益万当，而遽求变法，皆胸无定见之故。"然有病与药不合，亦见小效者，必须明察其故，急当转药，切勿以有小效而不思变法也。刘河间曰："有病郁热甚而反恶寒，得寒较甚，得暖少愈者，谓暖则腠理疏通，而阳气得散，怫郁稍退，故小愈。然药力尽则病必反甚也，减病则微，加病则甚。俗无所悟，但云服之而获效，力尽而病加，因而加志服之，由是诸热证皆生矣。"此两说均医者所当知，故并录之。

古方宜忌

　　古人治病，类多各明一义。如东垣善治劳倦致虚、脾阳不升之病，故用药多升补；子和以汗吐下，尽赅诸治法，故力表独圣、双解、舟车神佑之功。他如河间之主火、丹溪之主痰湿热亦然。在当时善用某种药而获愈者多，便以为天下各病，悉皆同病，而其治法，可以尽治天下各病矣，故其议论方药，每每表彰过甚。古医书，类多如此，全在后人之能洞达其理，融会而贯通之，勿泥执其说而误人也。至于东垣之升补，果遇脾阳不升之病，自然奏效；子和之三法，果是实证，自是不可废。若以升补之药而概用之温病，以汗吐下峻剂而泛施于虚证，其祸可忍言哉？夫药有定性，热治寒，寒治热，不可假借也。虽有监制、佐使等法，亦仍利用药之偏性以为治。故用热药能治之病，皆寒病也；以补药能愈之病，皆虚病也。岂有热药能治火病，补药能泻实病者？昔圣散子一方，固燥热霸劫之剂也，只以东坡之言，遂至天下盲从，流祸万世，俞子容辨之详矣。医者必须知此义，自不为古书所惑。

医不执方

医贵变通，尤贵识证。如《伤寒论》热入血室三条，一刺期门；一无犯胃气及上二焦，待其自愈；其出方治者，只有小柴胡汤一方。后人凡遇此证，必援用之，竟不思是方有参、夏、姜、枣之辛甘温，以之治热入血室，岂可轻投？尝读沈尧封《女科辑要》，治热入血室两案，一属胃液干燥，用白虎加生地、麦冬，继与麻仁丸；一则病从怒起，用胆草、黄芩、山栀、丹皮、羚羊角、芦荟、甘草、当归。其治张女一案，用肾气丸，即自谓似是实非之症，不可不辨。其不胶守小柴胡一法，可谓善变通矣。又《金匮》治阴吹，用猪膏发煎，取其润肠而气自顺，不转趋于前阴耳。而吴鞠通《医医病》一书，治阴吹者三案，皆用辛温药获效。设必泥猪膏发煎一方，而不详辨脉证，安有愈理乎？举一反三，识此以例其余。

服药煎药之法

古医者于药之服法煎法，均有研究。如《伤寒论》之麻黄证，则覆取微以汗；桂枝证，则服药后啜热稀粥以助药力；五苓散证，则多饮暖水；柴胡泻心诸方，则去渣再煎；炙甘草汤，则用酒水合而久煎。余外分煎合煎，先煮后入等，尤宜博考。盖药虽对证，而煎服不合法，亦难奏效，或反害之。如服麻黄汤，不温覆取汗，则邪从何去？然或取汗太过，则虚其卫阳，将自变证矣。至若桂枝，虽性本辛温，其实不能出汗，杨素园曾论之，苟非藉热粥以助药力，岂能令其漐漐微汗乎？若五苓散证之饮暖水，亦犹桂枝证之啜热粥。而柴胡泻心诸方，医者多不知去渣再煎之法。炙甘草汤，只以水煎数沸即饮。诸如此类，不胜记载，观徐灵胎《医学源流论》及《慎疾刍言》自知。又缪仲醇曰："凡诸煎汤，必先以主治之君药，先煎数沸，然后下余药，文火缓缓熬之，勿揭盖，煎毕连罐取起，坐凉水中，候温热服之，庶气味不泄。若遽乘热揭封，则气泄而性不全。煎时不宜烈火，其汤腾沸，耗蚀而速，药性未尽出，而气味不纯。人家多有此弊，反责药不效，咎将谁归？"又曰："凡服汤药，虽品物专精，修治如法，而煎药者鲁莽造次，水火不良，火候失度，则药亦无功。观夫茶味之美恶，饭味之甘饐，皆系于水火烹饪之得失，即可推矣。"王秉衡曰："凡清解之药，煎须急火，则气尚在。若缓火煎浓，即全失清凉之味矣。"此则各有攸宜，可补徐氏所未及，特载于此，以告医者。

某药入某经

张元素著《脏腑标本药式》、王海藏集《汤液本草》，多以某药入某经、某经用某药为言，余窃疑之而未有说也。后读徐灵胎《医学源流论》，谓人之血气，无所不通，而药性之寒热温凉，有毒无毒，亦一定不移，入于人身，其功能亦无所不到，岂有某药只入某经之理？盖人之病，各有所现之处，而药之治病，必有专长之功。如柴胡治往来寒热，能愈少阳之病；桂枝治恶寒发热，能愈太阳之病；葛根治肢体大热，能愈阳明之病：盖其愈寒热，已畏寒，除大热，此乃柴胡、桂枝、葛根专长之事。因其能治何经之病，后人即指为何经之药，孰知其功能实不仅入少阳、太阳、阳明也。故以某药能专治某经之病则可，以某药为独治某经则不可。谓某经之病，当用某药则可，谓某药不复入他经，则不可也。后再读邹润安《本经疏证》，以方论病，以证论药，以药论方，反复推勘，一扫本草诸家庞杂芜秽之言而归于至当，由是知张、王二书之未可尽信也。又如沈绿芊谓今人治疟，必用柴胡，若其疟果发于少阳，服之自愈，若系他经用之，则必使他经之邪，辗转而入少阳，迁延以毙云。余谓小柴胡汤中参、夏、姜、枣，皆辛甘温之品，投诸温热暑湿时疟，当然误事，然其咎不仅在柴胡也。且谓柴胡为少阳经药，他经病而误用之，以致邪入少阳，何不仍以柴胡治之？昔华佗论伤寒，谓热毒在胃外，未入于胃而先下之者，其热乘虚入胃，则烂胃也，然热入胃病，要当须复下之，不得留于胃中云。是则先以下早而伤胃，后则仍当复下以救其误，彼误服柴胡而邪入少阳，固可援引此例，何至迁延以毙？盖绿芊所言，实有语病，与元素所谓早服葛根，反引邪入阳明，同一无稽也。

药有特性

丁氏丛书《医界铁椎》曰："人类虽瞑目于地下，犹有使世界人类永不消灭之希望，宇宙间之万物如此各逞其欲望，虽死不易其初心。不问其有生活力，无生活力，是有机体，非有机体，凡物莫不向其所有之特性而进行不已。"如水蛭、虻虫，古人以之配药，疏涤瘀血，号"下瘀血汤"，能下瘀血，贴于急性化脓炎症，能速化脓，速破溃，容易流出脓汁，是即其死后犹具生前特性之征也。番木鳖为诸动物之毒物，特于犬、鼠等尤甚，古人以之配药，治犬毒病、鼠毒病，此亦向其自然性进行不已之征。蛇畏蜈蚣，蜈蚣畏蟾蜍，蟾蜍复畏蛇，相畏相制，循环不已。唐宗海《本草问答》以五行之理释之，虽未足为训，然亦可见物之各有特性，故能相畏相制也。琥珀拾芥，磁石引针，则又以所含之电力有阴阳之异耳。吴又可《温疫论》谓蟹得雾则死，枣得雾则枯，此则以气质而相制。喻嘉言《尚论篇》谓鸡瘟死鸡，猪瘟死猪，牛马瘟死牛马，于人亦然，此则感受其同类之厉气使然，而又足见气与质之互相感应也。王秉衡《重庆堂随笔》谓葭管飞灰，惟河南县之葭，应候而飞，足见药之所产，各有土地之宜。而物性亦各有专长，如蜜能固密护内，酥能融化攻坚。又各有所制，如以醋浸象牙一宿，则软如腐，再用木贼水煮之，则坚如故；白银触倭硫磺则色黑；犀、羚之角畏人气；珍珠畏尸气，并不可近铁与柏木；梨与芦菔同藏，冬采橙橘藏绿豆中，皆不坏；铜以凫茈水煮可刻字；木槿叶揉水浸丝则不乱；桃杏仁可澄水；血污衣，嚼芦菔擦之则洁；墨污衣，生半夏或白果、杏仁杵烂，揉之则去；围炉炭烈，分开易灭，不分易炽，用草纸一张，覆于火顶，烧过灰存，则火不焰而四布；严冬向火，惟桑柴炭不燥皮肤。此足征物各有特性，其特性之表露，即其物之效用也，在人能知其所以然而善用之耳。又方书所载药忌食忌等，尤不胜缕述。凡此之类，皆当博考。

治血病用炭药

　　医治血病，多用炭药，谓血见黑则止也。所用多敛涩之品，流弊滋多。惟葛可久十灰散，尚称平稳，盖汇集止血行瘀清热之药成方，初非敛涩之谓也。且用炭药，亦有分别，赵晴初曰："娄全善《医学纲目》治血崩，用香矾散，以香附醋浸一宿，炒黑为炭，存性，每两入白矾末二钱，米饮空心调服，此气滞者，用行气炭止之也。五灵脂散，用五灵脂炒令烟尽为末，每服一钱，温酒调下，一法每服三钱，水酒、童便各半盏煎服，名抽刀散，此血污者用行血炭止之也。荆芥散，用麻油点灯，多上灯芯，就上烧荆芥焦色为末，每服三钱，童便调下，此气陷者，用升气药炭止之也。治崩中不止，不问年月远近，用槐耳烧作炭，为末，以酒服方寸匕，此血热者，用凉血药炭止之也。如圣散，棕榈、乌梅各一两，干姜一两五钱，并烧炭存性为细末，每服二钱，乌梅酒调下，空心服，久患不过三服愈，此血寒者，用热血炭止之也。棕榈、白矾煅为末，酒调服，每二钱，此血脱者，用涩血炭止之也。"同一血崩证，同一用炭药，而条分缕析如是。治病用药，首贵识证，可以一隅三反矣。

产后与生化汤

妇人产后，必服生化汤，云以消瘀。外此如吾莞俗更服吴萸、姜醋等，动辄数两以至数十斤，似非此不足以复其元气者。而易思兰谓瑞州之妇，产后必以胡椒炒鸡为馔，是则更有甚焉者矣。故余尝谓妇人产后有病，强半由俗例酿成，非过论也。丹溪《局方发挥》曰："初产之妇，好血未必亏，污血未必积，脏腑未必寒，何以药为？饮食起居，劝加调护，何病之有？或有他病，当求病起何因，气病治气，血病治血，寒者温之，热者清之，凝者行之，虚者补之，血多者止之。"是故产后无病，只当以糜粥清汤将养，不当乱投药饵，尤不当投以种种僭热之品。且人之体质，万有不齐，分娩时日，亦不一致，即使有病，亦须察其有无夹杂外邪，食积痰瘀，尤当细审，何可概以生化汤为不祧之方哉？盖是方重用芎、归之辛温走窜，原为血寒而滞者设，若血虚而热之体，即不可误服。吴鞠通、王潜斋论之详矣，惟陆九芝谓是方为妇科要药。原方炮姜只用四分，不过借以行气之用，助芎、归、桃仁以逐瘀生新，而甘草补之，寒固可消，热亦可去。后人不善会其义，见方中有炮姜炭，遂援其例而用干姜、生姜、桂、附、丁、萸等物，且更有将川芎、桃仁疑前人之不通而去之，于是生化汤遂多变相，直谓生化汤不可用。不知此说之不可用者，即此变相之生化汤，非此但用四分炮姜之生化汤，亦非以芎、归为治之生化汤也。然陆记其先人治唐春铃一案，盛夏畏冷，以麻黄三分、附子三分、甘草一分与之，果一服解一裘，两服而重裘皆弛。夫七分之药，既可以愈病，反之亦何尝不可以增病？盖剂虽有轻重，而药之性不殊也。彼变相之生化汤，固不可用，即只用四分炮姜之生化汤，仍有大剂芎、归，讵可轻用乎？其谓寒固可消，热亦可去，恐无此理。虽然，昔人善用生化汤加减以治产后各病者，以傅青主、阎纯玺、计寿乔等为最著，盖必审之真而辨之确，斯能无弊耳。用是方者，宜知之。

麻桂两证

桂枝证之自汗，麻黄证之无汗，其所以然之故，医者聚讼纷纭，靡所依归。余考泰西生理诸书，谓饮食入胃，赖消化作用，变成乳糜，由小肠之微津管吸收之，汇归吸收系，流入回血管，入心过肺，与氧气化合，生出热度，以维持体温。复赖心脏循环作用，使血液周流全体，于是各藏器即就血液中吸取滋养料，以维持其生活。而血液又吸收各脏器之废料，运往各排泄机关而排除之，彼皮肤之汗液，口鼻之碳气，与乎粪溺涕唾皆是，此所谓新陈代谢作用，无须臾之停者也。皮肤有无数之汗孔，为废料排泄之路。若一旦感受寒气，则皮肤收缩，汗孔闭塞，初则凛凛恶寒，继则体中热度，不能排泄于外，则积而发热，且因其汗孔闭塞，汗液不能通至皮肤，故始终无汗，此麻黄证也。若桂枝证，虽同为皮肤感寒所致，不过汗液尚能通至汗孔，而热度之蒸发自能随汗液外泄，故发热不比麻黄证之甚，而恶寒亦较减，故杨素园谓此证虽一月半月不解，仍无变证者也。反观麻黄证，因热度与汗液不能排泄而郁结于里，故变证恒多。至表证之解与未解，全在恶寒上别之，世医多能辨此。惟有里热已发，恶寒未尽解，虽遍身大热，日日出汗，寒自不动。周学海谓宜扶正气，兼用行血通络之品，乃能发疹而愈，非只表散能治。此则同中有异，故附录及之。

轮回酒

世有"血证服童便者，百无一死；服寒凉者，百无一生"之语，更有创为轮回酒者，愚人误信，贻害不浅。王秉衡曰："小便必用童子者，取其智识未开，而无妄动之火也。尤须淡薄滋味，不食荤膻，去其头尾，但以中间一段清澈如水者，始有功效。若炼成秋石，昔人尚谓其中寓暖气，在所不取，何后人妄造"轮回酒"之名，令病人自饮己溺？夫人既病矣，溺即病溺，以病溺犹堪治病，则无病之溺，皆可为药，何必取童子，戒荤膻，去头尾，欲清澈，而故难其事哉？盖人虽无病，其饮食之精华，皆已化为气液，其糟粕则下出而为便溺，清升浊降，谁不知之？所谓病人者，非有六淫之感，即为五志之伤。病之去路，即在二便，以二便为浊阴之出路也。可见病人之便，浊阴中更有病气杂焉，再使病人饮之，是以既出之病气，更助以浊阴之污气，仍令入腹，殆不欲其病之去乎？况病人之溺，臭秽必甚于平人，极能败胃。若溺色清澈者，则其病非寒则虚，治宜温养，更不可令饮己溺矣。"其辨析最详，足破世俗之惑，爰备录之，以警世焉。

宣通之义

方有七，大、小、缓、急、奇、偶、复也。剂有十，宣、通、补、泻、轻、重、滑、涩、燥、湿也。王好古补寒热二种，其用乃备。顾俗医多以宣为泻剂者，抑不思十剂中已有泻剂；又以宣为通剂者，抑不知十剂中已有通剂。举世皆曰春宜宣，以为下夺之药，抑不知仲景曰"大法春宜吐"，《内经》曰"高者因而越之，木郁则达之"。宣者，升而上也，以君召臣曰宣，义或同此。伤寒邪气在上，宜瓜蒂散；头痛，葱根豆豉汤；伤寒懊憹，宜栀子豆豉汤：皆涌剂也，乃仲景不传之妙。故以宣训吐，确而有理，因节录子和之说以明之。至于通剂，王荆公曰："治法云：'诸痛为实，痛随利减。'世俗以利为下也。假令痛在表者，实也；痛在里者，实也；痛在血气者，亦实也。故在表者，汗之则愈；在里者，下之则愈；在血气者，散之行之则愈。岂可以利为下乎？宜作通字训则可。"此说虽非因通剂而发，然以通释利，义亦明显，可互参也。

上下异治

仲景诸泻心汤，寒热并用，开后人无穷法门。盖寒热之邪，交结不散，药难偏用，非此不可也。然病或有上下虚实不同、寒热攻补不一者，又当另求治法矣。闲尝阅昔贤医案，颇多成法可遵。如孙文垣治陈松弈，五更胸膈胀痛，寒热温凉，遍投不效。诊之右寸软弱，左平，两尺亦弱，病属肺肾两经不足，法当补而敛之。用人参、鹿角霜、故纸、萸肉、杜仲、巴戟、山药、茯苓、车前，以鹿角胶酒化为丸，空心淡盐汤送下。又以御米谷煨诃子、陈皮，蜜丸，五更枕上服之，白汤送下，一月而愈。王潜斋谓人参、鹿角之丸，佐以茯苓、车前，是导之下行，以敛虚气之上逆，故不用蜜丸，而送以盐汤。粟谷、诃子之方，丸之以蜜，服于枕上，是使其留恋胸膈，以敛肺化痰。用药之法，丝丝入扣。又陆养愚治陆前川，素患肠风便燥，冬天喜食铜盆柿，致胃脘当心而痛。医以温中行气之药疗其心痛，痛未减而肠红如注，以寒凉润燥之药疗其血，便未通而心痛如刺。屡易医而技屡穷。其脉上部沉弱而迟，下部洪滑而数，乃胃中积冷肠中热也。先以润字丸三钱，以沉香末三分，衣其外，浓煎姜汤送下二钱，半日许，又送一钱。平日每服寒凉药，胃脘必痛如割，今两次丸药，胸膈竟不作祟。夜半便行，极坚，但不甚痛，血减平日十之六七。少顷又便一次，微痛而血亦少，便亦不坚。清晨又解一次，微见血而竟不痛矣。惟心口之痛未愈，因为修合脏连丸，亦用沉香为衣，姜汤送之，以清下焦之热而润其燥；又以附子理中料为散，以温其中，饴糖拌吞之，取其恋膈，不使速下，不终剂而两病并愈。卢绍庵谓其妙在丸散异治，盖丸者缓以达下，不犯中宫，散者过咽即消溶，不犯魄门之热，更妙在沉香饴糖，合成其功。陆又治陈曙仓妻，咳嗽吐痰有血，夜热头眩，胸膈不舒，脚膝无力。医用滋阴降火药，已半年。饮食渐少，精神渐羸，其脉两寸关沉数有力，两尺涩弱而反微浮，乃上盛下虚之证。上盛者，心肺间有留饮瘀血也；下虚者，肝肾之气不足也。用人参固本丸，令空腹时服之，日中用贝母、苏子、山楂、丹皮、桃仁、红花、小蓟，以茅根煎汤，代水煎药，服十剂，痰清血止。后以清气养荣汤与固本丸间服，三月后，病瘥而受孕。卢绍庵谓上盛下虚之证比比，治之见效者寥寥。盖此证必下虚培之，上盛抑之，上下攻补，并行不悖，乃能随施辄效耳。王潜斋治程芷香，春日病温，而精关不固，旬日后，陡然茎缩寒颤，医欲以参、附补之。王谓其平日体丰多湿，厚味酿痰，是以苔腻不渴，善噎易吐，而吸受风温，即以痰湿为山险，乘其阴亏阳扰，流入厥阴甚易，岂容再投温补，以劫液锢邪，而速其痉厥耶？乃于午后进肃清肺胃方以解客邪，蠲痰热而斡枢机，早晨投凉肾舒肝法，以静浮越，搜隧络而守关键，病果逮减。奈善生嗔怒，易招外感，不甘淡薄，反复多次。每次必茎缩寒颤，甚至齿缝见紫血瓣，指甲有微红色，溺短而浑黑极臭。幸其上焦已清，中枢已运，亟宜填肾阴、清肝热。以西洋参、二冬、二地、苁蓉、花粉、知、柏、连、楝、石英、斛、芍、三甲、阿胶、鸡子黄之类，相迭为方，大剂连服二十余帖，各恙渐退。继以此药熬膏晨服，午用缪仲醇资生丸，各品不炒，皆生晒研末，竹沥为丸，枇杷叶汤送下。服之入秋，始得康复。杨素园谓此乃四损症之最重者，治法稍不善，即变症纷如，便不可保矣。王氏又治屠敬思，素属阴亏，久患痰嗽，动即气逆，夜不能眠，频服滋潜，纳食渐减，稍沾厚味，呕腐吞酸，其脉左弦而微数，右则软滑兼弦。病由水常泛滥，土失堤防，肝木过升，肺金少降，良由久投滋腻，浊湿内蟠，无益于下焦，反碍乎中运，左强右弱，升降不调。以苁蓉、黄柏、当归、芍药、熟地、丹皮、茯苓、楝实、砂仁研为末，藕粉为丸，早服温肾水以清肝。以党参、白术、枳实、菖蒲、半夏、茯苓、橘皮、黄连、蒺藜生晒研末，竹沥为丸，午服培中土而消痰。暮吞威喜丸，肃上源而化浊。三焦分治，各恙皆安。徐然石谓上下分治，原有矩矱，当随证而施，如此案是也。徐灵胎批《叶案》，亦谓医能煎丸异药，上下异方，则治无不顺。故此等治法，医者所当博考也。

表里相通

《素问·咳论》曰："皮毛者，肺之合也。"《灵枢·本论篇》曰："肺合大肠。"又曰："肾合膀胱。膀胱者，津液之府也。少阳属肾，肾上连肺，故将两藏。"生理学谓皮肤与肺脏同营呼吸作用，所以排碳气而吸氧气者也，而皮肤又与肾脏之泌尿机能，有密切之关系。彼徒知肺司呼吸，而不知皮肤于排汗之外，其吸引力亦最强，徒知皮肤有排汗功用，而不知其与肾脏有盈亏关系者，是皆未了然人体脏器之生活状态者也。人身体温，无论冬夏，皆能保持常度，并无增减，其有自觉寒热者，不过感触天空气体之殊常耳。故夏热则人身之血液流往肌肤者多而排汗亦多，冬寒则皮肤收敛，汗液排泄于外者自少。此类之废料仍随血流返肾脏，赖其泌尿作用，将之滤出，由输尿管下输膀胱为溺，故夏日汗多而冬日溺多。何梦瑶谓夏日阳外泄，则汗出而内涸，冬月气内敛，则化水而阴充，亦是此义。又考外感诸证，肌表不通，碳气容积于里者多，势必影响于肺脏之呼吸。观桂枝证之鼻鸣、麻黄证之干呕、麻杏甘石证之气喘可知，不特此也。表证未解，影响于肾脏者亦绝巨。彼膀胱蓄水之五苓散证，血结精室之桃核承气、抵当诸证，虽有表里先后不同，何莫非由皮肤间接波及乎？若汗液不能排泄于外，表证仍属未解。肾脏又不能将血液中之水量，滤而为溺。于是此应排泄之水量，乃渗入大肠而下利，则又属葛根证矣。察其挟热，则葛根、芩连；挟寒，则人参、桂枝。虽寒热不同，而病因则一。若不下利而但呕者，则又气体上冲所致，彼葛根证原有不下利但呕者之文，故不必治利，不必治呕，但察其由表病未解而转属者，一解其表，而利与呕自止矣。于此足见皮肤与肺、肾、膀胱、大肠之相为表里，而亦可见病传之必有所因。彼之头痛医头，脚痛治脚者，安足语此？

攻补兼用

裴兆期曰："凡用补药，必兼泻邪，邪去则补药得力。"《古今医案按选》载丹溪治叶名仪痢疾案，先投以参、术、陈皮、芍药等数剂，奈药日投而病日甚，游朋哗然，后始以小承气汤饮之遂愈。问故，曰："前诊气口脉虚，形虽实而面黄稍白，此平素与人接言多，多言者，中气虚。又其人务竟己事，恒失之饥而伤之饱，伤于饱，其流为积，积之久，成为痢疾。夫滞下之病，谓宜去其旧而新是图，而我顾投以补药十余帖，安得不日以剧？然非浃旬之补，岂能当此两帖承气哉？故先补完胃气之伤，而后去其积，则一旦霍然矣！"然此乃饥饱劳役之虚痢，故可先补而后泻，况其所谓补者，参、术之中，仍助陈皮、芍药以调气破滞，并非后人之重浊蛮补之药，盖深得补中兼攻之法以裁方者。又古人治虚中夹实之病，凡用攻药，必兼以补药助胃气而行药力。如黄龙汤中用参，则硝、黄得其鼓荡之功，其破敌之力愈锐。此旨惟张石顽《千金方衍义》一书阐发最详，医者不可不读也。

泻痢异治

《内经》言肠澼，昔人谓之滞下，即今之痢疾也。古无"痢"字，与泄泻同以利言，惟证候各异，治亦不同。尤在泾曰："泄泻多起寒湿，寒则宜温，湿则宜燥也。痢病多由湿热，热则宜清，湿则宜利也。虽泄泻亦有热证，然毕竟寒多于热；痢病亦有寒证，然毕竟热多于寒。是以泄泻经久，必伤脾阳，而肿胀喘满之病生；痢病经久，必损其阴，而虚烦痿废之疾起。痢病兜涩太早，湿热留注，多成痛痹；泄泻疏利或过，中虚不复，多作脾劳。两者不同，于斯可见。"后人未达其义，混同论治，竞用温补，张景岳其尤者也。虽泄泻门中原有温补之法，但非治泻之全法，更不可概施于痢病也。考之仲景，以热痢下重，渴欲饮水，主以白头翁汤；谵语有燥屎，下利脉反滑，主以承气汤。张洁古发调气行血之论，创芍药汤，皆以痢言。盖痢病无不里急后重，或血或脓，腹痛口渴者，与泄泻之病，原易分别。即湿伤血分之痢，口不渴，腹不痛，亦必里急后重，小便短少而脉数。刘河间主以黄连汤，陆定圃尝言其效，然则泻痢两证，其可混而莫别乎？

滋阴降火

　　地黄、龟板、知母、黄柏为大补阴丸，俗医执方施治，每每偾事，非方之不善，实用者之不善耳。方中地黄、龟板补阴，知母、黄柏降火，以治阴虚火亢，脾胃实而便艰者，确切不移。故好用温补之陈修园，亦盛称其妙。盖阴虚固宜滋，火亢亦宜降，若只滋阴而不降火，则病岂能愈？叶香岩曰："譬如釜中之水，灶底之火，火旺则水煎干。频加其水，火终不退；莫若加水而釜底抽薪，自然釜中之水不干。"薛时平曰："凡水虚火实之甚者，非滋阴降火之剂兼致其力，不能尽治法之要妙。"《素问》谓诸寒之热者，取之阴，所谓求其属也。王冰注曰："壮水之主，以制阳光。"夫以寒治热而热不除者，由乎真水不足，不能制其火故也。水之主，肾也。壮者，滋益之也。必当滋肾水之不足。彼苦寒之药，能泻火者，不过折其威势而使之暂伏耳，终不能使其不再作也。然病非因阴虚者，误服滋阴之药，每致呕闷减食；病不因火亢而服知柏者，每致伤胃泄泻：此则用药者之责，不可归咎于药也。

补阴发表

补阴发表之说，创于张景岳，药用理阴、补阴、温中等方，补血散寒，使邪从荣解。后贤如尤在泾、杨玉衡皆盛称之。惟叶香岩深叱其谬，谓《内经》云气味辛甘发散为阳，岂有阴柔腻滞之药而能发汗者？言亦有据。然则张说是乎？抑叶说是乎？余谓叶说据理言之固当，而张氏之法亦未尝不是也。观王潜斋治罗元奎，患伤寒，脉极虚细，阴血太亏，不可徒攻其病，乃用当归、熟地、芍药、炙草、橘皮、柴胡等药，一剂而愈，此即景岳五柴胡饮也。魏玉横治陈士华感冒案，谓病前因误药伤其津液，外邪乘虚内结，故以大剂甘润之品，如二地、杞子等药投之，即借其热结之力，蒸郁勃发，乃一涌而汗出邪散，此所谓内托之法也。按此与景岳虽用药不同，而法则相合，是则张说未为厚非。故医者治病，总须随证而施，勿徒守一说也。

血脱益气

血脱益气，乃血证门中治法之一。盖血以载气，血尽而气将随之，此时补血，既不能骤生，惟先固其气，气固血止，再商治法。然亦为气不摄血，可用参、芪之证言之耳。设外受热迫，内因火动，而致诸般失血，亦难概援此例也。顾晓澜治徐氏妇，吐血倾盆，数日不止，危如累卵。病虽因郁火久蒸肺胃，复缘暑热外迫，惟苦寒之药，到口即吐，其为虚火可知。故借用八汁饮意，纯取甘寒，冀其入胃清上，先止其血。乃以蔗、藕、芦根、白果、萝卜、水梨、西瓜、鲜荷叶等，生取汁，和匀，炖热与服，不住口缓缓灌之，血遂止。惟神倦懒言，奄奄一息，脉虽稍平，右愈浮大无力，此血去过多，将有虚脱之患。始以当归补血汤合生脉散意裁方，煎成仍加入诸汁，服之而愈。王潜斋治陈秋槎，年六十八岁，忽大便骤下黑血数升，继即大吐鲜红之血，汗出神昏，肢冷撝搦，躁乱妄言，其脉左手如无，右弦软，金虑其脱，将煎参汤灌之矣。王氏急止之，谓高年阴分久亏，肝血大去，而风阳陡动，殆由忿怒，兼服热药所致耳。询之果然。乃以西洋参、羚羊、犀角、生地、银花、绿豆、栀子、元参、茯苓、茅根为剂，冲入热童便灌之。外以烧铁淬醋，令吸其气，龙牡研粉扑汗，生附子捣贴涌泉穴，以引纳浮阳。两服血止。仍以是法加减，半月后，始解黑燥屎，便溺之色皆正。以滋补药善后而愈。读上两案，其先后缓急之序，辨证用药之妙，堪为师法，益可见治病不可徒守一说也。

阳生阴长

《内经》"阳生阴长"之说，本为寒证而发，所谓"无阳则阴无以生"也。更有"无阴则阳无以化"之语，正与此相对待。后人断章取义，而好用温补者，遂援"阳生阴长"一语为口实，竟欲以此一法，尽治天下寒热各病，实古人所不及料。如喻嘉言《寓意草》治金鉴一案，魏玉横谓其病于春月，故曰春温，其实乃是伤寒，若属温病，断无用麻黄附子细辛汤之理。是固然矣。不知喻氏指为温病者，亦自有故，盖喻尝谓今人见热胜烦枯之证，而不敢用附子者，恶其以热助热也。不知不藏精之人，肾中阳气不鼓，津液不得上升，故枯燥外见，才用附子助阳，则阴精上交于阳位，如釜底加薪，则釜中之气水上腾，而润泽立至矣。其持论如此，固无怪其谓金鉴为病温。不知其论，乃阴凝之枯燥，故可用温药，非所论于阴竭之枯燥也。尤在泾尝辨之矣。设金鉴果属温病，则现证如彼，阴液已竭，投以麻、附，不死何待？此亦误会"阳生阴长"之义者。

虚损须知

杨素园曰："虚损之病，多由阴虚，其证无不潮热、咳嗽、吐血、减食。脉来细数者，治法固以滋阴清热为主。然滋而不滞，清而不寒，且时时照顾脾胃，方不犯手。但得脉象日和，饮食渐增，即是生机。至阴气已充，可以用参、芪时，而其病已愈矣。"从古医书，专重扶阳，每云不服参、芪者不治，脉细数者不治，岂知能服参、芪之证，愈之甚易，固不劳诸公之畅发高论也。至阴虚而脉细数者，误服参、芪，则阴竭而死，故古人皆谓不治。然调治得法，亦有生者，未可尽诿于不治也。至于景岳、立斋辈，亦有补阴之论，特专任重浊腻滞之品，机枢愈窒，去生愈远，使人愈信扶阳之说为不诬，而虚损之证，遂万无愈理。又《古今医案按》载叶香岩治黄公子瘄病案，王潜斋辨之曰："上损下损，皆以脾胃为扼要，固治损之大旨也。"然亦此人脾胃素弱，故病前先有泄泻，而病后调理，于天暑时服生脉散，独嘱云便溏则停也。设病肝肾真阴不足，能食便艰者，亦不能舍滋濡之药为治矣。故医者治病，必先辨证而后议药也。又《冷庐医话》载海盐寺僧，能疗一切虚损、吐血、劳伤、干劳之证。此僧不知《神农本草》《黄帝内经》，惟善于起居得宜，饮食消息。患者住彼寺中，三月半年，十愈八九。此盖以怡养性真、调节饮食之法，助药饵之不及耳。然虚损之证，病势重者，脾胃必伤，饮食已难运化，精血无以资生，又加偏热偏寒之药，即使对证，亦恐更伤脾胃。至曰怡养性真，不知患此者，多心若忘猿，情难自禁，安能使其心如止水，天君泰然者哉？故病浅者，原易调治；重者，虽神医无益。奉劝世人，宜早猛醒。

引火归原

　　今医治相火之证，动用桂、附，辄云引火归原。不知相火寄于肝肾，上应心包，心动则相火妄行，势必烁及真阴，肝肾阴虚，则相火愈炽。故秦皇士谓乙癸同源，治宜培养肝肾真阴以制之。若用辛热摄伏，岂不误哉？夫引火归原而用桂、附者，乃治真阳不足，无根之火，为阴邪所逼，失守上炎，如戴阳阴燥之证而已。叶香岩曰："引火归原，因肾水不足，虚火上亢，用滋阴降火之法，少加热药为向导，引之下降，使无拒格之患。若以温补之药为引火，则大误矣。盖阳为火，阴为水，水衰阳无所附，而浮于上者，宜滋补真阴，则孤阳下附。若可用热药者，乃戴阳、格阳二证，是内真寒而外假热，阴极似阳，仍是寒证，故用热药。此处务要讲究明白。"何梦瑶曰："桂、附引火归原，为下寒上热者言之。若水涸火炎之证，上下皆热，治宜六味丸之类，补水制火。若动用桂、附为引火，不知引归何处。"以上数说，明白晓畅，足破俗医之惑，爰录之以为世戒。

舌辨寒热

舌为肉质，其色本红。热则赤，甚则绛；寒则淡，甚则白。热则液涸，故舌焦；寒则湿聚，故舌润。外邪入里，与痰涎秽浊相合则生苔，故外感者，舌无苔，有苔则邪已入里矣。邪从外入，其苔由白而黄而黑，其体由润而燥而焦。若伏气从里发，则初病之时，舌或无苔，但舌色必赤，舌体必燥。伏邪既化，苔乃渐露。然投药不差，则苔亦渐化，由厚而薄，由焦而润，由黄而白。故舌色可测病之寒热，舌苔可辨邪之进退也。推之杂证，验舌亦为至要。如杨乘六治沈某父病一案，证甚危，舌黑而枯，满舌遍裂人字纹，曰："脉不必诊也，此虚寒证，误用芩、连，无救矣。"病家固请一诊，曰："脉隐而难凭，不若舌之显而有据也，何必诊？"踰日果殁。又治张学海，病微寒壮热，头痛昏沉，服发散药数剂，目瞪耳聋，热愈剧，口渴便秘。改用泻火、清胃、解毒等剂，热犹炽，油汗如珠，谵语撮空，恶候悉具，其脉洪大躁疾而空，其舌干黄焦燥而胖。诸医金拟白虎承气，杨独以养荣汤，用参、附各三钱与之，曰："服此后，当得睡。睡醒则诸脉俱静，诸病俱退，而舌变嫩红滑润矣。"翌日复诊，果如所言。盖病有真假，凭诸脉；脉有真假，凭诸舌。如系实证，则脉必洪大躁疾而重按愈有力；如系实火，则舌必干燥焦黄而敛缩且坚卓。岂有重按而脉全无，满舌俱胖，尚得谓之实证也？仍用原方，减去参、附各一半，数剂而愈。按此案议论甚创，辨舌数言，亦发诸家所未发。医者如遇此等脉证，所当细审也。

平脉病脉

今世盛行之《脉诀》，乃高阳生所撰，而伪托王叔和之名者。元季戴启宗同父曾著《脉诀刊误》一书以正之，汪石山为之补正，并附所撰《矫世辨惑论》于后而为之叙，略谓俗间所传《脉诀》，辞最鄙浅，非叔和本书。殊不知叔和所辑者，《脉经》也。当叔和时，未有歌括，此盖后人特假其名以取重于世耳。撷为韵语，取便讲习，故人以能口熟脉诀为能，而不复究其经之为理也。同父因集诸家之论，正于歌括之下，勒为成书，诚诊家之至要云。明李时珍复撮举其父言闻《四诊发明》，著《濒湖脉学》一卷，释论二十七种脉象，颇为精核，并附载崔嘉彦及诸家考证《脉诀》之说，以互相发明。《四库提要·医家类》谓是书一出，《脉诀》遂废，其廓清医学之功，亦不在启宗下也云。然诊脉必先知常，乃能通变，能熟习平人之脉，即易辨病人之脉，故用功在平日，不在临时。周梦觉《三指禅》曰："二十七脉，以缓为极平脉，余二十六为病脉。定清缓脉，方可定诸病脉；精熟缓脉，即可以知诸病脉。脉之有缓，犹权度之有平定星也。夫缓者，不浮不沉，恰在中取；不迟不数，正好四至。欣欣然，悠悠然，从容柔顺，圆净分明。微于缓者即为微，细于缓者即为细。虚实长短，弦弱滑涩，无不皆然。至于芤革紧散、濡牢洪伏、促结动代，以缓为权度，尤其显而易见者也。"又程观泉《诸脉条辨》，乃裒辑景岳、士材之书而成，言颇简切。如谓浮脉轻手便得，非必中沉俱无。如崔氏云，有表无里，有上无下，则脱然无根，混于散脉矣。洪脉只是脚根阔大，却非坚硬。若大而坚硬，则为实脉矣。濡脉浮软，与虚脉相类，但虚脉形大，而濡脉形小也。濡脉之细小，与弱脉相类，但弱在沉分，而濡在浮分也。树以根深为牢，盖深入于下者也；监狱以禁固为牢，盖深藏于内者也。仲景云"寒则牢坚"，又有坚固之义。以牢脉与革脉对论，则革浮而牢沉，革虚而牢实，脉象不同，为病亦异，不可混也。紧脉热为寒束，故其象绷急而不觉舒；实脉邪为火迫，故其象坚满而不柔和。微脉模糊难见，细脉则显而易见，故细比于微，稍稍加大也。阴寒之证，脉必见迟，然与缓脉绝不相类，盖缓以其形之宽纵得名，迟以至数不及为义。医者于各种脉象，必须严为分别，不可稍有含混，否则认脉既差，为治亦误矣。

脉之虚实

仲景论脉，以浮大滑动数为阳，沉弱涩弦迟为阴，柯韵伯以六法释之，无余蕴矣。然脉与证宜合参，脉证相应，辨治弗难，第病情隐伏，头绪纷繁，脉理渊深，推测匪易。先以虚实言之，证虚脉虚，证实脉实，其常也。若证则实矣，而脉似虚；或证则虚矣，而脉似实，其将何说以通之？不知脉证讵有相反之理，盖所谓病实脉虚者，其脉或隐伏难寻，或至数模糊，或涩滞不利，虽似乎虚，而非虚也。昔丹溪论涩脉曰："人之所藉以为生者，血与气也。或因忧郁，或因厚味，或因无汗，或因补剂，气腾血沸，清化为浊，老痰宿痰，胶固杂糅，脉道阻涩，不能自行，亦见涩象。若重取至骨，来似有力，参之于证，验之形气，但有热证，当作锢热治之。"叶香岩论闭喉证曰："暴病暴死，皆属于火，火郁于内，不能外达，故似寒证。经络不通，脉道不行，多见沉涩无火之脉，非虚也。"易思兰曰："凡遇极微之脉，久久寻之而得于指，稍稍加力，按之至骨，愈坚牢者，乃伏匿之脉，阳郁极矣，岂可认作虚寒？"凡此皆气机郁滞，脉道不利所致，切忌误作虚治。若证虚而脉似实者，或浮大而数，按之豁然，或鼎指洪盛，而重取即绝，乃阳气浮散于外，而里虚所致，此则似实而非实也。至于虚实不相应，脉证悉相反者，自非佳兆，又不可并此同论矣。

伤食脉涩

　　仲景以脉滑者、迟实者、紧而转索无常者主宿食，夫人而知之。惟脉浮而大，按之反涩，尺中亦微而涩，亦主宿食，则知者鲜矣。张石顽治汪五符，夏月伤食，六脉模糊，寻之似有如无，自认阴寒，而服五积散，病遂剧。叶阳生以为伤暑，而与香薷饮，遂头面汗出如蒸。程郊倩以其证大热，而脉息模糊，按之殊不可得，以为阳欲脱亡之候，欲猛进人参、附子。沈明生以阴证无汗出如蒸之理，脉虽虚而证大热，当用人参、白虎。相持未下，乃取决于石顽。诊之，六脉虽涩弱模糊，而心下按之大痛，舌上灰刺如芒，乃食填中宫，不能鼓运其脉也。以凉膈散下之，一下神思大清，脉息顿起。当知伤食之脉，虽气口滑盛，若屡伤不已，每致涩数模糊，乃脾不消运之兆。此证若非下夺而与参、附助其壮热，则顷刻立毙矣。

战汗脉伏

伤寒邪不内传，其人胃气复，则汗解而不战；胃气虽复而未充，邪气将退而未散，邪正搏结，血气交滞，其脉必伏，及搏结渐通，郁滞渐散，始战汗而愈。滑伯仁曰："伤寒家服药后，身热烦燥，发渴冒瞀，两手脉忽伏而不见，恶寒战栗，此皆阴阳氤氲，正邪相争，作汗之征也。"魏玉横曰："病有脉双伏，或单伏，而四肢厥冷，或爪甲青紫，欲战汗也。"吴又可曰："发汗之理，自内以达表。若里气壅滞，阳气不能敷布于外，即四肢未免厥逆，又安能气液蒸蒸以达表？譬如缚鸟之足，乃欲飞升，其可得乎？盖鸟之将飞，其身必伏，先纵足而后扬翅，方得升举，此战汗之义也。又欲作战汗之时，慎勿以药扰之。"故张石顽但主热姜汤，助其驱邪之力，义可见矣。

温病谵语

　　陆九芝《世补斋医书》论温病谵语，归本阳明，一以硝、黄为正治，深叱叶香岩逆传心包之非，学者多宗之。青浦陆士谔曰："温病谵语，有阳明、厥阴之别。阳明证，断不能投厥阴剂；厥阴证，断不能投阳明剂。一主硝、黄荡涤，一主犀角开透，误投皆有弊害。辨别之法：凡厥阴心包之谵语，是昏不识人，虽唤之不醒，是神明已蔽之铁证；阳明之谵语，呼之即醒，呼过仍谵语如旧，足征神明未尽蔽也。虽同属谵语，而两证判若天渊，足见九芝专以硝、黄为治者，仍未尽善。然阳明谵语，虽呼之即醒，而病重者，亦间有呼之不应，若只以呼之醒与不醒为别，似亦难凭。虽知阳明谵语，以胃家实为本，柯韵伯所谓"只因有胃家实之病根，即有胃家实之病情"是也；若厥阴心包之谵语，则以热传营分，痰蔽清阳为主，亦必各有本证可辨。"罗伯夔曰："温邪传入气分，热结胃腑，腹满谵语，舌苔黄厚焦燥，脉沉实，宜荡涤热邪，承气汤主之。若热邪入营，血液受劫，舌色纯绛，神昏谵语者，宜清营热，佐以宣窍，犀角地黄汤加味，送至宝丹、牛黄丸等主之。"余谓《伤寒论》"三阳合病，腹满身重，难以转侧，口不仁而面垢，谵语遗尿汗出，白虎汤主之"一节，亦是阳明证，特承气则责在燥屎，此则责在热气耳。故温病谵语，不独有厥阴、阳明之别，即同属阳明，亦有承气与白虎之分。他如叶香岩治湿热作痞，神识如蒙，有泻心法。王潜斋治痰热交结，闭塞心包，有小陷胸合蠲饮六神法，皆宜博考。至若杂证中谵语，仍当以杂证法治之，又不可与温热门中谵语同论也。

三消属火

饮不解渴曰上消；多食不为肌肤曰中消；小便如膏，饮一溲一曰下消：皆热证也。刘河间《宣明论》，隶诸燥门，其义可见；而《三消论》，阐发尤详，谓治消渴者，当补肾水阴寒之虚，泻心火阳热之实，除阳胃燥热之甚，济一身津液之衰，使道路散而不结，津液生而不枯，气血利而不滞，则其病日已矣。又释下消溲数之故，谓燥热太甚，而三焦肠胃之腠理，怫郁结滞，密致拥塞，水液不能渗泄浸润于外，以荣养百骸，故肠胃之外，燥热太甚，虽复多饮于中，终不能浸润于外，故渴不止；小便多出者，为其多饮不能渗泄于肠胃之外，故溲数也。其说颇精。张子和亦以三消从火断，谓五行之中，惟火能焚物；六气之中，惟火能消物。故火之为用，燔木则消而为炭，焚土则消而为伏龙肝，炼金则消而为汁，煅石则消而为灰，煮水则消而为汤，煎海则消而为盐，干汞则消而为粉，熬锡则消而为丹。故泽中之潦，涸于炎晖，鼎中之水，干于壮火。夫火得其平，则烹炼饮食，糟粕去焉；不得其平，则燔灼脏腑，而津液竭焉。以故入水之物，无物不长；入火之物，无物不消。故一身之火，甚于上，则为膈膜之消；甚于中，则为肠胃之消；甚于下，则为膏液之消。其言亦精。后世以《内经》有"心火移寒，饮一溲二"之说，《金匮》有"男子消渴，小便反多，饮一斗，小便亦一斗，肾气丸主之"一节，遂谓消渴有寒证，戒用清凉。何梦瑶辨之曰："《金匮》所言，乃因其人命门火衰，不能蒸动肾水与脾胃中谷气以上达于肺，故上焦失润而渴；其所饮之水，未经火化，直下膀胱，故饮一溲一，其味不咸。肾气丸以壮其命门之火，如釜底加薪，则水谷之气上腾，蒸为润泽也。然此证只因水不上滋而渴，非如盛火之焚灼，则其渴不甚，饮亦必不多。其谓饮一斗便一斗，乃合计之词，非言每饮辄一斗也。其与热证之大渴引饮者，安得无殊耶？且肾热则小便如膏，肾寒则小便清白，又自有辨也。至《内经》所言心火衰微，反为水冷金寒之化，不特所饮之水无气以化，即身中之津液亦无气提摄，相并下趋，而成饮一溲二之证，则肺气之消索已极，尚何大渴大饮之有？似皆不当名为消渴，以至后人泾渭不分，动手温补，热证逢之，不死何待？"此辩最为精切。此外更有可笑者，谓肾气丸乃仲景立以治武帝消渴而设，是未考建安为何人年号，而二人相去，且三百余年，不知其何能相值于一时？章杏云曰："医师所列诸方，尝有某帝王某卿相试验之说，皆是游方术士，虚张声势，哄骗乡愚之法。"理或然欤！

黄帝内经

孟子曰："尽信书，不如无书。"柯韵伯曰："读书无眼，病人无命。"盖谓古书不可尽信，而读书须具只眼也。《内经》十八卷为医书之鼻祖，王大仆谓其文简，其意博，其理奥，其趣深，故历数千年，医家尊之，莫敢或贰，然谓其为岐黄遗书，究属可疑。薛生白曰："其书乃成于不知何代，明夫医理，托为君臣问答之词，而传于世者，盖其时始命大挠作甲子，其干支节序占候，岂符于今日？而旨酒溺生，禹始恶之，当其玄酒味澹，人谁嗜以为浆，以致经满络虚，肝浮胆横耶？至于十二经配十二水名，彼时未经地平天成，何以江淮河济，方隅畛域，竟与后世无歧？如此罅漏，不一而足。"史琦曰："医籍之古，无如《神农本草》《灵》《素》《难经》，后之言医者，莫敢违也。以为此神农、黄帝、越人之传，秦火未亡者，可深信也。夫文字之古，无如羲画，而羲画无言语；其次则《尚书》，然而《尚书》积千百年之久，汇四代之籍，而文不满数万，即云散失者多，而其完善者，固班班可考也；即就《禹贡》一篇而论，盖完善也。平地成天之略，稍衍之，百万言不足尽，今乃简略若是，况又在黄、农之世，作医学之书，其文辞不当益简耶？而《灵》《素》之文，累数十万，字义条畅，仿之《月令》《乐记》之文，抑又何欤？汉世谶纬诸书，尽托古圣，儒者且不难诬圣，况方士乎哉？况汉之方士，其敢于欺世，如文成五利之后徒，概不少矣。马端临号称博雅，其《文献通考》之叙书籍也，谓医卜种树之书，当时虽未尝废锢，而并无一卷流传至今。当宋元之际，《灵》《素》《本草》已大行，岂得曰并无一卷流传？盖马氏固疑之矣。《神农经》每药必曰久服轻身延年，虽毒药亦云，此正方士口语。《灵》《素》明经络脏腑，验之人身，多龃龉出入，其疾病治疗，亦或效或否。而《难经》则窃《灵》《素》之绪以衍之，司马迁传扁鹊，言其特假诊脉为名，然则即今《难经》出扁鹊，已非心传，况又近赝乎？余谓学术随时代而进化，千年古籍，必难免有不尽不实之处，后人自当辨其疑似，重为补正，去伪存真，方为首务。观《内经》所载脉络、骨度、营卫生会等，证以解剖生理学，显有出入。如谓人一日一夜一万三千五百息，试问平人每日呼吸，岂止此数？此数既差，则漏水下百刻、营卫五十度、周于身之说，亦必不确。他如天有日月，人有两目，地有九州，人有九窍等，虽云取譬，究属无谓。司天、在泉，天符、岁会，亦与人体无关，张飞畴、何梦瑶曾论之。而人身之骨，全体连目耳部之三小骨，不过二百零八件，而书则作三百六十五节，以附会一岁之三百六十五日。更可议者，如云胃大一尺五寸，径五寸，长二尺六寸，横屈受水谷三斗五升，以及大小肠之尺度等，皆不可信。然数千年前之解剖术，当然不及今日之精，即权衡度量，亦与今异，其能定出藏府名目，足见当日确曾将人体剖视，观《灵枢·经水篇》曰"夫八尺之士，皮肉在此，外可度量切循而得之，其死可解剖而视之"之言可知。后世以解剖为有伤人道，谁肯遵行？故其书类此之误，至今未破。清道光时，王清任著《医林改错》，力辟古书论藏府之谬，而以所亲见者，绘图而说明之。尝谓论病不知藏府，如痴人说梦，治病不知藏府，如盲子夜行。其革新医学之功，实不在小，虽仍多未尽善，而其志可嘉也。后唐宗海《中西汇通》五书，尝引王说，兼采泰西生理诸书而折衷之，亦多所发明，惜其尊经过甚，处处务求与经论相合，附会武断之处，不一而足，遂为陈邦贤、卢预甫所讥。故余尝谓习中医者，宜兼参西学，则于古书之谬误，自不致于承讹，而所学必更有进者。语云："他山之石，可以攻玉。"有志之士，其勉之哉！

石山医案

《汪石山医案》三卷，案中以参、芪奏效者，居其强半，或则疑其偏于温补，或则泥其法以误人，是皆不得汪氏之意耳。观其凡以参、芪主治者，其载脉不曰浮濡，即曰虚数无力，此正气虚之确据。且虽以参、芪为主，然不辅以桂、附之辛热，而佐以麦冬、黄柏之甘苦寒，即制方之缓急轻重，佐使先后，皆有法度，洵非浅识所能步武。其门弟子程廷彝亦曰："先生治病，多用参、芪，盖其病已遍试诸医，历尝诸药，非发散之过，则降泄之多，非伤于刚燥，则损于柔润，胃气之存也几希矣。而先生最后至，不得不用参、芪以救胃气，实出于不得已，非性偏也。"观此知汪氏非执板方以试病者，独怪其《营卫论》中有曰："人于日用之间，不免劳则气耗，悲则气消，恐则气下，怒则气上，思则气结，喜则气缓，凡此数伤，皆伤气也。以有涯之气，而日犯此数伤，欲其不虚难矣。虚而不补，气何由行？"则正言气虚而宜用参、芪者也。姑无论气上、气结之因于思怒者，不可妄补，然尚不失为论气之言。惟下文则曰："卫固阳也，营亦阳也。"又曰："补阳者，补营之阳；补阴者，补营之阴。"又曰："譬如天之日月，皆在大气之中。分而言之，日为阳，月为阴。合而言之，月虽阴而不禀日之阳，则不能光照而运行矣。故古人于阴字下加一气字，可见阳固此气，阴亦此气也。"是则混营卫、阴阳为一矣。故其下再曰："是知人参、黄芪补气，亦补营之气。补营之气，即补营也。补营，即补阴也。"岂非太含混乎？昔董载臣论妇人晕厥者，谓宜逍遥散为主，轻则合四物，重则合六味加黄连，云极有效验。王潜斋正之曰："如果肾水亏少，肝枯木动之晕眩，惟集灵膏、琼玉膏、甘露饮、固本丸等为宜。逍遥、四物，如可有效，董氏所云，乃血虚晕眩也。"是则不独营卫、血气宜分论，即血之与阴，仍有分际，岂如汪氏之混而莫别乎？

丹溪学说

　　丹溪《阳有余阴不足论》，谓人自有生以后，端赖水谷以养。男二八，女二七，而精通经至，阴气始成。及男八八，女七七，而精绝经断。夫阴气之成，只供给得三十年之视听言动，此难成易亏之阴，讵可不加保养哉？又其《茹淡论》，谓谷菽果菜，为天赋之味，自然冲和，有养人补阴之功。揆其意，以精血化生于水谷，故纯以饮食为补，此深得子和之法者也。后人不达其义，见其补阴丸中用知、柏，即援以为例，及治而误事，竟不咎己之审证不明，而咎丹溪立方以误世，甚有丑诋谩骂，不遗余力，如黄元御、张景岳辈，其尤者也。不知丹溪之用知、柏，原以治阴虚火亢，能食便艰之证，非概治一切阴虚而脾胃不实之证也。又其医案中言阴虚者，每用参、术为治，盖以脾在六经为足太阴，《内经》所谓阴中之至阴也，胃纳脾运，胃降脾升，水谷腐化，精血赖以资生。设若劳倦内伤，虚耗脾气，则饮食不能腐化，而精血虚矣。故用参、术以助脾之用，乃不易之定法。则知其所云阴虚，乃指足太阴脾脏之虚而言，与阴虚火亢，治宜清滋之阴虚不同也。后之虞天民、汪石山，虽有论列，惜皆未明斯义。陈修园虽知补脾为补阴，亦矫枉过正。一若补脾之外，其他补阴之法，均可不讲。故王子能谓人之才识学力，各有能至不能至，真知言哉！

东垣方法

李东垣发明补脾升阳之法，以治劳倦致虚、脾阳下陷之证，其功甚大。至《脾胃论》，虽以脾、胃并举立名，《兰室秘藏》虽知归本脾胃，其实只明治脾之法，而治胃之法，则阙焉不详。且其立方，多杂群队之药。徐灵胎曾讥其驳杂，而不拘何病，立方必兼升散之药数种。后贤如陆丽京、魏玉横、章杏云，尝非议之。试以其所立诸方而论，清暑益气汤，虽以清暑为名，却无清暑之实；补中益气汤，只可治虚人外感及脾阳不升之病；升阳益胃汤、泻阴火升阳汤等，则药太庞杂，诚如徐氏所讥矣。抑尝论之，凡病属脾气下溜者，升阳之法原不可废，但不可误施于温热门中耳。盖东垣生平独得力于此法，故其所论，不外发明斯议，非治病之全体也。而《四库全书·医家类》谓其制方"君臣佐使，相制相用，条理整然，他人罕能效之者，斯则事由神解，不涉言诠"云，未免推许过当，实未敢赞同也。

温病条辨

吴鞠通《温病条辨》力辨寒温之异，多所发明，论药亦多精妙。《解产难》《解儿难》两篇，皆属可传之作。顾《条辨》一书，简误之处，亦在不少，详见王潜斋《归砚录》、章虚谷《医门棒喝》中，著书之难，古今同患，讵不信哉！然《条辨》之未尽善，实吴氏自取之咎。古越曹炳章，谓当时吴以省墓回绍城，与任济堂先生善，因出《条辨》一书，互相辨析，任君独赞《解产难》《解儿难》两篇，余则谓自条自注，著书无此成例，且其中缺误处甚多云，由是拂其意，交遂疏。蒋湖书屋主人，谓吴性刚气傲，洵不诬已。故惟其性刚，乃不能容物；气傲，则自视过高。虽得良友，亦无从获益。设当日能虚心下问，互相切磋研究，弃瑕取瑜，重为编订，当能免此遗憾。今则长留缺点，为后人驳难，未免不值矣。

跋

范文正公曰："不为良相，当为良医。"盖良医活人，良相治国，其要一也。钊于课余之后，常侍家君诊证，每见有扶掖而来者，背负而来者，舆乘车载而来者，或喘或咳，或晕眩呕吐，或热极烦躁，坐立不安，为状至苦。家君一一为之详辨脉证，分别拟方与之，明日再来，则病已轻减，更数日，遂渐痊愈。钊见之，极感兴趣，所谓良医活人者非耶？然又见顽痼之疾，非一二剂所能奏效者，家君必发箧取书，详细参究，有时至废寝食。既而治愈，则津津乐道其诊断处方之经过，若不胜愉快者。惟其如是，故年甫四十而发半斑白，此皆劳脑焦思所致。不肖等屡请节劳，家君惟颔之而已。尝诏不肖等曰："医者半以谋衣食，半以活人，且医为性命之学，万不能苟且从事。不特诊证拟方，须极端审慎，即平日研究医理，亦须痛下功夫。惟勤之一字，实为治学之根本。要知凡学皆不能侥幸得来者，一分勤学，一分成就，十分勤学，十分成就，不独医学为然，其他学术，莫不然也。汝等有志于学，必须以此自勉。"不肖等敬谨遵诺，不敢或忘，是知家君医学之成就，全由刻苦用功得来，非可幸致也。今以其所积存医案，择取四十则，刊表于世。此皆历来治验之成绩，知医者读之，可增加其学识；不知医者读之，亦可明医药之得失。并附《医话》一卷，为早年习医札记所成，其中言论，皆有根据，足裨实用。然则家君是书，其必永传于世也夫！他日人手一编，与金石同寿，是不肖等之私愿矣。全书校阅既竟，敬附数言于书末，以志不忘焉。次男启钊敬跋。

附录一

卢觉非论著

阳证阴脉之救治法及其病理

民生学校教员陈君维新，为启明影片公司驻棉之代表，工大字，有龙飞凤舞之姿。尝患胃病，经余治愈，书"泛爱众而亲仁"相赠，悬之素壁，一室生光。月初，其同事林真君走报陈君违和，状甚沉重。即往视之，日赤唇红，不甚渴饮，发热头疼，汗出舌滑，而脉则沉微若绝，所谓阳证阴脉。已临险地，况复头疼思睡，更闭神明也哉？夫热壮脉洪，理之常也，反之则为失常。失常则不易治，何也？脏气乱耳。释以新诠，亦有可以为吾中医之发明者。盖血压进退，为迷走神经之所司；脉管大细，乃交感神经之作用。今迷走神经奋兴，增进血压，发为高热，其势力竟能压迫交感神经之收缩，而为细微之脉，则热度之高，不言而喻矣。然而外之收缩愈甚，则内之蓄聚愈多。神经中枢为所蒸迫，于是延髓发炎，成为脑脊衣膜炎（meningitist）之症，观其头疼思睡，足为热已入脑之征。此症与前人所谓风温，理颇通汇，盖少阴伏热之为病也。若舍脉从证，决为外假热而内真寒之戴阳证，则驱寒之药，下咽杀人矣。余审辨既确，遂师奉天立达医院院长张寿甫君之寒解热意，重加石膏与之。翌日侵晨，林君报曰："奇矣，先生之术，其神乎！"由是订交焉。

十二月廿七日，林君请诊伊叔名后烈先生。舌滑苔腻，头热汗出，手冷足温，昏沉大睡，呼之则醒，旋即入梦，夜中昏恶寒热二次，卧态则蜷其两足，切其脉，细如游丝，重按则绝，目陷呻吟，而面独红润，此亦阳证阴脉，奈之何哉？《伤寒论》曰："少阴之为病，脉沉细，但欲寐也。"又曰："少阴病……恶寒身热……手足逆冷而利，不治。"据此以观，则患者为少阴证，已无疑矣焉。顾恶寒足蜷，已呈现险状，尚幸手虽逆冷而足犹微温，及不下利，设非然者也，当不可治矣。《伤寒》曰："少阴病……反发热，麻黄附子细辛汤主之。"并未言及有汗之相宜不相宜。此证身热微汗，适用与否，颇属疑问。盖麻黄一味，在《太阳篇》原为有汗之禁，投之中窍，固可挽回，设犯禁忌，将若之何？去之又不成方。当时为学识所囿，颇思谢以不敏，讵踟蹰欲言间，偶见林君颇露张皇之色，顾念友交，意良不忍。思之思之，再三再四，顿有觉悟。方用麻黄七分，附子三钱，细辛五分，茯苓四钱，台参三钱，法夏三钱，炙草一钱。

方中附子多用于麻黄，则权衡有度，轻重已殊。其小便红赤者，尤为足少阴肾水被抑，郁血之征，故用茯苓渗之，而即以法夏燥其中土之寒湿，使之化热，庶解阴凝。方中各药，类皆辛峻之品，故用参、草缓之和之，而即所以养其正焉。至下午七时，心悬不下，驱车视之，则已起坐床沿，谈笑自若矣。林君雀跃向前，又叹曰："奇矣，先生之术，其神乎！"觉非答曰："吉人天相。贤叔侄之德福耳，拙何与焉？"十七，十二，廿八灯下

（原载《中国医学月刊》1929年第1卷第6号）

请看西医阅历的中国医学的实验谈

《国医杂志》快出版了，何君佩瑜连次催稿。争奈我这百忙之身，实是没法应付，只是同人一份，责任难却。全无以应，到底说不过去，只管拿现成的话儿，介绍几句罢。

医学博士梁伯强先生说："我们现在所有的医书，都是外国文，或由外国文译回来的。难道外国书上所说的，都通用于我国吗？医学虽说是'学'，但不能看作纯粹科学的'学'，他实在只是'术'，是利用科学的方法，集合许多经验来的。我们医者的对象，并不是某某病症，却是患某某病症的人。人系一个有机个体，很复杂的。所以我以为外国医学上的经验，未必完全符合中国人的呢！

我说这句话，是有根据的，而且系根据我们这几年来的解剖成绩。我现在只引例来证明。在外国，肝脏患病，是不常有的。肝硬化的原因，不论在那本外国书上，都说他多数系中慢性酒毒，英国人而且叫他为Gindrink's Liver。我以前在德国所见所解剖的，确也是如此。但据我们现在解剖的经验，在我国肝硬化的颇多。至没达到硬化程度，只呈发炎状态的更多呢！这些患者，都是不饮酒的。那末，我们当然不能效外国的说法，用酒毒来解释他。

脾脏的肿大，我在德国的解剖台上，没见这么多，但在我国却很多的。

我还记得从前习医的时候，教授对我们说："普通人——当然是欧美人的血色素，浓度大概为百分之九十六左右，以下的为贫血的状态。"但等我们实习，同学自己验血，色素的浓度，都不过八九十度。那时我们不能解释，这在我国是生理的或者是病理的呢？现在我才知道这定和几乎普遍的脾肿大有关系，因为血和脾，是有密切关系的。

肠胃病、肝脏病和脾脏病，在我国特别多的，而在欧美各国却比较少些。反之，在外国比较多的，如血管系病、肾脏病和神经系病，据我们的经验，在我国却少些。这是什么原因？答题可分外因和内因。外因大约是和气候、地理、饮食、生活等一切有关，而内因或许是根源在我国的民族里。这我不敢说定，因为我们的经验还少呢。

习西医的，多数是趋新之士，先入为主。他们的脑筋，多给这个"新"字麻醉，所以他们以为西医样样都是高明，中医却件件都是没用。如果有人出来主张正义，说句公道话，赞许中医半句，他们总像是芒刺在背，寝食不安似的。有些在临床治病时节，感觉到一己的经验不足，没法应付，或者更觉得治病的成绩，有些地方总是比不上中医来，却仍是横着心儿，咬实牙儿，死口不肯说句亮话。他们为什么必要这样呢？那却是难说了。所以在今日西医界里，能像梁先生这般光明磊落的性情和谦撝虚衷的态度，是很少很少。但我以为必要这样，才是个真正学者哩。讲到药效方面，待我再行介绍几句。

西医宋国宾先生说："同学马君，早岁得筋骨结核证，乳房上下，百孔千疮，脓液外流，涓涓不已，历多医而不愈。复赴欧求治，经法、德、奥诸医诊治者又若干人，卒无效。或劝之割，马君雅不欲也。于是居海边，行日光浴。年余，身体虽佳，而瘘孔不闭，流脓如故。前年返国，又遭家难，病愈甚。然而马君不因是而灰心，力疾从公，未尝稍息。去年秋，遇之于沪军车中，喜相告曰：'吾疾瘳矣。'问何法而得瘳，则曰：'服小金丹也。'（以下马君言）'小金丹为国产药物，药店中均可购得。三之一剂，分三日服，每晚睡前，用陈酒送下；外于瘘管处，贴阳和膏药。如是者四阅月，而流脓止而创口合。多年痼疾，一旦消除，岂不乐哉！'此一例也。有戚朱君，患脊椎结核，腰部瘘管凡五，住广慈医院二月余，不愈，复移东南医院，时已行动不能，卧床不起。居月余，医者断不治，回寓调养。友人介绍小金丹服之，未两月，疮口合其二，脓止，食欲亢进，行动起立如常人。嗣以今夏炎热过甚，染疫谢世。然小金丹之曾经奏效，固彰彰也。此又一例也。观此二例，小金丹对于治疗骨结核，似有相当之价值，用为介绍，以济吾道之穷。"

国产药物的药效，任谁也都承认，上面介绍的，不过小小例证罢。宋君是沪上有名的西医，可是没有染着时医恶习。你们看他这段文字，纪述得多么实在而详细，此外还缀上一句"以济吾道之穷"，他的度量眼光，是何等远大呢！

国药的药效，是尽人共见的，是委屈不下的，所以近来有些西医，也说"国产药物是有注意的价值"。然而跟着又说"中国医学是没有研究的余地"，这真是笑话了。国药既然有效，能用国药的，就是中医。国医药学的源流，本来很为久远。前人所实验，个人所阅历，著之书册，传之后世，自有他的系统智识和基础学问。对证用药，自然也有他的方法和根据。国药既是有效，国医学当然有研究余地，岂能一手抹煞？

可是西医虽承认国药有效，但又说国药向来没有经过分析化验。药的成分是怎样，药的效用在哪里，统统不知，标准分量，没有一定，修合配制，全没法度，所以虽然有效，却也说不出有效的理由来。这样看来，国药应该要改良呀。不错，这些话，有些是对的。不过分析化验，极其量，只能明白药的个性，不能尽药的理性。药的理性，是整个的，不是单凭抽出某一种成分，便能理会药性的全能。换句话说，分析化验，知道药物的成分，了解药性的作用，增加一回常识，何尝不好？但不能以区区化验，便作已尽了研究的能事。舍弟觉愚，日前在本处青年会公开演讲医学，题目是《中医学与科学》，末段引麻黄作例证。他说："归纳麻黄之药效，共有三种：一发表出汗，二止咳逆上气，三治水肿。今日西人研究麻黄，发现其成分为一种植物盐基，名爱佛特灵，又名麻黄精，能治喘息，药效准确，全世界医者，皆乐采用。然服后常易出汗虚脱，且不能治水肿。而中医用麻黄，正利用其能出汗，与西医绝对不同，且利其出汗以达解热、定喘、利尿之目的。且其出汗、定喘、消肿等药效，在中医早视为普通常识，以之治病，亦奏效准确。于此足见今日之科学方法，有时亦不尽适用，而用最新科学方法研究而夸为新发明之药，反不如中医之能善于运用，能知之详且确。"这篇讲词，全文数千言，曾在《大光报》发表过，这里不过撮录其中几句，以见单凭分析化验来肯定药效，是不全中用的。况且中医运用药物，配合制方，有七方十剂的法度。像小金丹是用白胶、香草乌、五灵脂、地龙、木鳖、乳香、没药、当归、麝香、陈墨十种药，和糯米粉煮糊捣成。这方在中医，叫做复方制，他的药效，当然是全方十种药化合融和之后而起的作用。比方用米酿酒，米不能醉人，酒却能醉人，因米酿成酒，已失却米的本性，而变为酒精，含着麻醉的特性了。可见药物配合成方之后，他的药效，不能单以药物的个性来解释。至于运用药物的方法，中医自有特长，他们运用的妙处，简直非现世的科学定律所能支配的。

末了，我不是偏袒中医，攻击西法，事实上，中医药有许多应该整理改良，西法有许多给我们参考和借镜。我草这篇的意思，不过表示中医自有相当价值，不可抹煞，而研究学术的人，也不应固闭偏执，阻碍进化罢了。可惜为着时间关系，写来太没次序，这点我要向读者道歉的。

（原载《国医杂志》1930年第1期）

伤寒论管见新诠

衷中参西的见解

《内经》曰："凡热病，皆伤寒之类也。"又曰："伤寒有五。"此五种就是中风、伤寒、温病、风温、热病。

准此以观，所谓伤寒即有广狭两个意义，广义者指一切外感性热病之总名，狭义者则《伤寒论》之伤寒证，云"太阳病，脉浮，无汗而恶寒者，麻黄汤主之"是也。中国医学以六气为之病因，盖即人体为低湿之空气侵袭，而失其生理之常态也。西医则谓郭氏发现的短杆菌乃其病因，经于西历一八八二年加伦氏精细考验证明确实，微菌病因遂成铁案。加伦氏复详细解释，公布于世，谓此种微菌喜居肠部、肝脏、脾脏等部，而且往往影响于肾脏、心脏之变化，有传染之可能，名曰"肠窒扶斯"，日本学者译作"肠伤寒病"。究竟所谓伤寒是否即中医之伤寒，颇觉得耐人寻味。觉非积十年之经验，敢毅然决然下一断语：西医之伤寒，乃中医伤寒病中之一证；而中医所谓伤寒者，则总括凡外感性之热病而言。论其起源，皆得之于外而感之于里，体温变化之为病，虽微菌、六气，说各不同，若等量齐观，亦有沟通之处。

西医自显微镜发现细菌以来，几于每一病症即有一专属之微菌。故微菌病因，已为确凿不移之论。然而人体除生理应具之微菌及细胞元虫等，其病理之微菌，恒发现于病成之后。由此可知微菌是病而后有，不病即无有，而体元壮实之人，虽有亦不病，此亦吾辈所日常习见不鲜者。

夫门枢不蠹，流水不腐，吾国物理非不知腐败生虫也，第不承认微菌为绝对病因耳。即退一步言，纵有微菌亦是六气不和，变化生成，非徒然骤至者。譬以水与孑孓为喻，则六气犹水也，孑孓犹微菌也，水浊则生孑孓，无水则孑孓何来？中医治六气，犹去浊水即所以消灭孑孓；西医治微菌，犹除孑孓以清水质。然而澄本清源，到底治水乃根本之疗治。尝考西医之论伤寒证候也，其说如次（摄录上海商务书馆出版《内科全书·急性传染病第一章》）：

"潜伏期殆无一定，大约九日至二十一日，全体倦怠，食欲减退，头痛，四肢酸痛，继以恶寒发热，甚或战栗（觉按：太阳经病）。然病者往往犹强起动作，不肯就床。迨第一周病状渐见，每日体温列级上升，头痛燥渴，食欲不进，舌带厚苔，大便闭，脾脏肿大（觉按：传至阳明不解，变成脾约经病）。及第二周高热不退，脉搏增速，胸腹两部生蔷薇疹，其色赤，大如豌豆，指压则退，腰部稍膨（阳明实证之府病）。下痢（挟热下痢，或太阳、阳明合病下痢），秘结（阳明躁结），迨无一定。回盲部较常过敏，压迫之如发雷鸣（觉按：传入太阴经证，或因郁血成厥阴病），嗜眠（三阳合病成风温或中湿），昏懵谵语时作（阳明实证），食思缺乏，舌苔干燥生裂（觉按：阳明厥阴皆有此证，当以脉象别之）且带咳嗽，有气管枝炎症之征（兼少阳经症），尿中则现蛋白（觉按：阳明、少阴、厥阴皆有此）；第二周则热甚弛张（似转太阴手足温状），心机衰弱病（觉按：由阳入阴，体力因高热而消耗，致成小阴虚证），危险征状，常伏此期。而最可怕者为肠出血（少阴之桃花汤证）与穿孔性肠膜炎（觉按：或厥阴经之下浓血），使其苟有转机，则热渐下降，舌苔剥落，诸证缓解，日见平复。是故本病之此期，可谓生死一大枢机。至其疗法，直云无特效药之发明，惟血清疗法，成绩较佳。自古惯用诸剂，如甘汞、沃度等，然均非稳妥之药。故今日除预防及对证两法外，其道无由。……在欧洲多试冷浴，而我国则不可不斟酌解热剂。……若高热，心脏部用冰囊。四肢厥冷，则用汤婆。心脏衰弱可用酒精制剂，或咖啡精、麝香、樟脑、伊打等。发鹅口则宜重碳酸曹达水涂布或含漱。未化脓之耳下腺炎，或施冷罨法，或贴冰囊，已化脓则切开。若下痢须停止牛乳、鸡卵，换食粥汤，不止则内服阿片，或用坐药。便秘切不可用下剂，可施浣肠。鼓肠宜用冷罨法，绝食内服阿片。止血法可注射伊古丁芝罗丁。肾上津等腹膜炎，须注意食物，并安静。肠穿孔全赖外科手术，然多不愈。气管枝炎，宜在胸部行冷罨法。头痛可贴冰囊于头部，或用安之比林范那西丁。若病者过兴奋，则可与吗啡精。褥疮之预防，须时时变换卧位，既郁血则涂布酒精，已成疮宜用三十倍之巴沙膜沃度丁酒涂布，再以杨梅酸五倍之水杨梅散，以及沃度方等撒布。恢复期中，复防再发，故宜避精神感动。"

我抱着沟通中西医学之热望，绝对不肯菲薄西医。西医研究内景之变化，远胜中医凭经验以测量病势之消长。吾辈要中兴中医学，从经验而考求内景之实际，借助西医之学术，如解剖、生理、化学、病理者甚多。我古圣人《灵》《素》《内经》，其中真理，藉西医之新发明，而阐抉幽微者亦不鲜。苟能合经验与实际，中西一炉而治之，则救济苍生，其功大矣。平情而论，西医之学理虽精，其进步不过百数十年间事耳，其治疗方法，未臻完善，不逮中医之丰富，无可讳言。即如上述西医所论伤寒疗法，曰无特效药、曰成绩较佳、曰非妥稳之药、曰其道无由、曰多试冷浴、曰不可不斟酌、曰然多不愈及冷罨温罨法等等，皆非肯定确见之词，足证其术之疏也。然观其谓古人所用之沃度方为不稳妥，而我国不可不斟酌解热剂，是知其研究精进之心，与时猛进，故能日有发明。吾甚愿乘此机会，引进西医之注重中医学。吾中医学者，亦勿故步自封，急起直追，为他山之攻玉，则彼此化除门户之见，共同努力，为人生康健作长城。如日本医学者，利用西医汉医学术，造成今日之新医境地，为医学术辟一新纪元，而居世界医学第二地位，我中国之医术又何难发扬光大，成一世界之学术，造福人类欤？

（原载《国医杂志》1931年3-4期）

觉觉医庐医话（一）

编者按：本文连载于《国医杂志》1932年第9-10期，第9期之前者搜寻未得，故前有阙佚。

（卅二）凡遍身筋骨疼痛，久不愈者，宜遍视其身，看看有发生外证否。

（卅三）风引汤除热瘫痫，良不诬，尝以治热证的抽搐证，屡效。

（卅四）久病寒热错杂，证候不一者，多属厥阴，乌梅丸最妙，或作汤药亦效。

（卅五）水肿证，实者宜汗下，虚者宜补脾肾，当凭脉证为断。然此证属虚者多，误投利药，始或有效，终必不起。

（卅六）脉数为热，脉迟为寒，无力为虚，有力为实。然实热证多见洪滑之脉，洪者如波浪叠涌，势作起伏；滑者流利之象，指下滑润，累累如贯珠。若弦而大，绝无洪滑之象，乃脾胃虚而真气外露。脉愈弦大，其气愈虚，当补而敛之。

（卅七）凡治血证，当随证治之，不可纯用炭药。见黑则止，理固如是。然炭药能留瘀，瘀结不消，暂时虽止，后必再发。

（卅八）治痢禁用敛涩药、利水药及燥热药。亦有久痢转虚，宜温补，脱肛不收，宜敛涩兼升提者，当随证治之。

（卅九）伤寒，口燥渴，心烦，背微恶寒者，白虎加人参汤主之。少阴病，一二日，口中和，其背恶寒者，当灸之，宜附子汤。自利不渴者，属太阴，以其脏有寒故，当温之，宜服四逆辈。自利欲饮水者，以有热也，白头翁汤主之。同中有异，拙处藏奸，比而观之，病情自别。

（四十）泄泻病源甚多，治难执一，若风木乘脾作泻，刘草窗痛泻要方甚效。外证未罢而泻，当专治其外，表解泻自止，葛根汤、葛根芩连汤、人参桂枝汤等证是也。

（四一）治病之法，从内之外者，调其内；从外之内者，治其外；从内之外而盛于外者，先调其内而后治其外；从外之内而盛于内者，先治其外而后调内；中外不相及，则治主病。故纯是外感，则专治外；纯属内伤，则专治内。病由外起，里病又发，外证未解，仍当先治外，表解后方调其内。病起于内者，可以隅反。

（四二）厥逆倦卧，脉沉细，阴证也，进以姜、附。渐变腹痛，便闭，身热，汗出，此脏气实邪还于腑之阳明证，即中阴溜府之谓，宜调胃承气汤，微下则愈。

（四三）大黄、附子、人参、石膏，皆起死回生之药。病轻者有时亦须此，病重者更非此等药不可。

（四四）大黄、姜黄、僵蚕、蝉蜕为末，蜜酒调服，名升降散，此杨玉衡《温病总方》也，尝以煎汤治温病甚效。

（四五）今夫热病皆伤寒之类也。"热"字当作"发热"解。外感之病，无有不发热者。外感发热，古人谓之伤寒。

（四六）服砒毒发者，白矾三钱，冷水调服立解。

（四七）痉病有目眹者死，幸而愈者亦必染神经病或五官病。

（四八）鼻渊久不愈有热者，小柴胡汤甚者。

（四九）血虚肝郁疝气，加味逍遥散加山甲小茴主之。

（五十）鸦胆子治久痢属热者极效，庸人不敢用，或用亦不过三数粒，诚属可笑。

（五一）石膏宜生用，忌煅用。生用能愈病，煅用反能增病。

（五二）病轻药重，药不对证，固令病重，即或对证，亦贻后患；病重药轻，药不及病，病不待药，势必增重，非药之咎，力不及也。

（五三）凡久病人，脉大小、洪细、浮沉、弦滑，但有病脉，反属可治。如久病浮中沉俱和缓，而体倦者，决死；而看其面色光泽，此精神皆发于面，必难治。

（五四）舌苔干黑起芒刺，属阳明证，宜攻之；苔而润滑者，属寒，知者尚多；亦有黑而干涸枯萎者属少阴，宜大剂附子，则知者鲜矣。

（五五）阳明有烦躁，少阴亦有烦躁。阳病宜正治，大黄、石膏是也；阴病当从治，附子、人参是也。欲详烦躁之属阳明或少阴者，当求诸《伤寒论》。

（五六）产后以大补血气为主，此言正不必拘。但心中注意是产后，仍要对证施药，参、归、姜、附，是产后要药；麻、桂、姜黄，亦是产后要药。

（五七）适时者生，反时者死。冬日大寒，欲裸其体；夏日大热，欲盖其身，兼烦躁不得眠者，必死。

（五八）内伤病多重于二分二至日，死于二分二至日。若黎明、薄暮、日中、夜半，即一日之二分二至，通常大病，每殒于其时。

（五九）热病夜剧者，多不必泥于"夜为阴，阴属血"之论。

（六十）小儿因跌扑恐怖而致发热，世谓惊风，非是。恐怖则神经紧张，胃中食物因而不化，外邪乘机客之，故发热仍是伤寒证耳。

（六一）欲邪搏结，津液不升，口渴欲饮水，当以温药和之，忌用寒药。

（六二）右关脉浮大而虚，防作泻，久病脉转数难治。

（六三）汗出而喘，责之虚；喘而汗出，责之实。证本无汗，因喘极而汗出，但得气通，喘止汗亦止矣，观桂枝证与葛根芩连证自别。

（六四）麻黄附子细辛汤服后多无汗，麻黄附子甘草汤服用后必有微汗，《伤寒论》于前方绝不言汗，抑何精也！

（六五）温病发白㾦者，皆早服凉润药所致。初起治之得法，绝无发白㾦者。

（六六）凡病见两脚背浮肿，甚至两手掌背亦肿，而身不肿者，为脾绝必死。如兼不食泄泻，死期更促。

（六七）舌苔食榄则灰白，食枇杷则黄，食山楂则红，食烟灰则黑，宜明询之。

（六八）阳明之热蒸蒸汗出，太阳则翕翕发热而汗出。病在阳明，无不汗出者，惟太阳则有无汗之麻黄证。

（六九）病中思食为何物，即体内缺乏此种质料之征，审与病体无碍，少少与之，不宜禁绝。

（七十）舌萎缩无苔，如风干猪腰子者，谓之镜面舌，难治。

（七一）脉数为阳，数而有力者阳偏盛也，数而无力责之虚。若数而无力按之即绝者，不特阴虚，阳亦虚矣。

（七二）凡掌心漐漐然汗出者可下之，若掌无汗，虽病当下，宜消息之。

（七三）凡脉数一息八九至者，慎不可下，下之则烦躁利不止而死。

（七四）麻症最忌食猪肉，即烧猪或熬猪油之气味，亦当谨避，若嗅之则麻点不能透发。故小儿患麻，乳母即要忌荤。

（七五）湿身汗出者表证也，手足漐漐然汗出者阳明也。汗出到腰而还，必见四肢微急。若汗但到颈而还，其脚必蜷，乃属少阴。

（七六）身热而指厥冷者必恶寒，微冷者恶寒亦微，甚冷者恶寒亦甚。

（七七）大黄生用直趋大肠而作泻，酒浸用之，能化中焦热积。若用清膈上热，必须酒炒。误用生者，徒攻大便，膈上之热必依然不退，证更棘手。

（七八）神狂妄动，气力倍常，不辨亲疏，审无邪脉，乃属神不守舍，当大剂敛补药频服，误认为实而投泻药必死。

（七九）上窍壅塞，则下窍不通。痢症里急后重，未始非肺气壅塞所致。痢症如无外邪，原忌升提，然于应用剂中，加桔梗以开之，药得其宜，奏功甚捷。

（八十）温病舌绛属血热，宜清热；杂病舌绛属血虚，宜温补。虽同是绛舌，不特病情有别，即舌象亦有别，老于医者可一望而知之。

（原载《国医杂志》1932年第9-10期）

觉觉医庐医话（二）

城隍街兴华里四号三楼梁喜，两月前偶尔发热咳嗽，某医投药一剂，即失音而喘。延梁达潮治，进元参、川贝、花粉、黄芩、杏仁等三十剂无效。又延霍瑶琚，进苏子、葶苈等止咳通套药数服，病依然。再易医三四，仍无效。弟往诊时已骨瘦如柴，腿肉尽削，不能举步，不能食，大便旬日不通，面色萎黄，舌质淡红，微有白苔，不渴，左脉沉细而弦，右脉则沉而紧。审其呼吸时，肺部无甚起落，势亦不促，但颇勉强，当吸气时，鼻中有声甚厉，此盖短气，非气喘也。气喘必呼吸俱粗而势促，今则缓，只觉气窒而已，故决为短气。此病当是冲气不纳，胃气逆而不降，故不能食而便闭；饮食不旺，营养缺乏，故肌肉削。与《内经》二阳之病颇相仿佛，治当降其气冲，俾胃纳肠降，新陈代谢，机能活泼，体力复健，诸病自愈。若徒以止咳化痰下气，则无益反损矣。但其咳出之痰，色白微带青黄而胶黏，肺之实质已生变化，失音则为声带之征。病已至此，恐预后不良，姑尽法治之。因病人耗医药费太多，故怜而只收诊金之半。以淮山二两、紫石英五钱、冬虫草三钱、桂枝尖三钱、生党五钱、乌药三钱、沉香五分、淡苁蓉五钱，其余如龙骨、牡蛎、肇实、云苓、白芍、牛蒡子、炙草、橘皮、春砂仁、紫苑、款冬、白前、杏仁等，间少助一二味，每日进一剂。幸药正对病，日潮减轻，甫七日，胃量少增，已能步出房外。惟痰尚胶，更合《衷中参西录》之止咳宁肺丸与之含化。惟病者忽动乡思，竟反乡调理，嗣后遂不复知其究竟。

岑培芬，六岁，初病时，不过发热咳嗽，服药无效。三日后延陈庆保治，进麻黄汤加减，用麻黄七分，服后仍无变动。该日下午另泡午时茶与服，半句钟忽变气喘，大汗不止。入院时为傍晚六点，手足和，而面色青，唇舌淡白，不渴不利不吐，其脉弦长而大，约六至，脉不恶而证甚危，不敢断言可治。亟进大剂四逆汤加桂心，服后无效，夜半而逝。此病可研究之处，右脉弦大而长，盖证属亡肠，脉当沉微也。且脉既弦大，心力未致虚脱，何以数句钟内即毙？意者大汗肠亡，喘息气散，随时皆可告变。若使非实行临证，将谓脉弦大非死证，有不贻误者乎？

一男子年四十许，忘其名字，夜后忽然阳具萎缩，其妻子呼救，家人急以厘戥夹其阳物，送来医院求医，其厘秤尚翘起，巍然如挟械。是夜值弟司院，往视之，其脉证俱属阳明实热之象，万不能投温补之药。乃主竹茹八钱，白榄三枚，粉草二钱，知母三钱，服后一句钟，阳具即回复原位，可不用厘秤矣。院伴遂宣传"卢觉愚已缴敌人之械"云。此去月之事。翌日黎端宸视之，已无余病，只投竹叶石膏汤，服后即步行出院。然"卢觉愚缴械"一语，及今思之，仍可笑也。此病不用温而用凉，且拟方由己意，一剂果效，亦算适合之甚。然可知凡病皆有寒热虚实之分，此中医所长处，以视西医用药不分寒热不别虚实，其相去不已远耶？

（原载《国医杂志》1932年第11期）

觉觉医庐医案

眼 痛

凌悦生患血灌瞳人，不见人物者数月，兼证头痛心烦，多梦惊悸，历医不效。其脉细数。投泻心凉血平肝散热之药，眼滴肾上□千倍液及日本大学眼药水、胆矾水，枕骨下捣生地敷之，三日辨影，七日知物，十日重光，十五日复见人物如常。计二十日间，生地服用十斤，羚羊饵已二两矣。

其 二

卢何氏患风热眼，红痒夜疼，余与防风通圣散不应。某君授八味丸合疏风散热药亦不效。余忽觉悟，彼为阴虚火炽而风热为患也。改与阿胶、龟板、熟地、连翘、花粉、荆、防、柴、芍、谷精、木贼，即晚安然，翌日红退能视矣。

其 三

丁氏妇头疼如劈，右眼红痛羞明，但无目眵，遍医如故，躁欲死。诊其脉细如丝，并不任按，意为阴虚内热，相火上腾，变生诸患，但滋其阴，病当自已。授熟地、阿胶、淮山、杞子、白芍、柴胡、黄芩、炙甘草，一剂痊愈。见效之速，非意料所及。其后嘱服用六味丸数帖，不旬日而泰然。

其 四

越人泰记，赤眼疼痛，十余日，日晡则昏不辨人，如行五里雾中，左脉洪大，右关尤甚，但按之渐小而散。授方如下：荆芥二钱，防风二钱，木贼三钱，谷精三钱，连翘四钱，花粉三钱，薄荷二钱，赤白芍各三钱。一服痛减能视。复诊授方：玄参三钱，生地四钱，地丁四钱，开冬钱半，防风钱半，荆芥钱半，谷精三钱，木贼三钱，白芍三钱，甘草二钱。服之而愈。此证若以红赤作风热病，或以日晡目昏作肝虚治，皆足误事，盖阳明旺于申酉，日晡正阳明气盛之时，傍侵肝木，厥阴受此热气煎熬，以故一团火气聚于双目，所以视而不明也。夫厥阴开窍于目，阳明之脉起于鼻，在两目中间。目皆脉络为手少阴心所主。胃汁奉心化血，胃热则心受热逼，血压因而增高，注于两目，遂成目充血之症，而眼为之红赤矣。初剂用荆防发表，以透其被压迫之血热于外；薄荷辛凉，协荆、防以逐头目之游风；花粉清膈上以生津润胃，而复去其燥涸；连翘降心火，而诸经郁热得皆从水道由膀胱出；肝被蒸灼，亦是有余之候，故用赤芍行血，而白芍平之。此日医所谓根本之疗法也，是以一剂见效。再诊少与凉润之药，使血压复原，诸症自已耳。谷精、木贼有明目之效，故两方皆尝用之；而甘草用至二钱者，以其脉按之则退，根元虚也；甘草合白芍为戊己汤，苦甘结合，有滋养之能也。

又安南人皆嗜槟榔，诊此证时，令其出舌视之，则中作青瘀色，两边尽红紫，不辨是槟汁所染，抑为舌之本色，只得凭脉证而治之耳。此则又为临证者宜知通变矣。

脾虚便血

金源机器厂司账陈某，大便下血，医者皆云湿热，顾热愈清势愈剧，湿愈去火愈多。一日如厕，竟发晕眩。来寓就诊，时已面青唇白，脉之，浮而芤。余曰："此《金匮》脾不摄血黄土汤证也。良由中洲亏损，失其统摄之权，以致血不归经，泛溢而为暴注，大虚之候。"更服凉剂，与大剂黄土汤，一帖立止，乃进妇脾汤善后焉。吕扑那街梁礼木店，其伴廖添，夜半暴注，血下盈盆。诊之，亦为此证。拟黄土汤照陈修园法加减与之，一服告痊。经方之验，有如此者。

滚痰丸

一妇经稀色淡，腹疼，两脚如冰，早晚酸痛，已有两年之久。近来感风寒，腹痛益甚。延周某医治，投表散及吴萸、香附等药，风寒腹痛皆去，但转午后潮热。改延余诊。其脉尺微欲绝，寸关滑实，决热痰痰壅塞上焦，以致清气不达于下而为肢厥。夫血气被其壅塞，势必郁而为热，是以上实下虚。医者误认为虚寒，肆行温补，宜其不愈也。余着服滚痰丸，下黑垢污血甚多，痰证即轻，但觉腹痛。日前虚象，至此反呈热象。盖被抑之阳气，得滚痰丸之开破而出发显露于外也。授淮山、白芍、蒌仁、知母、枳实、牛子、玄参、滑石、粉草等，随症加减，想能奏全绩亦未可定。

伏 热

何氏妇，三部脉沉细如无，少腹硬痛。医者皆以八珍为主。十数日，呻吟床笫，烦躁欲死，浼友求治。余决为伏热脉沉。先为灌肠，继投大承气，证即轻快。第三日授白虎汤加减，第四日授一贯煎加重麦冬，熟地易生地，今日能步行来院就诊矣。

瞑 眩

李加十年前曾患咳血症，近则脚气，愈后欠补，寖而虚痨。咳逆吐浓痰，脚肿气逆，夜后潮热，不能仰卧，但坐而喘息待旦，脉大而紧数，舌苔黄而小便短，大便六七日不通，证已垂危。余决为阴虚痨伤。初剂牛子、熟地、淮山、白芍、枳实、蒌仁、炙草，服后即觉气顺能卧，大便二次。次剂牛子、蒌仁、丹皮、泽泻、淮山、熟地、云苓、杞子，脚肿消，能食。第三剂依次方而重其分量，再加白芍、麦冬、五味、台党，服后一时许，出淡汗如雨，幸手足犹温而脉亦和缓，不敢决其是否过服凉药所致，或如日医东川先生所谓药不瞑眩，必无效果之象。急令服用理中丸，外扑爽身粉，又授回阳暖脐膏。半时后，脉静身凉汗止，霍然而起。然卒因善后无资，逾月暴逝，良可惜也。

温 热

梁五患大热，舌苔黄中带灰色，渴极，微汗，胸痞，目眩，头痛，脉洪大而滑。授石膏一两，知母四钱，山药四钱，炙草二钱，防党二钱，僵蚕二钱，薄荷二钱，九点半服药。一睡至下午两点始醒，小便如血，顿觉霍然。四点半再来复诊，授栀子、豆豉、朴、枳、连翘等与之而愈。后因食米过早，腹胀潮热，以小承气下之即瘥。

决　死

在南洋时，卢氏妇，番禺某举人之小姐也。不安其室，南来设闳，广植钱树。民十五冬十月，前来求诊，见证仅觉微咳疲倦而已，验视之，固康健无病容也。第脉四五或七八至而一止，所谓结代之脉，难治之证也。据《千金翼》"炙甘草"条以判之，当不出百日死。良以心脏之血运转机关，生部分的硬化，或僧帽瓣破坏所致，遂断不治。且诚之曰："此证快者十日，迟者一月必死。（因闻其起病已有两月之故，曰一月合之，适成百日。）能赶回唐山内寝，或不致沦为异域之鬼耳。"随为宣扬佛法生死之道，善言遣之。讵氏以为言忤，改延何某诊之，谓是促脉，可保无虞，勿徒为大言取慑也。由此专聘何医。至残腊将尽，一日竹战方酣，忽然中风，猝尔逝世。知者谓余先见云。

按中国医学，富于经验学理，拙于解剖实验、科学精神，临床征信，外知其然，而不知其所以然。即如结代之脉，死期不出百日，稍窥医门，类能熟道，究其内景如何，鲜有知者。民国八年，尝读丁师仲佑《病理学》及《脉学一夕谈》二书，始知血运机关崩坏而为结代之理。千虑一得，竟忘鄙陋，以语同道，辄遭腹非，独五弟觉愚，首肯其说。惜乎入之不深，学历有限，虽持之有物，仍不能言之成理，使医人之共信也。民十七，觉愚自港绍余加入上海恽师铁樵函授学学校，而先以《脉学讲义》饫我眼福。见恽师高明，勉其向学，拜读一过。至论结代脉证，兼心悸者，为心瓣崩坏病；不兼悸者，为血管淤塞病。觉其至理名言，有不胜心折者。忆前治潮州馆师阿四脚气病，亦是结代之脉，而不决其死者，以无悸证，且歇止有数也。卢氏而决其死者，因伊当时不甚思食，心动悸，而又歇止无一定之次数，紊乱失度，脏气乱也。凡此皆辨证决死生之要点也。

（原载《国医杂志》1932年第4期、第12期）

"扁鹊医术来自印度"的质疑和"黄帝时的扁鹊是否黑人"试探

卫聚贤先生是个考古学者，文章道德，名重海内。忆民二十六年，尝拜读先生《中国文化起源于东南发达于西北的探讨》大著（载《东方杂志》二十六年春季特大号）。觉其征引淹博，参以发掘所得，言而有物，发前人所未发，佩服之至。徒以缘悭一面，空想神交。战后久别，梦寐思存，忽阅《华西医药杂志》二卷一期，获读先生《扁鹊的医术来自印度》一文，知先生别来无恙，风采依然。捧读环回，不啻他乡遇故，旧雨重逢，喜可知矣，快如之何！大论扁鹊操的是印度医术，似欠明确的证明，遂生疑问，未敢附和，谨抒管见，质诸高见，请勿吝教，幸甚。

（一）长桑君是印度人？

卫先生引《史记》"殆非人也"，遽断为长桑君是印度人之证。殊不知史公此语，意在说明长桑君或者是个仙人，而不是普通人，故曰"殆非"，并不以此谓其为外国人也。

（二）中印医术有何区别？

夫不同的民族，必有不同底文化的特点，医学不能例外，故中印两国的医学，亦必各有各的特点。今卫先生没有提出中印医术的特点，来分别一下，从何证明扁鹊医术是印度医术呢？

（三）扁鹊的医术到底是什么？让我们抄录古册探讨一下吧！

（1）《战国策》："扁鹊见秦武王，武王示之病，扁鹊请除左右曰：

'君之病在耳之前，目之下，除之未必已也，将使耳不听，目不明。'君以告左右。扁鹊怒而投其石，曰：'君与知者谋之，而与不知者败之。使此知秦国之政也，则君一举而亡国矣。'"

（2）《史记》本传："扁鹊曰：'若太子病，所谓尸蹶者也。'……扁鹊乃使弟子子阳厉针砥石以取三阳五会。有间，太子苏乃使子豹为五方之熨，以八减之，齐和煮之，以更熨两胁下。太子起坐，更适阴阳，但服汤二旬而复故。"

（3）《史记》本传："扁鹊曰：'疾之居腠理也，汤熨之所及也；其在血脉，针石之所及也；其在肠胃，酒醪之所及也。'"

（4）《列子·汤问篇》："鲁公扈、赵婴齐二人有疾……扁鹊遂饮二人毒酒，迷死。剖胃探心，易而置之，投以神药，既悟如初。"

（5）《说苑》："扁鹊过赵，赵太子暴疾而死（参观《史记》"虢太子死"）。扁鹊曰：'入言郑医秦越人，能活太子。'中庶子难之曰：'吾闻上古之为医者曰苗父。苗父之为医也，以菅为席，以刍为狗，北面而祝，发十言耳，诸扶而来者，舆而来者，皆平复如故。子之方能如此乎？'扁鹊曰：'不能。'"

（6）《扁鹊难经·第六十一难》曰："经言望而知之谓之神，闻而知之谓之圣，闻而知之谓之工，切而知之谓之巧。"

（7）《备急方·救卒客忤死方第三》："扁鹊治忤，有救卒死符，并服盐汤法。"

按上第6条，知扁鹊系以望、闻、问、切为诊断的准绳；第1条证明他的治疗术，是用砭石和第2条的针刺、服药、汤熨等法，皆是中医学传统的方术；第4条似用禁咒，其效力相当于近世的催眠术，古人所谓祝由科；又第5条和第7条说明他虽然知道禁咒符术，但不常用，有时且曰"不能"。

当日扁鹊一望齐侯之色，就知他有隐疾。初在腠理，继传血脉，终入骨髓，至此遂为不治之症。其后过虢，闻太子死了，却从闻、问二法知道太子之死，仅是"尸蹶"而已，一下手就把他从死里活过来。这都是本乎望、闻、问、切四诊法的经验而推断的，并不是神秘的，亦不是眼眶里装上X光镜子，真的洞见症结，或如卫先生所说，吃了药王树的结果。史公说"视见垣一方人"，无非用以描写扁鹊诊断的高明吧。试看例证：

（1）《史记·扁鹊仓公列传》："齐丞相舍人奴，从朝入宫，臣意见之，望其色有病气。臣意即告宦者平。……'此伤脾也，当至春鬲塞不通，不能饮食，法至夏泄血死。'……至春果病，至四月泄血死。"

（2）皇甫谧《甲乙经序》：汉有张仲景，"见侍中王仲宣，时年二十余，谓曰：'君有病，四十当眉落，眉落半年而死。'令服五石汤可免。……后二十年果眉落，后二百八十七日而死。"

按例证二则，都是望色而预知生死的。扁鹊之望齐侯，要亦不能例外，淳于意和张仲景的医术，难道又是来自印度吗？

（四）扁鹊医术传自本土的确证

（1）《史记·扁鹊仓公列传》："庆有古先道遗传黄帝、扁鹊之脉书。"

（2）《帝王世纪》："黄帝有熊氏，命雷公、岐伯论经脉，傍通问难八十一为《难经》。教制九针，著《内外术经》十八卷。"

（3）唐王勃《八十一难经序》："《黄帝八十一难经》，是医经之秘录也。昔者岐伯以授黄帝，黄帝历九师以授伊尹，伊尹以授汤，汤历六师以授太公，太公授文王，文王历九师以授医和，和历六师以授秦越人，秦越人始定章句，历九师以授华佗，华佗历六师以授黄公，黄公以授曹夫子。"

按世传《难经》为扁鹊所著，王言"秦越人始订章句"，这说明了《难经》之传授一脉相承，确为本土的医学的真凭实据，参以1、2两条益信而有征了。

先哲曰："满则溢，谦则受益。"故"河海不择细流，故能成其大"。汪洋大度，无所不纳，此为中华民族之美德。一方发扬固有而光大之，一方吸收外来，同化之而增益本体之强大，所以经五千年不断的努力而构成了五族的共和，这是中国文化进步的明证。中医学为中国文化之一部门，自神农、黄帝至今五千年来，也一样的不断吸收外来，扩大本体，不断的进步。像龙涎香、苏合香，中医用来治病已很久了，但皆非本土之所产；番木鳖、胡合桃都是西来的药品，早已采入《本草纲目》。近代海禁大开，于是鸡纳皮，成为治疟的专方。到了近六七年间苏化太先（Sulfathlazlne）变了普通常识，不特西医会用，中医会用，就是老太婆，听说小孩子着了寒，气管支炎，也会给一片苏化太先分作二或三次服了。这皆足以表明中国文化的善受性。中国医学跟着历史文化并肩齐进，因此中国医学虽然起源于本土，自有它的特长，但亦谦虚地吸收外来，增益进步，所以笔者并不反对卫先生说中国医学亦受印度医术的影响。可是扁鹊的医术，据载籍所传，明明是中国传统的医学，却说它是来自印度，为当日的西医，未免武断，笔者虽愚，亦期期以为不可，未敢赞同。

诚然，上古医人所用的砭石和刺针术，据经言是由黑人和赤人传入的。例如《针灸方宜始论》："故东方之域……故其民皆黑色……其治宜砭石，故砭石亦从东方来。……南方者……故其民皆致理而赤色……其治宜微针。故九针者，亦从南方来。"那么，砭和针虽然由东南黑色赤色的民族传入，但经岐伯、雷公、黄帝、鬼臾区吸收运用，与《神农本草》，早已融汇成为中医学的基本医术。例如《礼记·曲礼下》："医不三世，不服其药。"孔氏曰："三世者：一《黄帝针灸》，二《神农草木》，三《素女脉诀》。不习此三世之书，不得服其药。"

考扁鹊的诊断，就是望、闻、问、切的四诊，治疗则针、石、熨、汤，何莫非中医学的基本医术，《周礼》所谓三世之医么？是则扁鹊的医术，确为中医术无疑了，怎见得他的医术来自印度呢？即使退一步说，他是黑人，亦未必就是个印度人。

扁鹊是否黑人的搜证

《战国策》高诱注："扁鹊，卢人也。"《难经》杨玄操《序》："又家于卢，因命之曰卢医。"按"卢"训"黑"义，古之外来语也。郦道元《水经注》"滱水"条："水深黑曰卢，不流曰奴。"故书曰"卢医"，换句近代语就是"黑医生"啊！但肤色黑黝的人，不一定是种族的特点，土地气候，和风吹日曝的，也会令人的皮肤变黑色。所以单凭古籍的孤证"卢医"一语，断不能遽说扁鹊的"黑"就是外国人。若长桑君仅见于《史记》的数语，无从推想他的"黑""白"，更不能随便假定他是印度黑人。大约春秋战国时的人，凡见黑色而善用针砭符咒的医生，都给他们一个"扁鹊"的尊号。初不问他是何种族，抑何姓名籍贯，所以那时那地一个扁鹊，这时这地又一扁鹊。史公不问他三七二十一，却一古脑的，笼统将各时各地的扁鹊的传说，来写了一篇《扁鹊仓公列传》编入《史记》里头，因之留传下种种（姓名、籍贯）的疑问。我们就《史记》本传所见他的医术，如站在医学者立场说，除赞赏扁鹊的学术高明外，不见得他怎么稀奇，因为针砭、本草、知生死等术，古人视为医者应该具有的学问（为分内事），救死回生亦为医生责任上所应尽的义务。如果一个医生，没有这些学问和义务，就根本没有当医生的资格。故《周礼》说："医不三世，不服其药。"可见周时的社会，如何尊重医生的道德和学问了。周代医学的发达，亦于此略见一斑了。既然黑色、善针砭的医生，能有这"扁鹊"的雅号，则执果以溯因，我们不难推想黄帝时的扁鹊必是个黑人。然而他是本土人物，因居近海滨，风吹日曝而变黑呀，还是海外移入黑色的侨民呢？现在缺乏史料研究，那就难于稽考了。

黄帝时代的扁鹊的试探

我们读杨玄操的《八十一难经序》，知道黄帝时代有个扁鹊。可是单靠硕果仅存的杨序，不易推想他是何等样人，不过单就"扁鹊"一名词来考究一下，似于中文无甚意义，或者是个译音。如说是"圆扁的扁，鹊鸟的鹊"，恐怕史实并不如是之单简，因此在下怀疑它是译名。如然，则原文是什么？出何方言，倒值得研究啊！让我们试作"扁鹊"音义的寻绎：

（一）依泰语。按泰族古时散居渤海之滨，史称海岱民族，今摆夷和暹罗皆是此族的后人，亦可说是我们自家人。查摆夷以黑骨头为最高贵，暹罗人的肤色棕而略黑的。

扁：蓬之音转，训高深藩茂义，如蓬莱、蓬山、贲禺；又盆、槃，彭之音转，尊神之称，如盆古、槃瓢、巫彭。

鹊：刺之音转，训义为"病""痛"。今安南人头痛曰"刺脰"，广州人"刺"文言读"炽"，白话读如"尺"，故头痛曰"头尺"。

合译："神病"。按泰语文法倒置，故依中文法，当作"神医"。扁鹊，犹言神医也。

（二）依吉蔑语。按即扶南古国，后为隋唐的真腊，元明以来，改称柬埔寨，首邑曰金边Phnom Penh，地书译作"百囊奔"。此族自称Khmer，《唐书》译曰"吉蔑"，为越南半岛的巨族，近已式微。魏晋六朝，佛法东流，扶南曾任中印文化沟通的中站。

扁：训神义，读如Penh。故"金边"即"神山"意。

鹊：痛也，病也，发音如Hlr（鹊读去声似之矣），故头痛曰"鹊伽霸"。

合译："神病"。相当华言"神医"意。

（三）依北印度语。按《越绝书》："越王勾践为阵关下……特勒卢之矛……"勒卢，《唐书》作"没卢"，得还原为mro，蛮族也。恒河东岸及西藏高原，尚有此族，缅甸山中有猎人头的蛮族，称摩罗者，即指此言。统观矛名勒卢，族名没卢。知二者有语言的关系，其先或出于北印度古雅利安语原，故引此条示范。

扁：音如Pan。据北印度人罗山汗（LosanhnanHar）的解释，作动词，训"胜越"；作抽象名词，训"神"义，古代北方传说的神名。

鹊：音如Har，数目字"七"也，又状词"美"也。

合译："神美"，亦"神医"意。

又地名般遮普（Bushman），印北一大省份也。我国北人发音，没的收声，如遇此字，必略去"P"，音近"扁鹊"了。

史前中国沿海，华夷杂处，文化交流，言语互有影响。即在今日越南半岛，各黑色和棕色（古作赤色）民族的言语中间，即有不少此项遗迹。例如暹罗王称拍克布龙罗渣（Par Brohm Raja），明明是印度语。暹北地名清迈，古称"悉索丰那"，依泰语译之即"十万丰田"，今柬埔寨西北产米区，地名S sophone，就是"悉索丰那"的法文异译吧。然而这"丰"字也就是"扁"字的音转，与汉字的"丰""藩""蓬"音义皆同。可见古代海岸线的华夷方语，早有交流的渊源。所以"扁鹊"一名词，仅从音译的寻绎，恐于研究上无大帮助，自宜兼向种族方面，探讨互证，或有新的发现。考史前海岸线的民族，于越为大，种类繁杂，故有"百越"之称。此族的构成，有不少华、泰、瓯和黑种（Negroto）做其基干。瓯族断发文身，皮肤作棕黄或黑色，（书云赤狄，大约指此。）史称勾践"长颈鸟喙"，当属瓯族。黑种拳发黑，身短而矮，《左传》"深目猴喙"的竖牛，疑出于此族，盖黑种口阔唇厚故云。勾践之"勾"与汉时建占婆（Champa）国（《汉书》临邑，即秦象林故壤）的区连、区怜之"区"，相信或有语原的关系。按人种学，占婆可称印缅系雅利安（Aryan）人。今印度、英、法皆雅利安人种。故勾、区、欧、瓯（瓯骆）都有同种之谊，方言亦必有语原关系。（参考威尔斯《世界史纲》）希腊酒神Dlonthesus其徒有名为彭（Pan）的，与古印度传说的神同名，谅非出于偶然吧。黑种出于非洲的尼格老（Negro）的别支，故称小黑人尼格老图（Negros）。今亚洲沿海和太平洋岛屿，仍多此族。柬埔寨人应属于此族，但近世人种学，却特别区分它为孟吉蔑（Monkhme）系，因为它混有印缅系的孟族的血统故也。

瓯族的人，机警好战，善造犀利兵器，性喜山居，爱畋猎游牧。黑族人，性温和，善辩，服从，性喜居近水，惯以渔业为生。（参考《世界人种志》）这是两族性情的特点。现在的问题是黄帝时的扁鹊，如果是黑人的话，该属何族？答案是：我想假定"他可能为黑种"。理由是：

（一）性温和善辩，故习为医。

（二）《内经》："海滨傍水，其民食鱼嗜咸。……鱼者使人热中，盐者胜血，故其民皆黑色……故砭石者亦从东方来。"后世以善砭而色黑的称"扁鹊"，故知黄帝时扁鹊亦黑色。

（三）黑种富保守性，青铜时代，还有不少黑人仍用石器（即在今日，若保庶曼［Bushman］族，仍用石器度其原始生活）。《内经》《针灸方宜始论》说，黑人有病，治砭石。黄帝创制五兵，已过青铜时代，他仍用石器治病，故知他是富保守性的黑色人。

（1）《史记》本传："厉针砥石。"

（2）《战国策》："扁鹊怒而投其石。"

既然后世善用砭石的称"扁鹊"，执此便可知道黄帝的扁鹊必是以砭法得名，这可证明他是用石器的黑人。

（四）渤海有卢国，《水经注》卢训黑义，信此国必为黑人的邑聚。扁鹊"又家于卢"，这是群性使然，以类相从也。可知扁鹊定是黑人，这可与《内经》"东方民皆是黑色"之说来互证一下。

（五）"扁鹊，越人也。"越族本来即有黑色和赤的人，为构成分子。

（六）扁鹊善辩，《国策》扁鹊说秦武王曰："使此知为秦之政也，则君一举而亡国矣。"

结论：黄帝时代的扁鹊是南海移入的黑种或其后裔，善用砭石疗病为其特色，中国医学之有砭法，或由此辈传入。春秋战国，学术大兴，医学进步，砭法落伍，社会已少常用，偶有砭人，则社会必因少见多怪而惊奇起来，然以其有类于黄帝时墨墨黑的扁鹊，遂叫他作"扁鹊"，初不问其是中人抑或是外人了。（按砭法在中土似已失传，但笔者在金边时，曾亲见安南人用砭石疗病，亦颇见效。）总而言之，上古中医学术，庸有接受外来的影响。到了《周礼》天官，医学脱离巫祝而独立，确奠医学基础，迨春秋战国，遂为中医学史最发达的一页。孔子曰："人而无恒，不可以为巫医。"可见他老人家，如何看重医生啊！同时这也可以代表当时社会对医生人格的认识。不解卫先生何以只引中庶子苗父之喻，而不引中庶子问俞附之术，硬说周时还是医巫并立，为中医不长进之证，恐非持平之论吧？我们综合了上述各条，相信扁鹊的医术，确为中医的传统学术。惟"扁鹊"一名词，或者做了几个时代的几个人物的招幌，所以其中以此为号召的人，黑的也有，黄的也有，棕色的也有，甚至冒牌的也有。但黄帝时的扁鹊，或者真是一个黑人。至于是否本土生的，抑是海外来的，还待考古专家的研究，启示来者咧！

三十六年八月八日父亲节寄自香港

（原载《华西医药杂志》1947年第2卷第8期）

戴阳厥热阴阳病理的生理观

——中医学说最难究诘者莫如阴阳

考人体之构成，起原于单位（me）细胞（cell），细胞内有细胞核Nucleus，外有原生质protoqlasm。以阴阳之义论之，细胞者太极也，元气也，生命之源也。《生理学》言曰："细胞之生活出于细胞核，阳气也。细胞之长养，由于原生质。原生质者，阴气也。孤阴不生，独阳不长，必也，阴阳和而万物生。细胞之生活，岂能离核弃质而独存哉？故知道细胞虽具体而微，亦兼具阴阳之性。精子阳也，卵子阴也，阳施阴受，结成胚胎，此先天之阴阳，固此身之所由生也。积细胞而成组织，集结以类相从之组织而成器官（如心肝脾肺肾），联结为共同之目的，而工作的器官成一系统。人体者，盖种种系统协力共营集团生活之场合也。

系统也，器官也，组织也，人体之构成也，皆起原于细胞之集结也。细胞有此阴阳，故人体之系统、器官、组织，亦必同具此阴阳。特细胞之阴阳也微，幽秘不易见，迄夫集结成器官，始显其作用，悉其机能，而后乃有可循之理。譬之于心，一跳一顿，此动静之于阴阳也；譬之于肺一张一缩，此呼吸之于阴阳也。抑又验之于病焉，病势之激进曰阳，抵抗之衰弱曰阴。故仲景以脉浮壮热为阳证，脉沉恶寒为阴证。举一反三，六经之旨，不亦明乎？虽然，寻常伤风冷热之病，不必较论阴阳。何也？浅而未及于化机也。若临面赤、唇焦、烦渴饮引、厥逆冷汗等证，不明《内经》寒极生热、热极生寒之理，不达阴争于内、阳扰于外之情，将何以辨其为热深厥深，抑阴竭阳亡之候耶？

西法精于解剖，显微镜下，缕析条分，邃于生理；试验室中，分门别类，独不讲阴阳。遇此危殆，辄曰势将虚脱，治必强心。注射则樟脑、伊打，内服则毛地黄、士的年。岂知如是等药，徒有刺激神经奋兴作用，并无调协阴阳燮理之功。元气旺者，得之或能起死；投诸真藏暴露之体，不啻羸马加鞭，捶挞奔驰，瞬息力尽而倒矣。若中医论治也，必究阴阳，审是戴阳则滋阴宅而纳浮阳，辨是热深，则撒邪热而存津液，救急扶危，决死生于俄倾，此中医之所长，正西法之未备，其以科学不科学相诋诮者，夫何异于五十步之笑百步耶？

或问二证之阴阳，能以科学释之乎？则曰唯。凡人饮食，入口下胃，以至于大小肠，胃脘，沿路所经，皆起化学作用，或分解，或化合，析出氮、氧、氢、碳、钙、水等化学分子，由淋巴血管，分别轮运，供给各需要之器官，或以之为造温，或以之制液，呼吸循环，不辍不息，生活现象之持续，胥系于此也。当各器官接受运来之分子，交换废物，运之以去，各自营其特负之任务，谓之曰机能（如心之跳动、肺之呼吸）。器官接受分子后，除以供养机能之活动，余者贮于构成本体之细胞内，以备不时之需，防来源之告乏，偶遇饮食不给时，而生活仍能继续者，赖有此也。人而病焉，各系器官需要之化学给养，一面由于饮食之减少，来源渐缺，一面由于寒热之消耗，数量巨大，无法抵偿，则摄取细胞所预藏者，资以救济。迨细胞之贮藏亦罄，而病尤未已者，此时如体元衰弱，未能引起反射作用，继续抵抗，则生活之技能，从此一蹶不振，神经懈弛，节制失调，体温自泄，冷汗淋漓，于是珍贵之生命，濒临最后一幕，斯即所谓亡阳，仲景之四逆汤证也。假令几微之元气，尚余一线，不惜背城借一，故最后之挣扎，动员全体，悉索弊赋，细胞本有之原生质、细胞浆、蛋白质、水碳物及无机盐等，亦一并提征，以供总力战之资源，发挥自然疗能，为最后之救济，故必神经紧张，精神发扬，发为种种热性病态。无如有限之资源，势难持久，反射之兴奋，亦虚而不充，身虽热而不壮，面虽赤而不匀，脉数而微，索饮而闷，俗称回光返照，《内经》所谓真藏暴露也。盖谓元气不能蕴藏于内，骤然而现于外表，故曰暴曰露。丁此之时，自然疗能，幸然致胜，尚可稍延时日；设疗能发挥已尽，而救济未得其方，则生命尽矣。须知此种反射现象，为时甚暂，不辨阴阳，孰知寒热？死生反掌，一线幽明矣。

旧之中医，虽不明生理，不知所谓真藏暴露，即细胞最后之反应，但按病态推测内情，确知此为真阴（原生质）垂竭，阳亦将亡，（自活机能）断曰戴阳，为假热真寒之证。盖阳无阴辅，只是孤阳，孤阳不生，故治必以阴济之，谓回阳药中必加滋阴之味也。然则真藏也，原生质也，名词之异耳。其于生活之机能也，强盛者谓曰阳，衰弱者谓曰阴。然强盛之状态，如无内在物质之接济，则其现象势难持久，故曰阳虚。阳虚则寒，所以四肢厥冷为亡阳之渐也。衰弱之状态，能反射自救，有时亦可转弱为强，成中阴溜府之象。爰述厥热，聊作例焉。

夫戴阳之证，病机向外者也；厥热之证，病机内盛者也。何也？凡过汗伤津，屡下脱液，以至血浆及组织液骤失其水份之平衡，势必氧化（Oxidation）特甚，刺激中枢，过度亢盛。其于节制造温机能，则放任恣睢；其于交感神经，反而麻痹，失节制之作用。于是生理的现象，遂成矛盾之状态：内则造温发热，步步高升；外则汗出支冷，为厥热之证。按体温平衡，是为生理之现象。体温失其平衡，是为病之状态。今躯体有病，自然疗能必起而自救。以体温高升所致之病态，是由于氧化之过甚，故即发动体内之水份，奔注救之；不足，则并流于外层者，亦吸摄夺回，以资救济。于是外层之体温，一方面因汗泄之消耗，一方面因内夺而减少，只有散逸，无所接济，因之形成外愈冷而内愈热之状态。其先见于四末者，则离心远，而枝之聚者小故也。故曰厥深热深。

迨夫内之积热愈甚，新陈代谢之废物愈多，必求出路，遂入胃肠。盖欲借此以泄其势，是亦自然疗能之一端也。然以此波及消化器官，转成实热，顾此热证亦不能持久。盖津液（包括原生质）不堪氧化过甚之消耗，转瞬匮乏，救济机能亦必以无所资给而竭息。故治法以急救津液为先着。法当下之，夺其炽热（减少氧化过盛之谓，夺热正所以保存水分存津液也）。由是中枢得润而息，调节机能，乃获致平衡矣。夫寒为阴，热为阳，此证外之形寒，实由内之热炽，故曰假寒。又以外为阳，内为阴，外之形寒，由于里热，故曰热深厥深。故知阴阳云者，实两个相对性之代名词也。盖古人深知凡诸现象之所以为现象者，必有两种不同的势力，互相吸引牵制而始成之。所谓势力，抽象的概念而已，非神秘之观念也。阴阳之说，例无确指，拟于天文，则日为阳，而月为阴；拟于生物，则雌为阴，而雄为阳；证之生理，则机能为阳，而致机能之所以然者为阴。西法虽长于解剖，洞明生理，惟不措意体功机能、生活作用之互相关系，与生命之本源，故于阴阳交错之疾，犹独一间之未达也。中医本阴阳之义，临证而知其理，用药得其法，有法可循，实验所在，以之施诸甲而甲愈，施诸乙而乙痊。有方有药，谓非科学，其可得乎？科学云者，方法而已，岂有他哉！

三十五年十一月七日写于香港中华国医学会医师研究所

（原载《新中医》1947年新1期）

附录二

研究资料

卢觉愚小传三则

一

卢觉愚（1898—1981），广东省东莞县（今东莞市）东城樟（一说茶山卢屋）人。出生于中医世家，少年时代师从伤寒名医丹峰禅师。出师后在香港行医，声誉渐著。民国15年（1926），考入香港东华医院内科医学。民国27年，任第一届中医长。

卢觉愚是中医伤寒学名家、中西医理汇通的倡导者和实践者，被医学界尊为中医科学化的先驱。在香港除任东华医院中医长外，兼任中央国医馆广东分馆名誉董事，香港中华国医学会主任兼学术部主任。创立第一届医师研究所，举行医学演讲会，主办伤寒、针灸讲座，开香港集体讲学之先声。

针对不少中医师以国粹自居，排斥新文化、新医学的现象，卢觉愚主张中医应兼容并蓄，吸收新知，突破局限。与河北中医师张锡纯开南北中医沟通互补之风。30年代初，与其兄卢觉非、曾天治一起加入中国针灸学研究社，并于民国23年（1934）在香港成立分社，自任社长。同年2月，在《针灸杂志》发表《突眼性甲状腺病针效之研究》，第一次引用现代医学病名。参照美国格雷戈理博士所著《手术整脊治疗法》一书所刊脊椎神经起止交通循行形状的插图，制成《关系针灸学术之经穴神经表解》，为中国第一个将针灸经穴与神经系统作出精细的对比研究的人。

卢觉愚主要著作有《觉庐医案新解》《实用伤寒论讲义》《实用脉学讲义》《实用处方学讲义》《临床针灸要诀》等。其中《实用伤寒论讲义》被规定为中医师资格考试必读书；《觉庐医案新解》中"选方辨证，悉遵古法，而证以西说；论病释理，多采西学，而参以经验"。这种体例，后成为现代中医医案的固定程序。

1981年，在香港逝世。

东莞市志办　刘念宇　马存轩

（原载《广东省志》编纂委员会编《广东省志1979—2000》［人物卷］，方志出版社，2014）

二

卢觉愚（1898—1981），广东东莞人。17岁遵父命，与兄卢觉非同投名家丹峰禅师门下学中医，用功甚勤，侍读四年卒业，已有医名，尤长于伤寒。20世纪30年代初，江苏澄江针灸名家承淡安在无锡开办中国针灸学研究社，卢觉愚致书问学，得其传授，后被委任为中国针灸学研究社香港分社社长。1926年出任香港东华医院中医长，长达14年，期间任中华国医学会理事兼学术部主任，创办第一届医师研究所、医学演讲会，及主办伤寒、针灸讲座。

1941年香港沦陷时卢觉愚返回广州，战后参加广东省中医师公会联合会筹备会，1950年回香港执业，并在多所中医院校任教。据载曾著有《觉庐医案新解》《觉庐医话录存》《卫生防病精要》《实用伤寒论讲义》《实用针灸学讲义》《实用脉学讲义》《实用内科学》《实用处方学讲义》《针灸问答》《觉庐医学论文丛存》《临床针灸要诀》《古今医案选评》《日用本草便览》《日用验方汇编》和《中西医学概论》等，其中不少是讲义，较少流传。较重要的有《觉庐医案新解》和《卢氏实用伤寒论讲义》，后来曾在台湾重版。

《觉庐医案新解》，1938年卢觉愚医馆初版，1939年再版。书后附《觉庐医话录存》。本书反映了卢觉愚主张中西结合的思想。由于他自少就读于英文学院，通晓外文，加之在香港，对西医有较多的了解，因此一向主张融汇中西医学，他提出"新中医"的说法："所谓新中医，必以国学为经，西学为纬，择善而从，权操自我。"《觉庐医案新解》的特点是"选方辨证，悉遵古法，而证以西说；论病释理，多采西学，而参以经验"，"书中议论及释名，多采西说，非敢立异，以其病理定名，皆较严密考实故也。……惟西说不能确指为何病者，则仍沿用旧说"。

《卢氏实用伤寒论讲义》，1955年卢觉愚诊所印行。书后并附《觉庐吟草》，为卢氏个人诗稿。本书卢觉愚着重以现代医学知识和语言去解释伤寒，他认为"伤寒为传染病"，"伤寒论六经，即诸传染病全经过中之六种证候群。……依新理学之解释，细胞机能亢盛者为阳证，机能衰弱者为阴证，病毒须排除驱逐者为实证，体力须强壮兴奋者为虚证，病势在体表组织者为表证，病势在脏器组织者为里证。本论六经，即阴阳、虚实、表里之代表符号，亦即诊断治疗之标准。中医之长处，即在根据证候以用药处方，为原则性之治疗"。"中医不识菌而能治传染病"，因为中医"虽不知有菌，不知治菌，而治法能补助人体自然疗能，以透彻病根，排除病毒，使生理机转归于正规状态，故能收根本治愈之功"。全书对伤寒条文逐条结合中西医理进行讲解，其方剂的"方解"也不时援引药理研究内容。

（原载张伯礼总主编《百年中医史1912—2015》之《附篇·百年中医在台港澳及国外》，上海科学技术出版社，2016）

三

卢觉愚（1897—1982），广东东莞人。出身中医世家，其祖以医名世，父曾修药济人。卢氏幼年曾就读于香港公立英语学校，因此，不仅中文造诣很深，并精通英文。17岁时，因为母亲患热病吐血而死，遂遵父命，随从雷丹峰学习中医4年，尽得其传。1926年考入香港东华三院，任内科医席，1929年在香港刊行《医学月刊》。1932年参加承淡安主办的（无锡）中国针灸学研究社，并于1935年在港成立分社，兼任社长；还创办了实用针灸学社，举办针灸、伤寒讲座，扩大了针灸学术在境外的传播。

此后，历任侨港国医联合会医学部主任、香港中华国医学会学术部主任、《医学杂志》编辑主任、第一届医师研究所所长、广东中医师公会筹备员、广东省医师公会大会秘书长、广东省政府社会处医事指导员、香港医师公会驻广州代表、中西医学研究社广州分社筹备员暨各工会、学校、社团医席。

卢氏学贯中西，"选方辨证，悉遵古法，而证以西说；论病释理，多采西学，而参以经验"。提出中医"以其固有之特长，补充新学识，人才鼎盛，自必后来居上。如此者，可名曰新中医"。其内涵是："所谓新中医，必以国学为经，西学为纬，择善而从，权操自我。"

精内、外、妇、儿科，熟谙《伤寒论》，尤擅针灸。生平治学严谨，刻苦钻研，尝谓："医者半以谋衣食，半以活人。且医为性命之学，万不能苟且从事，不特诊证拟方，须极端审慎，即平日研究医理，亦须痛下功夫。惟勤之一字，实为治学之根本。要知凡学皆不能侥幸得来者，一份勤学，一份成就，十分勤学，十分成就。"先开业于广州，后乔迁至香港。

先后担任过中央国医馆广东省分馆名誉董事、香港华夏中医专门学科针灸科主任教授、香港东华医院中医长、大汉针灸研究社社长、香港《中国国医学会医报》编辑主任等职。

对针灸经穴与神经系统作了比较精细的对照工作，绘制发表《关系针灸学术之经穴神经表解》（1934），并著有《觉庐医案新解》《觉庐医话录存》《卫生防病精要》《针灸说明书》《卢氏实用伤寒论讲义》《实用针灸学讲义》《实用脉学》《实用内科学》《古今医案辨证》《古今验方评选》《中西医学概论》《针灸简要》《本草便览》《突眼性甲状腺肿针效之研究》等。

（原载魏治平、谢恬主编《医林翰墨》，上海科学技术出版社，2016）

香港针灸发展概况

谢永光

香港原属中国领土，鸦片战争后由英人占据，由于香港居民大多数为中国人，他们大多信仰中医治病。一八四一年英人正式统治香港时，英政府曾做出承诺，表示尊重中国人一切传统风俗习惯，保留华人有应用中国传统医疗方法行医的权利。只要这位中医或针灸师不利用足以使人相信他是应用现代科学行医之称号，或使用西医方法行医，政府即不加干预及禁止。在世界各地来说，这种情况显见比较特殊。

基于上述原因，华人针灸师在香港用传统医术行医，当局并无立例管制。针灸师一般不需向医务卫生署办理注册及申领执照，通常只需办理商业登记即可开业。香港目前共有五百余万人口，估计现时全港执业针灸师超过二千人。

针灸虽然已有数千年历史，但到清末已濒于失传。在第二次世界大战之前，针灸在香港差不多已成为绝学。那时候的中医生，精于此道者有如凤毛麟角。一九三〇年五月承澹庵（淡安）先生在无锡望亭创设中国针灸学研究社，在国内外广征研究社员，振臂高呼，以复兴针灸为己任。当时香港人士也有好几位参加学习，如卢觉非、卢觉愚、曾天治等人都是在这时候加入，笔者稍后也加入行列，成为承先生的遥从弟子。

战前在香港以针灸专科标榜行世的仅有曾天治、郑师道、陈钟示等三数人。自从"七七"抗日战争爆发，由于国内局势颠簸动荡，不少中国大陆的针灸医生逃难南来。在港开业的针灸师，增多了陈崇常、周仲房、马其芬等人。其中周仲房原是广州广东中医药专科学校针灸科讲师，一九三八年十月廿一日广州沦陷，广东中医药专科学校迁港，周仲房等亦随着南来。

　　香港最早设立的针灸教育机构，是承澹庵门人曾天治主办的科学针灸医学院，其次是卢觉愚主办的实用针灸学社。上述两机构，创立于三十年代末期。曾天治主办的所谓"科学针灸"，其实只不过是针灸西医化，将中医的理论，套上西医的学说和病名而已。卢觉愚办的针灸讲座教材较为务实，中西并重。抗战期间，曾天治在香港及国内也会设帐授徒，桃李很多。早期广州的庞中彦、伍天民，以及香港的苏天佑、郑昆明、梁铁生、谢礼卿、吴石垣、庄树民等都是他的弟子。辛亥革命后，广东早期针灸医事人才的培育，曾天治应享大部分功劳。

　　一九三四年二月，卢觉愚在江苏《针灸杂志》发表《突眼性甲状腺肿病针效之研究》一文，可说是香港针灸界第一篇作品。卢氏学贯中西，他幼年曾肄业香港官立英文学校，不只中文造诣极佳，还精通英文。他著作中引述现代医学知识，完全是引自外文医典。一九三四年，卢觉愚根据承澹庵著的《增订中国针灸治疗学》，以及美国医学博士格雷戈里（Dr.Alva A.Gregory）所著《手术整脊治疗法》（*Spinal Treatment Science and Technique*）一书所刊脊椎神经循行的插图，制成《关系针灸学术之经穴神经表解》，并在医刊上发表。在三十年代中，将针灸经穴与神经系统做出比较精细的对比工作，全中国以卢觉愚为第一人。

　　一九二六年，卢觉愚膺任香港东华医院首任中医长，历时十四年（一九四〇年由潘诗宪接任）。一九四一年任香港中华国医学会（香港中医师公会前身）兼学术部主任，创立第一届医师研究所、医学演讲会，及主办伤寒、针灸讲座，开香港集体讲学之先声。著有《针灸问答》《觉庐医案新解》《实用伤寒论讲义》《实用针灸学讲义》《临床针灸要诀》，等等。这些著作在五十年前已引用现代医学新知解说。他的著作由于历经战乱，多付劫灰，现时已难找到。

　　卢觉愚在三十年代的广东地区，与广州著名中医谭次仲、西医张公让都是中医科学化运动的先驱。卢觉愚在战前兼任无锡中国针灸学研究社香港分社社长。一九五四年苏州总社社务结束，卢氏于七十年代初期在香港协助各同门重组中国针灸学研究社，并任名誉社长。一九八一年三月二十八日因病去世，终年八十三岁。卢觉愚对香港发展中医事业的功绩实在不容磨灭。

　　在战前的香港，针灸差不多已被人遗忘，推行不易，针灸的学术领域也显见一片荒芜。近三十多年来，由于国内外逐渐重视研究针灸的影响，这门科学得以刮垢磨光，香港中医界也掀起学习针灸的热潮。一九五三年三月间更因一位西德针灸医生——西德针灸学会副会长许米特博士（Heribert Schmidt）东渡日本学习中医《伤寒论》，学成后途经香港返国，香港中医界团体联合举行盛大欢迎，曾经出现过非常轰动的场面。

当时香港学习中医的风气相当旺盛，前任广州汉兴中医学校校长方德华来港后主办汉兴中医学院，张公让主办中国新医药研究院。陈存仁于一九五四年创办中国针灸学院，网罗香港针灸界的精英担任教席，由梁觉玄担任专任讲师，邓昆明、苏天佑、周世民等担任特约讲师（笔者当时亦被邀任特约讲师），培育了不少针灸人才。后来更以该院的历届毕业同学为基础，组成香港针灸学会。

除了苏天佑主办的香港针灸专科学院、邓昆明主办的邓昆明针灸学院之外，邓悟隐主办的广中中医学院和汉兴中医学院都是战后最先设立针灸专修班的中医学府。陈居霖主办的现代中医药学院亦步亦趋。自从中国针灸学院设立之后，其他各中医师公会附设的中医学院及各中医学院亦不甘后人，先后设立针灸班。在上述针灸院校中，以陈存仁早期创办的中国针灸学院较具规模。笔者主办的国际针灸研究所则于一九五四年七月才正式开始招生。中国针灸学院举行第一、二届毕业典礼时，曾假座九龙美丽华酒店举行"法、德两国针灸文物展览"。张公让主办的《中国新医药》杂志曾出版一期《针灸专号》，香港中国针灸学会亦曾出版过几期《针灸文摘》。而新加坡、马来西亚、越南、柬埔寨等地，也有人专程来香港研习针灸，当时学习针灸的风气，可称蓬勃一时。

香港的中医教育，在战前虽已开始设有讲习班、研究班、国医学社等组织，不过也只是比私人传授公开一点，仍说不上具有学校的规模。中医学院或针灸学院不属香港英政府教育部门管辖，不受教育条例约束，只要领取商业登记证便可开办。战后办理比较完善而且稍具规模的，全港只有菁华中医学院、中国国医学院两家。香港最高学府未设有针灸课程，医学院学生多系私下醵资，自聘针灸导师进行研习。

在五十年代由香港专程到日本学习针灸的，有银行家许密甫，以及已故上海名中医丁济万的哲嗣丁景源两人。一九五四年间，曾天治的弟子梁铁生从香港到欧洲旅行，在法、德等国宣扬针灸学。

目前香港有开针灸学术研究机构计有香港中国针灸协会、香港中国针灸学会、香港针灸协会（暂停办）、香港中华针灸医师学会、香港针灸医师会等。上述这些机构的主持人，五间之中占了三间有些是承澹庵门人，有些是曾天治的再传及三传弟子，而曾天治也是承澹庵的门下弟子，因此追源溯远，香港的针灸源流事实上是由承澹庵一手蕃衍。其中中国针灸协会的前身是无锡中国针灸学研究社，一九七〇年在香港重组，一九七九年改称中国针灸协会。由笔者主理会务，卢觉愚任名誉会长。会员、学员遍布全世界各地，出版有《针灸医学》会刊，并设有针灸专修班和海外函授部。香港针灸界与各国展开联系及交流，始于五十年代。一九五三年四月二日，日本东洋医学会在日本京都大学召开国际性学术大会，香港有些中医团体首次接此类国际性学术大会的请柬，笔者也接到此项邀请书。从五十年代开始，香港已逐渐发展成为国际重要商埠及国际金融中心，国际间的交往越来越频繁，由于地理环境关系，事实上已成为东西方文化交流的理想中心。此后香港的针灸界不断组团到外地展开交流活动，但以这一次为开端。

一九七三年九月在汉城召开的第三届世界针灸学术大会，以及一九七七年十一月在马尼拉召开的世界针灸学术大会、一九八三年在新加坡举行的第一届亚细安中医药学术大会，都是由笔者率领香港代表团参加。一九八二年在台北举行的第一届国际针灸研讨会，笔者亦有出席。至于一九七九年在巴黎举行的第六届世界针灸学术大会，则是由当时出任香港针灸学会主席的黄学礼医师出席。黄先生曾留学法国，也是巴黎国际针灸协会的驻香港代表。一九七七年三月，笔者更曾应日本医界的邀请赴东京讲学，又曾两次应邀到韩国讲学，为促进国际学术交流做过不少工作。

要使针灸现代化和在国际间得到更理想的发展，必须先走中西医结合的道路。香港本来是个中西文化交流最理想的地方，而且人才荟萃，如果能够做到中西交流，自然可以促进医学发展，造福社会。只可惜香港现行法律是禁止中医使用现代医疗仪器，有格于法例，中西医结合的理想无法实现，一切进步都受到阻碍。另方面由于香港英政府高地价政策的影响，屋租奇昂，由于业务不易维持，学员毕业后难以找到出路，也间接影响到针灸教育事业的发展，想设立一所理想的研究机构更困难重重。

香港的中西医学有如楚河汉界，壁垒分明，有时更互相批评、攻击。近年来由于风气所趋，香港少数比较开明的西医亦进行研习针灸，且在研究针刺戒毒方面获得卓越成就。后来更创造一种"电针麻药抗"戒毒新法，即使用电针及注射NARCAN相结合，在三个半小时内即可戒毒成功。以前单纯用电针戒毒，约需六到七日。香港东华医院曾设立全世界第一所使用电针麻药抗戒毒的门诊部，为吸毒者解除毒癖。其他如眼库方面亦采用针灸治疗。据香港眼库一九七九年年报透露，眼库近期的研究是利用针灸治疗眼疾，进行异常顺利。一个双目失明五年的四十八岁妇人，经过针灸治疗后恢复视觉。上述种种事实，说明了针灸在香港医疗机构的研究工作已有了良好的开端。

在研究方面，香港大学医院也进行针灸研究。一九七六年十一月港大的一份报告指出，研究可能在背根结（Dorsal Ganglion）阻止神经冲动的输入脑部。香港大学医学院生理系讲师陈庆铿博士，研究针麻镇痛的讯号向中枢神经的传递，从而达到镇痛的效果，这无疑是一个很有科学意义的新发现。一九七七年香港大学医学院生理系讲师杨美博博士等，进行研究内源吗啡在针灸止痛机制中的作用，证明针灸后身体内可能产生一种类似吗啡物质，从而引起镇痛作用。该院又与香港中文大学合作，用放射性同位素免疫方法，初步测量了血中及脑中内吗啡之含量，结果发现针灸的确可以升高血中内吗啡之含量及升高垂体、视丘及下视丘部之含量。此外，香港中文大学生化系讲师何国强博士连同马临、冯同培、温祥来医生、伍就与医生，合作进行一项电针戒毒法对荷尔蒙影响的研究。

一九七九年十一月，英国著名学者李约瑟教授应邀到香港讲学，曾以针灸为题在理工学院作专题演讲。在留港期间曾与笔者会晤。

香港的新闻传播机构对针灸相当重视。一九七三年十月，笔者出席第三届世界针灸学术大会后返回香港，丽的电视台新闻部曾派出记者访问。一九七六年十一月二十四日，香港电台电视部以《针灸》为题材拍成短片，于当晚丽的电视英文台及无线电视明珠台《观点与角度》节目中轮流播映，由笔者在荧幕上作针刺实技示范。一九七七年五月五日，香港商业电台第一台以针灸为题，邀请笔者接受访问，并即时回答听众在电话中提出之问题。一九七八年九月三十日，香港英文《南华早报》曾以笔者为访问对象，刊出一篇有关针灸医学的特稿。

有关针灸的专门著作，除了上述卢觉愚的作品之外，还有苏天佑的《艾灸防痨》《针灸实录》，以及笔者的《新针灸讲座》《中国针灸传海外》《针灸美容术》《针灸医话》《针刺麻醉资料特辑》，庄育民的《针灸与气的关系》《针灸与中风专辑》《针灸选穴歌诀》，陈太义的《穴位解剖意象图》，谢成的《实用新针灸学》，水炜的《针刺研究与临床》（英汉对照），冯天荫的《电针灸治疗学》，余永锐的《针灸新谈》，黄伯平的《新针治验集》，何国萍等编的《针灸的科学研究》，罗志刚编著的《中国针刺经穴学》（英文本），陈耀南等整理的《陈应龙针灸医案》，陈伯甫著的《棍针疗法》以及《耳针》《头针疗法》《针刺麻醉》的英文译本，等等。

（原载《第二届亚细安中医药学术大会纪念特刊》，马来西亚华人医药总会，1986）

中医药在港台及海外的传播（节录）

魏承生

在香港，医药以西医为主，但中医药也十分普遍。中药店很多，据估计约在三千间以上。有药材店的地方同时还有中医师坐堂。目前香港有中医师万余人，他们对广大群众的医疗保健做出了贡献。

香港中医的来源有三：一是大陆移居的，二是私人传授的，三是中医院校毕业的。前二者较少，主要还是由学校训练出来的较多。但中医院校的经营，纯属私人开办，而未纳入正规教育系统。抗战以前香港中医教育仅有一些专题讲习班，如"伯坛中医学社"，是清末名医陈伯坛开办的。现在执业中医仍有不少是他的学生。抗日战争时，因广州沦陷，"广州中医专科学校"和"广东光华中医专科学校"迁到香港上课，在香港也造就了一批中医人才。

目前，香港有中医学校，包括针灸学校在10所以上。在中医学院中，办得较好的有两所：一是在1947年创立的"中国国医学院"，以华侨学生为多；一所是在1953年创办的"菁华中医学院"，创办者是当时的名医范国金，后由其子范兆津承继院长。该校学制为三年，自编教材，基本上参考国内早期出版的中医学院教材，从课程与学生受业年限论，培养中医人才的质量是不错的。

至于针灸，现在全港执业针灸师超过3000人。这与我国针灸学家承淡安的功劳是分不开的。1930年承氏在无锡创设中国针灸学研究社，在国内外广征研究社员。当时香港人卢觉非、卢觉愚和曾天治参加学习。至30年代末由曾天治主办的科学针灸医学院，稍后由卢觉愚主办针灸实用学社，培养了很多针灸人才。至70年代卢氏在香港协助同门重组中国针灸研究社，1979年改为中国针灸学会，并任名誉会长，他对发展香港中医事业功不可没。

现在香港主持针灸研究的学术团体有中国针灸协会、中国针灸学会、香港针灸协会、香港中华针灸医师学会、香港针灸医师会等。这些机构主持人多为承淡安的门人或其再传弟子。因此追本溯源，香港针灸界实为由承淡安所一手繁衍起来的。其中中国针灸协会的前身是无锡中国针灸学研究社，1970年在香港重组，1979年改称中国针灸协会。中国针灸协会会员遍及世界各地。

香港针灸界与各国、地区展开联系及交流始自50年代。1953年日本东洋医学会在日本京都大学召开的国际性学术大会，1965年在东京举行的第一届世界针灸学术大会，均邀请香港有关学术团体参加。以后相继参加了1973年在汉城举行的第三届世界针灸学术大会，1977年在马尼拉举行的世界针灸学术大会，1979年在巴黎举行的第六届世界针灸学术大会，1979年在汉城举行的第一届国际针灸学术大会。香港有关的各针灸学术团体也经常组团回祖国大陆进行学习和交流。

这里要着重指出的是，香港中医学会为了继承和发扬传统的中医药学，加强国际间的交流，促进香港中医药的发展，于1991年7月在香港会议展览中心召开了一次香港有史以来最具规模的国际中医药学术研讨会，中国国家中医药管理局派出以王凤岐主任为团长，中华全国中医学会常务理事田景福为顾问的35人中医药专家代表团参加会议。与会代表认为，香港是一个中西文化荟萃的国际大都市，中医药是中国文化的瑰宝，应该利用香港推向世界。

（原载上海五缘文化研究所编《五缘文化与对外开放》，上海交通大学出版社，1997）

旅港名医卢觉愚先生事略

陈雪轩

卢觉愚生于1897年，祖籍东莞樟村人，长居香港。他与其兄卢觉非俱业中医，觉非专治痔漏，他则专治内科和针灸。他是医科出身，民国十五年（1926），以优异成绩考入东华三院，任内科医席。民国二十七年（1938），任第一届中医长，并于是年辞退东华三院的职务，自行开业。他于医学，勤于探讨，以仲景为宗，上至《内经》《难经》，下至金元四大家及清代之温病学说，无不钻研，并参以西法，故能屡起沉疴，声誉鹊起。他勤于著作，热心中医公益事业，历任侨港国医联合会医学部主任，香港中华医学会学术部主任，《医学杂志》编辑主任、广东省中医师公会大会秘书长、广东省政府社会处医事指导员、香港中医公会驻广州代表、中西医学研究社广州分社筹备员暨各工会、学校、社团医席等职。民国十四年（1925），在香港刊行《医学月刊》。著作有《觉庐医案新解》《觉庐医案录存》《卫生防病精要》《针灸说明书》《实用伤寒论讲义》《实用针灸学讲义》《实用脉学》《实用内科学》《古今医案辨正》《古今验方选评》《中西医学概论》《针灸简要》《本草便览》等。

民国三十年（1941），香港沦陷，他曾回乡居住，时至茶山与吾莞名中医陈渔洲来往，互相交换著作。日寇投降后，他复出香港。卒年不详。一代名医，无使其湮没不传，特撮其大略如此。

（原载杨宝霖等编《东莞文史》第29期，政协东莞市文史资料委员会，1998）

《旅港名医卢觉愚先生事略》补遗

李炳球

　　近读刘小斌先生著《广东中医育英才》一书，载有《卢觉愚先生事略》，内容可补陈先生一文之遗缺（如生卒年问题）。兹摘其要，略述如下：

　　卢觉愚（1899—1982），广东东莞人。生于中医世家。十七岁后虔遵父命，从师习医，与其兄卢觉非投伤寒、温病名家丹峰禅师门下，侍读四年卒业，于外感热病诸症，造诣颇深。

　　卢氏治学精勤，著述甚丰，有《针灸问答》《觉愚医案新解》《实用伤寒论讲义》《实用伤寒论讲义》《实用脉学讲义》《古今医案选评》《觉庐医学论文丛存》《临床针灸要诀》《日用本草便览》《日用验方汇编》等。卢氏著作中引用现代医学知识均直接摘译外文经典，因而起点较高且具有先进性，如三十年代卢氏将针灸经穴与神经系统做出比较精细对比，此乃当时中国中医界第一人。在近代香港中医界为图谋学术事业之发展，于三十年代倡导"中医科学化"运动中，成就最高者，莫过于卢觉愚先生了。

　　卢氏于1982年3月28日逝世，终年八十三岁。生前历任香港东华医院首届中医长（1926—1940，历时14年），香港中华国医学会学术部主任，香港针灸学研究社名誉社长等。

　　（原载杨宝霖等编《东莞文史》第29期，政协东莞市文史资料委员会，1998）

卢觉愚与《觉庐医案新解》

卢觉愚（1898—1982年），广东省东莞县樟村人。17岁遵父命，与兄觉非同投伤寒、温病名家丹峰禅师门下学中医，用功甚勤，侍读4年卒业，已有医名，尤长于伤寒。30年代初，江苏澄江针灸名家承淡安在无锡开办中国针灸学研究社，卢觉愚致书问学，得其传授。1925年卢觉愚出任香港东华医院第一任中医长，此后历任中央国医馆广东省分馆名誉董事、中华国医学会医报编辑主任、香港针灸学研究社名誉社长等职，主要在香港授课及开诊。主要著作有《觉庐医案新解》《医庐医话录存》《卫生防病精要》《实用伤寒论讲义》《实用针灸学讲义》《实用脉学》《实用内科学》《针灸问答》《觉庐医学论文丛存》《临床针灸要诀》《中西医学概论》等。

卢觉愚少就读于英文书院，通外文，加之在香港，对西医能跟上先进的步伐，其著作中每直引外文西医书原文为说。《觉庐医案新解》和《觉庐医话录存》均成书于民国期间，后者主要是关于中医学术的见解，前者则体现了他对中西医学的看法。

一、融汇中西成"新中医"

卢觉愚先指出："夫医无论中西，同以利济愈病为事。"只不过在方法上有不同而已。"彼泰西医学，本科学实验之方法、客观唯物之现象，修习研究，有一定门径，复有声光电化等专门，供其运使，分科细，辨析精，体用兼赅，论证详实。……其治病也，循规蹈矩，守经执法。……可以见理之真，不能得致用之妙。""至于中医，则门分别派，殊鲜会归，斗火冰盆，莫衷一是。"高明的虽能够达到"运用之妙，存乎一心"，中上之材以上，也能"成绩时驾西医而上之"，但流品太杂，非加整理，不能图存。"苟能将中西医学融会而贯通之，不特整理可期，而利济人群，保障民命，必更有进焉者已！"他肯定当时大多中医学校都加授西医的做法，说："以其固有之特长，补充新知识，人才鼎盛，自必后来居上。如此者，可名曰新中医。"他还为"新中医"下了一个概念："所谓新中医，必以国学为经，西学为纬，择善而从，权操自我。"（《自序》）这体现卢觉愚以中医为主的基本学术取向。

二、医案体例别创新格

卢觉愚的医案，选方辨证，悉遵古法，而证以西说；论病释理，多采西学，而参以经验，体裁别创，风格独标，在国医出版界中，似未之前见。医案专著中，既用中医辨证，兼讲西医生理、病理、药理的，在当时确属首创。他说："书中议论及释名，多采西说，非敢立异，以其病理定名，皆较严密考实故也。如《内经》云'热病者，皆伤寒之类'，实包括多数急性传染病而言。《难经》'伤寒有五'，名义界说，亦甚笼统。又如脚气，为末梢神经炎性病变。破伤风，为菌毒作祟。事实真确，为中说所不逮。此书目的，但求明学理、别是非，则取诸人以为善，亦学者所当有事也。唯西说不能确指为何病者，则仍沿用旧说。"（《凡例》）抛开学术界限，但求明晰忠实，以为后人借鉴。

三、理论汇通临床为证

《觉庐医案新解》一书也收有几篇作者的论文，如《血清治疗传染病之失败》《肺病与麻黄》《细菌原虫为传染病绝对病原之商榷》《关系针灸学术之经穴神经表解》《格阳治法与药量问题》等，对中西医理有许多探讨。像其中关于传染病病原的一篇，对当时中医临床在传染病救治方面颇有成效的事实，他解释说："疾病之成，大多数皆具备内外二种原因。今日西医所习知者，端在外因，而于内因，则知识无多。质言之，注重外因而蔑视内因，是知其一，遗其一。故其治传染病，专事杀菌，而成效不著者，端此故也。中医虽不知有菌，不知治菌，而治法能补助人体自然疗能，以透彻病根，排除病毒，使生理机转归于正规状态，故能收根本治愈之功。"当时抗生素尚未发明，西医抗菌治疗效果不显，所以卢觉愚有此言论。但即使在抗生素普及之后，中医治疗仍有其价值，正如卢觉愚说："细菌、原虫，虽为病原之一，而疾病之本体，却为体细胞之异常变化。故传染病之治愈机转，不在菌毒方面，而在体细胞能否复其正规生活为断。中医治法，正适合此条件，此其所以有特效也。"

在其他病案中，卢觉愚也是融中西医理于一起讨论。例如在中风案中谈血与神经关系道："血赖神经为之调节，神经赖血为之营养。……血在脉管中行，神经亦附丽于脉管壁中。血与神经，影响至捷。知此，则古人所谓'血以载气，气以运血'及'治风先治血，血行风自灭'之义，可不烦言而解。此案之当从温补，亦可知也。"他还曾把针灸经穴与神经系统进行表解对比，对探讨经穴实质作了贡献。

（原载刘小斌、郑洪编《岭南医学史》，广东科技出版社，2012）

卢觉愚与《实用伤寒论讲义》

（一）生平

卢觉愚（1899—1982年），广东省东莞县人，出身医药世家。先君尝修药济人，但不取值。卢觉愚17岁时，目睹萱堂患热病吐血，庸医误投辛温之剂，病情转剧，呻吟床榻。当时名医满座，竟一筹莫展，终任其凄然辞世。觉愚遇此惨变，深感为人子者不可以不知医，乃虔遵父命，从师习医，与其兄卢觉非共投伤寒温病名家丹峰禅师门下，侍读四年卒业，于外感热病诸症，洞悉靡遗，历年救治寒温险症极多。

1926年，卢觉愚任职香港东华医院中医长席，历时14年。其间更就中华医学会理事兼学术部主任，创立第一届医师研究所、医学演讲会，及主办伤寒针灸讲座，开香港集体讲习医学之先声。民国三十年（1941年）夏，设医学讲座于香炉峰下，以伤寒、针灸二科揭橥于门，从学者济济有众。讲授问难，教学相长，惬洽无量。继而战事猝起，香港沦陷，学者星散，卢觉愚亦挈眷返原籍。后迁广州，游览五层楼留下诗句："朱明南服挺英雄，镇海楼高夕照中。抚剑凭阑人已去，年年空见木棉红。"重过沙河时作："云树苍茫夕照微，行人杨柳倍依依。旗亭冷落苔衣绿，尚记当年买醉归。"民国三十五年（1946年）登六榕寺塔作诗："宝塔摩空立，玲珑砌九重。凭栏观远水，列案纵层峰。碧瓦雕甍丽，金蟾瑞霭浓。联翩裙屐影，到处驻游踪。"游西关荔枝湾诗："窄岸呼相应，行舟拂浅泥。如何称胜地，更复异桃溪。风月依然在，沧桑几度迷。昌华何处是，遥隔竹桥西。"上述广州名胜古迹，都留下卢觉愚墨宝。

卢觉愚又有《游黄花岗谒七十二烈士墓》二首："鸿毛泰岳本殊伦，烈士碑前景物新。自古英雄轻一命，由来生死重千钧。剑余热血驱胡虏，手挽天河洗劫尘。俎豆瓣香长荐飨，精神宛在穗江春。""凛冽英名万古存，衣冠犹染血斑痕。成仁不愧炎黄裔，一死终为大汉魂。百尺丰碑光日月，千秋浩气贯乾坤。酬庸此日无量价，带砺山河拱墓门。"

卢觉愚多才多艺，治学精勤，著述甚丰，不但中文造诣极佳，且精通英文，为其进行中医科学化工作打下良好基础。他著作中引用的现代医学知识均直接摘译外文经典，因而起点较高，具有先进性，例如20世纪30年代就将针灸经穴与神经系统作出比较精细的对比，当时在我国中医界以卢觉愚为第一人。1950年卢觉愚重返香港，任香港针灸研究社名誉社长等职，著有《针灸问答》《觉庐医案新解》《实用伤寒论讲义》《实用脉学讲义》《实用处方学讲义》《古今医案选评》《觉庐医学论文丛存》《临床针灸要诀》《日用本草便览》《日用验方汇编》等。其中《觉庐医案新解》及《实用伤寒论讲义》，近年在台湾一再被翻印，后者被规定为中医师考试必读之书。卢觉愚于1982年3月28日逝世，终年83岁，他对香港中医界的贡献，实不容泯灭。

（二）版本及学术成就

《实用伤寒论讲义》，卢觉愚撰，女瑞华、男启明、门人台山陈亮明同校。是编脱稿于1939年10月，成书于1941年8月，藏于箧中有年矣。1947年1月于广州和隆里医寓重新修订，现存1955年香港仁记印务馆铅印本，1册，40万字。书首有张公让序："东官卢君觉愚，邃于医。好学深思，精进不懈，致力医学垂四十年，于《伤寒论》尤寝馈有素。曾任东华医院中医长多年，以其余力倡办医师研究所，及创立医学讲座，其言论业绩，为时推重，亦为余平生心折之一人。所著之《实用伤寒论讲义》，即为讲习伤寒专科时之课本。其书以林亿本为主，一依原文诠次，注释则旁征博引，以新学理印证古义，类比条分，深入浅出。更本其经验心得，于证治方药，尤发挥尽致，切合实用，洵佳作也。"

1. 伤寒是传染病，当属诸急性传染病范围

《实用伤寒论讲义》导言，首先从《伤寒论》之历史与价值、伤寒之定义进行论述，结论认为：伤寒为传染病，所谓伤寒、天行、温疫、时气，是皆今之所谓传染病。传染病有急性、慢性之别，而急性传染病大都有热候，

伤寒既为发热之病，当属诸急性传染病范围，如肠窒扶斯（肠伤寒又名肠热病）、猩红热、赤痢、流行性感冒等。以本论六经证候观之，更为诸种急性传染病之共通证候，至小青龙汤证之为肺炎，白头翁汤证之为赤痢，尤为显而易见。是故《伤寒论》在原则上，实适用于一切急性传染病，而非限定于某一种传染病也。

卢觉愚继而阐述传染病之病原、传染之途径、人体之免疫、传染病发生之原因，在当时是一种科学普及值得肯定。卢觉愚在传播学术新知同时，没有忘记发扬仲景伤寒六经的理论，他说：《伤寒论》六经，即诸传染病全经过中之六种证候群。所谓六经，即太阳、阳明、少阳、太阴、少阴、厥阴；所谓证候群，即从症状上之性质、部位，区分为六种证候集团。依新理学之解释，细胞功能亢盛者为阳证，功能衰弱者为阴证，病毒须排除驱逐者为实证，体力须强壮兴奋者为虚证，病势在体表组织者为表证，病势在脏器组织者为里证。本论六经，即阴阳、虚实、表里之代表符号，亦即诊断治疗之标准。中医之长处，即在根据证候以用药处方，为原则性之治疗。如同一发热，或属太阳病，或属阳明病，或属少阳病，或属三阴病。即同属太阳病，或为发热、汗出、恶风、脉缓之桂枝汤证；或为头痛发热，身腰疼痛，骨节疼痛，恶寒无汗之麻黄汤证。同属阳明病，或为壮热大汗，不恶寒，反恶热，唇舌干燥，烦渴饮冷之白虎汤证。或为潮热蒸汗，腹胀痛，大便硬，转矢气，神昏谵语，口噤齘齿之承气汤证。更有为心脏衰弱，循环障碍，肠穿孔，肠出血之大汗厥逆，颜色苍白，脉搏微弱，陷于虚脱之四逆汤证、桃花汤证者。又如同一发热，孰为太阳病，孰为阳明病，孰为少阳病，孰为三阴病；同一腹痛吐利，孰为阴证，孰为阳证。在证候上既有种种差异，在治疗上当然有各种不同之治法，此六经所由立也。

2. 中医不认识细菌而能治传染病的事实

既然伤寒为今之所谓传染病，中医不认识细菌而又何能治之？这是卢觉愚针对当时国民政府行政院长汪精卫"举个例来说，当今居然有人以为中医能治传染病，且能消毒，这真可谓奇怪之至"言论的批驳。

卢觉愚曰："中医不识菌是事实，其能治传染病，亦是事实。中医虽不知有菌，不知治菌，而治法则能辅助人体自然疗能，以透彻病根，排除病毒，是生理机转，归于正规状态，故能收根本治愈之功。盖中医治病，根据形能，有一定之标准。何谓形能？有生理之形能，有病理之形能。各组织之构造，于种种生活机转，即生理之形能。生活机转常随环境变化而为因应，其机转得循常轨，则为生理；不循常轨，则为病理。所谓病之形能者，形指病状言，能指病之势力言。即病之证候是病形，病之传变是病能。传染病之种种证候，非病菌所能直接表现，实为生理机转之反应现象。使此种反应消失，则种种证候，自当平复。细菌、原虫，虽为病原之一，而疾病本体，却为体细胞之异常变化。故传染病之治愈机转，不在菌毒方面，而在体细胞能否复其正规生活为断。中医治法，正适合此条件，此其所以有特效也。"

"更推广言之，无论为肠窒扶斯（肠伤寒），为流行性感冒，为其他各种之热性病，（治疗重证候，不重病名，伤寒、温病，一以贯之）。但审其作太阳病者，以太阳病法治之；作阳明病者，以阳明病法治之；作少阳病者，以少阳病法治之；作三阴病者，以三阴病法治之。在太阳病之为桂枝汤证、麻黄汤证，即以桂枝汤、麻黄汤治之；在阳明病之为白虎汤证、承气汤证，即以白虎汤、承气汤治之。余证准此。是故六经者，可视为六种假定之符号与界说，用以说明疾病之本态性质证候传变，而为诊断、治疗、选药、裁方者也。故六经者，病而后有之，无病时不可得而指名。其有虽病非此所能统御者，固不可拘执六经以自划。然大纲既立，举绳在手，圆机活法，不患其不能应付也。古人以伤寒为热病（广义的）之总称，六经为诊治之纲领，学理与事实一致。中医学长处在此，《伤寒论》之可贵亦在此。"

卢觉愚期望：伤寒论为热病论，亦可称曰急性传染病论。中医不识菌，不杀菌，而能治传染病，是以自然界之药物，增长自然疗能之力量，为自然免疫之极则。如上所述，亦可得其大概矣。中医学之长处，诊治之外，尤在方药。而《伤寒论》之证治规律，不特可为临床之楷模，其用药组方，更可作治疗之标准。

3. 以新学理印证《伤寒论》经方古义

卢觉愚充分肯定《伤寒论》经方治疗传染性热病的疗效，《卢氏实用伤寒论讲义》一书对仲景经方的解释，尽管今天看来多少有牵强附会，但在当时仍然是有学术革新意义的。

例如对小青龙汤方，卢觉愚方解曰："此为急性呼吸器病之要方。麻黄，为发汗利尿药，能治因皮肤排泄功能障碍所起之咳喘，能排泄呼吸器、泌尿器所积滞之毒素。对于咳喘水气、浮肿、恶寒发热无汗、头痛身疼等证有效。桂枝，为兴奋强壮药，与麻黄合用，能促进血行，使毛细血管充血，利便体温之放散，兼有健胃、利尿、降卫气之卓效。半夏，为镇咳祛痰药，降胃气，去水气，兼能使气管内之痰块，容易稀释咳出。干姜，为兴奋祛痰药，对于湿性咳嗽，能助其咳痰，对于干性咳嗽，能增加分泌，使呼吸调畅，兼有除水气、振食欲之功。细辛，为马兜铃科细辛属之须根，为多年生草本。本经，主咳逆上气、头痛脑动、百节拘挛、风湿痹痛、死肌。药征，主治宿饮停水，治水气在心下而咳满，或上逆，或胁痛，是为镇咳止痛药，有逐水、祛痰、麻醉等作用。五味子，属木兰科，为常绿蔓生木本植物所结之果实。为滋养强壮药，亦为收敛药。我国南方所产者色红，北方所产者色黑。皮肉酸中带甘，核则辛苦，都有咸味，而酸味特胜，五味俱备，故名五味子。性温敛涩，能敛降肺气，治急慢性衰弱者之咳喘有效。本方用干姜之辛热，五味子之酸温，一开一合，得相济之妙，佐细辛之兼有与兴奋、麻醉作用者，为镇咳下气之妙药。三物合用，其有效成分，在化学上起如何变化，虽未有报告，而其用于咳嗽，则由来甚久，在治疗方面，亦确具成效。姜、辛、五味之镇咳，与半夏之排痰，皆为针对心下有水气之治法。凡久咳嗽，腹筋多挛急，故用芍药以安抚神经，柔和组织，更合甘草之和缓滋养者，组合成方，以治呼吸器病，治咳喘水气。一方排除毒素于皮肤面，一方促进渗出物之吸收，以治溢饮，亦取其排泄吸收之特效耳。"

又例如半夏泻心汤方，卢觉愚方解曰："半夏、生姜、甘草三泻心汤，皆治胃肠炎、胃扩张等症。方药大同，出入不过一二味，故主治极相近。三方皆用人参，以振起胃功能之衰弱；用黄芩、黄连，以消散局部充血之炎症；用大枣，以治腹肌挛急；用干姜，以治胃肌之迟缓无力；用甘草，以和缓组织。在药之气味言，为甘、苦、辛之配合剂。黄芩、黄连为苦味健胃药；干姜为辛味健胃药；人参、甘草、大枣，皆富糖分，质黏厚而性温固，有强壮神经，滋养细胞作用。和合成方，去滓再煎，取其浓缩，使气味溶解化合，纯属利用药味偏胜以治病者也。胃肠炎之原因至多，就中如暴饮暴食，最为普遍。暴饮暴食，消化障碍，方书谓之伤食。中医治例，凡宿食在胃宜吐，在肠宜下。故瓜蒂之取吐，承气之泻下，皆治伤食之法。然瓜蒂、承气，重在排除不消化之食物；健胃消化剂，则重在肠胃功能之调整。半夏镇痉止吐，本方以半夏冠其名，与甘草、生姜二泻心汤，各有偏重，宜互参之。"

　　再如白虎汤方，卢觉愚方解曰："白虎加人参汤方义，已详上篇。不用人参者，即此之白虎原方也。白虎为解热之要方。考解热药，以解热作用之不同，约分三类：（1）镇静温热神经中枢，以恢复正常体温者；（2）增加放温之量，使过量体温，充分放散以解热者；（3）直接作用于筋肉及腺器，限制造温，使氧化作用减低者。白虎之解热，当系第三类。生石膏，中含硫酸钙。钙为盐类性，有与酸类物亲和之特性。其作用能限制内脏黏膜面之炎性渗润，及中和因氧化亢进而起之酸中毒，为有效之制酸解热药。用于阳明病壮热大汗，有顿挫之效。知母，具黏滑性，能增加细胞分泌，减少氧化作用，为滋阴解热药。粳米，含淀粉，为含有营养性食物价之药物。甘草，为和缓矫味药。本方以石膏、知母解热，粳米助胃气，甘草和诸药，实为有节制之师。盖石膏最能抑压心力，而高热之持续，亦容易使心脏衰弱，故一面治其阳盛，一面借稼穑作甘之本味，以培养胃气。"

（原载刘小斌、郑洪编《岭南医学史》，广东科技出版社，2012）

香港中医药研究院

香港中医药研究院附设于香港中医师公会，带有教研性质。香港中医师公会以"团结港九及新界中医师，发扬中医学术，改良中国医药，联络同业感情，维护同业福利"为宗旨，由中华国医学会与香港国医公会（成立于1945年）合并而成。香港中医师公会于1946的11月27日奉香港华民政务司署701号批准立案，1947年3月17日奉侨务委员会外字第52号批准为香港唯一之中医合法团体，3月31日奉全国中医师公会核发京字第八号证明有案，1949年遵照香港社团重新登记则例奉准香港警务总署注册为合法中医执业团体。

中华国医学会由尤烈创立于民国十九年（1930年）。尤烈，字少纨，少创洪门中和堂，领导同志努力于反清复明运动，与孙中山、陈少白、杨鹤龄创立兴中会，有革命"四大寇"称誉。民国肇造，尤烈以民族革命之目的已达，淡薄自居，循迹医门。民国十八年（1929年），余岩等倡废中医，引起全国中医药界抗议，先生亦忍无可忍，发起集团抗议，成立中华国医学会。闻风向义者，有何佩瑜、黎琴石、卢梓登、卢觉非、陈济民、梁朝浦、李翰芬、林继枝、陈秩云、石崐生、廖孟培、弘耀南等12人，假梁朝浦医馆为筹备处，公推先生为干事长，何佩瑜为学术主任，卢觉非起草会章，何佩瑜、梁朝浦、黎琴石、李翰芬4人，办理呈请注册事宜，旋于1930年获华民政务司核准成立，会员30余人。1931年复呈准中央国医馆备案。

中华国医学会成立伊始，即创刊《国医杂志》以利宣传。1930年秋出版第一期，至1941年，除专号特刊外，共刊出38期，卒因日敌侵战乃停刊。中华国医学会一直致力于争取中医平等待遇，当海内外中医药界群起抗议余岩倡废中医时，学会函电纷驰，遥作声援。1930年国民政府饬令全国中医学校改称学社，学会尤烈、何佩瑜、黎琴石、梁朝浦、卢梓登拟就电文，致国民党中央党部、国民政府、中央国医馆等力争。

1936年11月12日，尤烈不幸逝世，立下"兴学以求知识，团结以集中力量"之遗训勖勉同仁。遵尤烈先生兴学促进之遗训，中华国医学会于1941年附设医师研究所，以现业中医师进修为宗旨，研究期为半年，第一届职员如下：

所长卢觉愚，设计课长卢觉非，编材课长陈济民，出纳课长黄定波，讲学课长刘全安，事务课长廖孟培，秘书长冼毅廉，所监黎琴石、卢梓登，伤寒学系讲师谈琴生，病理学系讲师潘诗宪，医史学系讲师陈济民，金匮学系讲师关伯廉，温病学系讲师刘云帆，儿科学系讲师罗伯尧，喉科学系讲师邬璧泉，外科学系讲师欧冠英，皮肤学系讲师黄胜彬，内经学系讲师张蕴忠，方剂学系讲师朱敬修，诊断学系讲师陈永梁，生理学系讲师谈琴生，妇科学系讲师陈汝器，眼科学系讲师李藻云，针灸学系讲师曾天治，救护学系讲师何可，伤科学系讲师弘耀南。

（原载刘小斌、郑洪编《岭南医学史》，广东科技出版社，2012）

香港的中医药团体

香港"开埠"后的第一个中医团体，是由尤烈先生于1919年成立的侨港中医师公会。第一个中药团体，是1926年创办的香港中药联商会。1929年创立的香港中华国医学会，该组织1931年更名为香港中医师公会，又成为香港第一个中医师组织。第一个针灸学术团体，是1935年成立的中国针灸学研究社香港分社。其他较为活跃的中医团体，尚有中国医药学会（1947年成立）、九龙中医师公会（1946年成立）、港九中医师公会（1950年成立）、国际中医中药总会（1974年成立）和新华中医中药促进会（1976年成立）等。

争取中医之合法地位，捍卫中医药行业的合法利益，一直以来都是香港中医团体的第一要务。1929年2月，国民政府第一届中央卫生委员会议，通过了余云岫提出的"废止旧医以扫除医药卫生之障碍案"，引起举国中医及社会各界为传统医学生存的奋勇抗争，也催生了香港的第一个中医学术团体——香港中华国医学会。该组织由同盟会元老尤烈先生筹建。尤烈（1866—1936年），字令季，别字少纨，号小园。族叔尤裕堂，毕业于南华医学堂（原博济医学堂），与孙中山、陈少白等革命元勋是同窗，尤烈通过尤裕堂与孙中山等人相识并成为同志。民国十八年（1929年）中医风潮爆发，尤烈组立中华国医学会，闻风向义者有何佩瑜、黎琴石、卢梓登、卢觉非、陈济民、梁朝浦、李翰芬、林继枝、陈秩云、石崐生、廖孟培、弘耀南12人，假梁朝浦医馆为筹备处，公推尤烈为干事长，何佩瑜为学术主任，卢觉非起草会章，何佩瑜、梁朝浦、黎琴石、李翰芬4人办理呈请注册事宜，旋于1930年获华民政务司核准成立，会员30余人。1931年复呈准南京中央国医馆备案，旨在联合内地同业集体抗议，为维护中医权益据理力争。

至20世纪80年代末期《香港特别行政区基本法（草案）》咨询定案期

间，发生了有关医疗服务的第六章中"促进中西医药发展"之文字被删除的事件，引起中医业界哗然。又是香港中药联商会、南北行以义堂商会、香港针灸协会、新华中医中药促进会的负责人立刻发起成立了香港中医药界关注基本法草案稿修订中医药条文筹备委员会。最终促使《香港特别行政区基本法》第六章第138条，定稿为"香港特别行政区政府自行制定发展中西医药和促进医疗卫生服务政策"，使中医在回归后的生存与发展有了法律保证。

传承、研究、普及中医学术也是香港各中医团体一项非常重要的常务工作。香港最早的中医学术讲座便是由中华国医学会卢觉愚等人倡议兴办的，中医师公会会立学院亦是香港历史最为悠久的中医学校之一。不少中医药团体还附设私立的研究院，如香港中医师公会会立香港中医药研究院、港九中医师公会会立港九中医研究院等。"二战"后，随着周边环境日趋稳定与和平，香港与世界各地的多次中医交流日渐频繁，而历次交流盛事也都与中医团体密切相关。如1953年3000余中医同仁在湾仔英京酒家欢迎来访的西德针灸学会副会长许米特博士（Heribert Schmidt），1955年香港中医界人士赴京都参加日本东洋医学会第六届学术大会，以及后来组织接待日本汉医学家坂口宏、间中喜雄、印度顺势疗法学家爱尔迪巴霖（A D. Edal-Behram）博士等活动，都由中医团体负责承办工作。

团结香港中医界内部力量，加强沟通，本是中医团体的基本宗旨。"二战"后至今，由于中医生存状态的改良，各种中医社团应运而生。1999年的一份《香港中医药发展筹备委员会报告书》显示当时香港的中医团体有47家之多。各种团体虽都以团结同业为宗旨，但由于其组织和领导一直缺乏统一的规划，山头林立的各种小团体在一定程度上造成了行业内的分立和松散，出现了一个中医师兼属多个团体、多重会籍的怪现象。针对此现象，香港中医界曾有两次团体合并重组的尝试。第一次是1950年，有人提出将当时会员最多的香港中医师公会和九龙中医师公会合并，最后经过讨论，将上述两会加上香港中华医师会、侨港中医师公会和侨港国医联合会合并为港九中医师公会。第二次是1989年，九龙中医师公会、新华中医中药促进会、港九中医师公会、中华中医师公会、侨港中医师公会等团体组成全港中医师公会联合会。这些尝试一方面保留了香港中医团体的多样性，另一方面又使这些团体在重大问题、重大决策上容易达成共识，避免了群龙无首的局面。

1997年香港特区政府成立，中医功能界别的选举，也以香港中医师公会、港九中医师公会、侨港中医师公会、中国医药学会、新华中医中药促进会、国际中医中药总会、香港中医学会、香港中华中医学会、香港中医骨伤学会、香港针灸医师学会10个团体，为香港政府政制事务局所认可的有功能界别选举权的团体，凡此10个团体会员的香港永久居民，均可参加中医功能界别选举。

2002年，在当时的卫生署署长陈冯富珍医生、副署长林秉恩医生、助理署长梁挺雄医生的召集与倡议下，由香港10个参加功能界别选举的中医社团（香港中华中医学会、中国医药学会、国际中医中药总会、新华中医中药促进会、香港中医师公会、港九中医师公会、侨港中医师公会、香港中医学会、香港中医骨伤学会、香港针灸医师学会），再加上创会历史悠久的九龙中医师公会，各选派2名具备首批注册中医师资格的首长（吴钟能、梁森炎、苏健康、何宗声、关之义、陈抗生、陈兰英、陈永光、何家昌、黄杰、陈得生、张炜生、俞焕彬、陈维华、张汉明、伍卓林、林智涟、吴廉康、黄辉波、陈壁雄、叶丹霖、尹钟辉）参与筹组香港注册中医学会，并经充分酝酿，于2003年6月20日正式注册，这是香港中医发展史上的第三次组合。

（原载刘小斌、陈凯佳主编《岭南医学史》，广东科技出版社，2014）

为卢觉非痔科概论书成撰序

何佩瑜

　　痔疮之名，由来甚古。楚宋玉《登徒子好色赋》"又疥且痔"，《庄子》"舐痔者，得车五乘"，是周秦之间已有是名。第虽有是名，而所载与医事无关，故症状弗详。及之考《说文》："痔，后病也。"又《尔雅·释名》："痔，食也，虫食之也。"然后痔疾之患稍露端倪，而症治仍不可得而知也。至于思邈《千金方·肛门论》有曰："若脏伤热，则肛门闭塞，大行不通，或肿缩入生疮。"虽不言痔，而肛门肿缩入生疮，即痔之来源。而所论治法仅谓"热则通之，寒则补之，虚实和平，依经调理"，泛论其原则，尚缺其条文。直至有清中叶，王洪绪《外科证治全生集》以生于肛门内外未溃者为痔，既溃者为漏，复分牡痔、牝痔、脉痔、肠痔、气痔五种，详论其治法及方。至是而痔疮疗法，不可谓非大放光明矣。自余治专科者，著书亦夥，第非失之说理未精，则失之处方未当，求一精确专书，不易觏也。欧学东渐，始知泰西学者，对于肛门痔学，列为专门。所言病例解剖，亦有彼详而我略者。吾人幸生斯世，古今科学灿然大备，诚能沟而通之，取长补短，庶几专门之学，纯粹以精。吾友卢觉非君，国医学会同事也，学贯中西，恒取中西医学一炉而治，对于痔漏一科，尤有专长。观其治疗，往往取古法方剂，而施最新手术，故成绩较他医为优。近者本其悠久之研精，与其历来之经验，著为专书，名曰《痔科概论》。举凡痔患之起因，未成之朕兆，将成之过程，既成之种类，病理医理，缕析条分，古法新法，兼收并蓄，洵足以补先医之未备，作后学之津梁。书成请序于吾。吾以其能整理固有，容纳新知，先得我心，因述其梗概，而为之序。中华民国二十三年岁在甲戌夏月，番禺何佩瑜序于香港中华国医学会。

（原载《国医杂志》1934年第18期）

民国广东医家卢觉非

黄子天　李　禾

摘要　通过整理《觉庐医案新解附医话录存》中关于卢觉非的资料，研究卢觉非的学术思想。认为卢觉非的学术特点在于融中西医于一炉，为中西医汇通作出了一定贡献；重视寒温，并融会贯通，认为温病方药之使用有地域之分；审证眼光独到，用药胆大心细；对中西医结合认识、治疗痔疮有独到见解。

关键词　民国医家　卢觉非　学术思想

卢觉非，约生于19世纪90年代，卒年不详，民国时期医家，广东东莞县人。曾任广东国医分馆名誉董事、侨港国医联合会副主席。《觉庐医案新解附医话录存》辑录其序1篇、医案4则、医话1篇，本文据此介绍卢觉非及其学术经验。

卢觉非"先世曾以医名，先君亦尝修药济人，不取值"[1]1，后"遭遇坎坷，所业亏折殆尽"[1]1，遂"不复事"[1]1。卢觉非初非业医，后因其母亲"偶病湿温，呻吟两月。当时名医满座，莫展一筹，竟听其辗转呼号，凄然弃养。"[1]11卢觉非与其弟卢觉愚"深慨乎人子之不可不知医，遂请于先君，辍学习医，先君许焉"[1]1，"乃投专究温病、伤寒名家丹峰禅师门下，侍读四年，于斯寒温二证，尝三致意焉。"[1]11后行医于广东、香港、越南等地。

卢觉非为学谦虚，自谓"余与五弟觉愚，自幼同志于医，而所成就，则逊弟远矣"[1]1，每于"治验之后，纪其始末，以寄五弟觉愚，相于切磋"。[1]32其医德高尚，谓"愈疾活人，医者应尽之义务也。临证惕惕，如履薄冰，不虞陨越，得以无愧神明，愿斯足矣。"[1]32曾于"风雨交作"[1]

12之夜赠医于病家，力起沉疴，病家"为布传单，颂曰'平民之友'"【1】13，更有患者"书'泛爱众而亲仁'相赠"【1】31，其德可见。

《觉庐医案新解》所载关于卢觉非的内容虽不多，但极具特色，现试评述如下。

主张中西医汇通

卢觉非为近代开明中医，主张"医学关系人生，习之者无中西，一以活人为目的。意固甚善，乃有门户之见，尤其是我中医之古老派，遂致各走极端，你攻我击，悉不肯虚心下气，以求新知，阐我古道，相与发明，为苍生福，徒然报缺守残，欲以口舌较短长，其名愈高，其偏愈甚。"【1】33

因此，卢觉非所学不局限于中医，还精通英文，深研西医，4则医案中有12处用英语单词直接书写；论述西医的内容涉及人体解剖学、生物化学、微生物学、生理学、病理生理学、药理学、内科学，可以看出他对西医有系统的认识。案中每于西医生理、病理、药理的讲解之后，参以己见，采用中医辨证治疗或中西医结合治疗，并从理论层面与临床实践进行中西医汇通。如：认为长夏湿温乃因天空之氮气增加；桂枝"用以鼓励血液之循环，增加心力之搏动（较注射樟脑为持久）"【1】14，故有辛温化气之功；引用"生活原动力VITALISM"【1】14之概念解释阴盛格阳将脱证；运用西医脑脊髓膜炎病理生理理论解释痉证"阳证阴脉"【1】32原因；同时采用中西医理论阐释痢疾的发病机制，并以中药汤剂送服西药、西药注射、西药洗肠的方法进行治疗。

在20世纪初期，像卢觉非这样能够精通英语、西医的中医是少之又少，正因为学贯中西医的学术背景，卢觉非得以结合自己的临床经验对中西医理论进行汇通。虽然以今天的目光来看，这种汇通有些牵强附会，但不可以今人之标准强求古人，他的观点在他那个时代仍具有学术创新的意义。

重视寒温，并融会贯通

认为温病方药之使用有地域之分

卢觉非认为，"医学不可不明，寒温尤烈"【1】33，"比年以来，历挽沉疴，皆寒温之大证"[1]11，其对寒温之重视可见一斑。

曾治一湿温经误治案。案中提出"夫伤寒与痉湿暍相滥，其证自古不易判别；湿温为病，时移世转，病名诡异，识别尤难。不知时人所谓湿温，即仲景之湿病。普通治以清湿散热诸法，不惟无效，而且害人。王士雄、吴鞠通辈，聚讼数百年而弄不清楚者，亦混春温于湿温一门耳。"[1]10治疗上认为"湿喜化燥，化燥之后，方可清之。否则愈清愈湿，徒壅其热而留其邪，日久煎烁真阴，转成痨瘵，甚至不起。是则湿温一病，仲景迄今，已为难题。……治之之法，当于《伤寒论》求之，自有良方，用之不匮。奈何世人惑于宋元谬说'伤寒方不可以治温病'，而以叶天士为不二法门，斯世之所以独多夭札欤？"[1]10对具体方药的使用也提出了独到看法，指出"夫江南风俗，土薄气轻，天士轻扬凉解，原用得着；若五岭以南，水土润湿，况当长夏，湿气用事之际，人中其毒，而成湿温，势盛病深，叶派轻骑，用不着矣。欲挽狂澜，惟仲师白虎加桂枝或苍术一方，先行燥化，然后清之耳。"[1]10处方以白虎加桂枝汤加减转银翘散加大黄合桑菊饮治疗，"比逾月，肥白胜前，容光焕彩矣。"[1]11

卢觉非治疗湿温，既不囿于"伤寒方不可以治温病"[1]10之说，也不"以叶天士为不二法门"[1]10，而是摒弃各自门户之见，融会寒温，根据临床实际选择合适方药进行治疗。但是，他认为"王士雄、吴鞠通辈，聚讼数百年而弄不清楚者，亦混春温于湿温一门耳"[1]10，此说对王士雄、吴鞠通的评价则有失偏颇。他提出岭南与江南因为气候、地势不同，对温病的治疗也应有所不同，认为岭南长夏湿病，治宜重剂。某种程度上体现出"岭南温病"或"岭南医学"的概念，八九十年前已有此见，实属难能可贵。

审证眼光独到，用药胆大心细

卢觉非审证，不人云亦云，每于繁杂见症中抓住主症及辨证关键，从而正确辨证用药。如治梁球一案，经他医误汗、误下之后来诊，"脉之洪大，舌滑口渴，疲不欲起，胸闷喘逆，午后渐热，夜不能寐，目阖即狂言。"[1]10卢觉非"因患者胸闷窒息，而舌滑也"[1]10，遂"毅然决为湿温"[1]10。另如治蔡氏"突发寒热"[1]12，经他医误治，"势更危剧，时虽风雨交作，尤要迎风摇扇，四肢厥冷，烦渴暴注，易箦待时而已。……比兼程至，则已陈地上，雏儿稚子，环而举哀矣。排众而前，脉之已绝，惟双目炯炯，尚有神气可治。唇红舌绛，苔白中黄而滑甚，张口索水，既饮又吐，以被覆之，呼热掀去。当即决曰：'此阴证也。阳扰于外，阴争于内，真藏暴露，已濒将脱之危矣。诚以阳气愈虚，则假像愈盛。'"【1】12

在治蔡氏一案中，卢觉非处方"附子一两、桂枝三钱、白术三钱、炙草二钱、云苓五钱、干姜三钱、法夏三钱、台党五钱、牡蛎四钱。"【1】13此证粗看易误为热证，而卢觉非仍治以热药重剂，非术精胆大者难有此举。同时，嘱病家"将药浓煎，候冷，分两次服。盖彼浮阳飘荡，势欲离根，猝遇温药，不难急激生变，奚如冷服以从治之？而且呕吐正剧，设为顿服，则药力未行，复又吐出，将何益哉？故分二服，初小试之，以柔济刚，斯乃万全之道也。"【1】13其细心审慎由此可见一斑。

中西医结合认识、治疗痔疮

卢觉非在医话《痔病穷源》中分"痔疮定义""痔漏病理""痔之成因"及"痔病经过"介绍他对痔疮的认识。【1】104

他将痔疮定义为"肛道静脉丛之一部分，因血行种种之变化，而充积郁聚，以致其血管扩张，生成肿疡。"【1】104认为痔疮病因是由于"多静少动之人"【1】104、"用脑者"【1】105、"嗜辛辣酒燥者"【1】105、"孕妇产妇"【1】105、"家族遗传"【1】105。并根据症状特点、病情轻重将痔疮分为四期，并指出其危害性。以上内容的介绍均属于西医范畴。虽然以现在的目光来看，其论述略显简单，但与现代医学对痔疮的认识没有原则上的错误。作为一个中医，在他那个时代能对痔疮有这种水平的认识，说明他对西医有深入的学习，实属难得。

这篇医话的特色在于"痔漏病理"及治法两方面的论述。

卢觉非指出，"痔为……局部充血之现状，……血液充积至某种程度，则破裂放射，俗称下血。如积血既去，痔体渐小，痛亦随之减轻。有时误食辛辣煎炒热物，或因便秘而影响血液之循环，痔体复充血而发作。如是生息不已……治不除根。……明乎此，则古人所谓气痔、血痔、牡牝痔、鼠瘘种种名称，如五痔、九漏等，其病因总不外乎是。在昔无科学解剖以资印证，临床诊疾，仅据现状而拟名，不能探本究原，穷其真相，非如今之生理解剖学，确定痔患属于局部充血之肿疡也。"[1]104在这段论述中，卢觉非不避中医对痔疮认识之短，并引西医之长以补之。在对中医、西医都有深入认识的基础上，采用取长补短的方法进行中西医汇通，这种思路即使是在今天也具有借鉴意义。

治疗时，"一言以括之曰：消灭痔体，剔除腐管，使患部复生新肌，为原具之状态，务令气血流畅，无充郁压积之现状。……然欲达此目的，药物与手术，皆有同等重要之价值，相辅为功，乃臻全治。否则徒恃手术，纵能脱痔体，不知培土疏木，清澈其源，比之刈草不除根，一遇辛燥热毒，又似逢春而发矣。"[1]105总的来说，他对痔疮的治疗，以西医擅长之外科手术先治其标，再用中医治其根。这种发掘中西医各自治疗优势所在、根据实际选择合适介入方式的中西医结合思路，在当今临床上仍广泛使用。

可以看出，卢觉非是一位医德高尚、医术精湛的好医生。其学术特点在于融中西医于一炉，为中西医汇通作出了一定贡献。他的某些观点与临证经验至今仍值得借鉴。

参考文献

1卢觉愚.觉庐医案新解附医话录存【M】.香港：雅露毕印务公司，1938: 1,1,1,11,1,11,1,32,32,12,13,31,33,14,14,32,33,11,10,10,10,11,10,10,10,10,10, 10,12, 12,13,13,104,104,104,105,105,105,105,104,105.

（原载《中医文献杂志》2012年第1期）

卢觉非及其《中国针灸科学论》

李乃奇

（一）医家生平

卢觉非（Lo Kok Fei，1895—1952），广东东莞县樟村人，家族世代以医药为业。卢觉非和其弟弟卢觉愚幼承庭训，受父亲卢昆玉影响而习医。卢觉非少时求学于英文书院，早年加入同盟会，民国四年（1915）卒业于广东两粤高等医学堂，民国七年（1918）以最优等毕业于香港丹峰中医学校。卢觉非毕业于中西医校，这在当时并不多见。

当时中医在香港得不到港英政府的承认，迫于生计和机缘巧合，卢觉非踏入影视界，成为香港早期电影史上一位重量级的人物。1926年省港大罢工后卢觉非赴南洋一行医一边经营戏院。在安南地区时，得一外国友人的传授，转而专于痔科。民国十七年（1928），卢觉非加入恽铁樵主办的函授学校学习，对恽师学问甚为拜服。民国十九年（1930）冬，卢觉非与尤烈、何佩瑜等13人发起成立香港中华国医学会。抗战胜利后，卢觉非出任该会主席并为争取中医学会在港合法化多方协调，最终促使改组后的香港中医师公会成为香港第一个注册中医师公会。

卢觉非是香港早年较有声望的医家，在香港文化界和中医界交际甚广，历任中央国医馆广东分馆名誉董事、侨港中医公会首任委员等职。他学贯中西，又精通英文，致力将传统文化与西方文化相结合加以阐释和推广。

卢觉非虽以痔科为务，但对于针灸一科亦甚为重视。他与五弟卢觉愚早年即向承淡安先生投书问难，加入无锡中国针灸学研究社，成为香港地区最早一批社员。卢觉非的医学著作有主要见载于香港《国医杂志》医案医话和发表的文章多篇。另在卢觉愚《觉庐医案新解附医话录存》中存有序1篇和医案4则。此外，卢觉非出版有专著《中国针灸科学论》《痔科真诠》，前者是目前所见其唯一针灸著作，收录了其对针灸、整脊、痔科的观点和治验。另有手稿《越游诗草》存世。

（二）《中国针灸科学论》述评

1.《中国针灸科学论》体例和内容

该书未被《联目》《总目》收录，版权页示1941年10月由香港诚兴印务公司出版，是目前卢觉非仅可见的唯一著作，也是民国时期少有以阐释针灸效应为主的针灸著作，现藏广州中医药大学医史各家学说教研室。从书中序言和医案所提及的时间来看，该书刊行时间不晚于卢觉非当选香港中华国医学会主席（1946年5月）时，应在1946年左右。

是书序言前有王金石、赖少魂、陈存仁、谢利恒等医界名流的题词，并附有头面颈部、胸腹部、侧胸腹部、背腰臀部、上肢和下肢共经穴图六幅。卢觉非在略述针灸沿革后，从针灸疗能的理解、神经反射与针灸治病的物理关系、艾灸的物理研究、针疗的物理研究等几个方面，正文后附有卢觉非针灸验案举例和痔科特效方术的研究。

2. 基本学术观点

①神经反射是针灸治病的基本原理。卢觉非以神经反射调节人体生理、病理状态，通过刺激神经引起反射从而恢复其调节功能为立论。疾病的发生基于神经机能的衰弱或麻痹、神经亢奋或因循环障碍而致血流壅塞，故出现各种病症。操针者，临证诊断，审辨所属，施以适当刺激，引起神经的反射，恢复调节功能，自无不能愈病，这就是针灸治病的三个作用，即兴奋、镇静、诱导，亦"热者寒之，寒者热之""实者泻之，虚者补之"之意。

②针刺物理作用有三：神经反射、化学的作用和生物电气感应。

调节与神经反射的关系。反射作用，又分为单纯反射、扩大联合反射和扩大不协调反射，实为中枢神经所产生。单纯反射是接受刺激后产生神经冲动和传导，最终在对应受体发生对应反射。若受冲动的中枢，波及附近，其他中枢，并起反射，谓曰扩大联合反射；若附近各中枢一部分响应，一部分不予理会，或附近的没有动静而距离较远的，却起而响应这个现象，谓曰扩大不协调反射。以针刺为例，单纯的反射，属于局部性，如臂腋肿痛，刺天池穴治之；肘臂痛，屈伸难，刺孔最穴治之。然针刺之妙，实不只此。有些经穴，被刺的冲动，可以深达内脏，如刺列缺而止头痛，刺内关而除心胸的疼痛，这就是扩大联合反射和扩大不协调反射的结果。若促成几个反射路，甚至全体发生反射现象，所谓"牵一发而动全身"是也。

卢觉非认为针的目的在疏通经脉，调摄气血，燮理阴阳。中医所谓气，就是近代生理学的神经作用。上述所讲反射运动，以中医学视之可云调气之功。

理血与内分泌的关系（化学作用）。卢氏认为脏腑的生理活动主要依靠交感神经和副交感神经的兴奋、抑制相互为用而维持人体内在生理平衡。针刺刺激交感神经和副交感神经，其目的在促进内分泌的改变，从而影响血液循环，实为针效的一部分作用。交感神经兴奋，即收缩血管，相反迷走神经麻痹则血行减少，因之形成贫血状态。若交感神经麻痹，血管扩张，则迷走神经兴奋，血行旺盛，为充血状态。针家以贫血为虚证补法济之，谓充血为实证泻法泄之。补者兴奋之手术也，是兴奋中枢来遏阻交感，停止它的收缩，使迷走兴奋而充血，以补虚证；泻者镇静之手术，是遏阻中枢，放任交感起兴奋来收缩血管，压迫迷走麻痹，使血行减退，而消除充血的现象。故针刺的兴奋刺激，直接施于中枢的，为兴奋作用，即间接对交感为镇静的反应；镇静的刺激，直接到中枢的为镇静作用，即间接对交感神经为兴奋的反应者，此为针刺理血之效的原理。

生物电作用是针刺起效的基础。卢觉非认为神经的活动和传导工作有赖生物电的作用（动作电位或损伤电位），病者于针下觉有一股酸痹感并向不同方向传道，即电流的作用，也就是神经传导的冲动。一切反射运动和感应，都是由冲动而引致的，电气的感应则是冲动的前提或基础。

针刺效应的假说。卢觉非根据上述学说，结合自身临床体会，对针刺的效应进行了假说，试归纳之：（1）经穴之下，有肌肉、神经、血管等，往往与神经的枝干平行，故经穴的所取，即以神经为主；（2）针刺后，经穴下神经受损，产生损伤电流引起神经冲动而传导，一头循外周知觉神经而至中枢，一头循末梢支络的直至与经穴相系器官（即经络传导），再由器官的知觉神经而传至中枢，完成一个电周径（electric-circuit），此为神经反射路径之一；（3）针刺中枢反射的出入传导必须经过神经节，除依生理原则在中枢发生反射作用外，同时通过神经节传导于自主神经发生作用进而影响内分泌，最终作用于脏腑。

卢觉非亦提出，传统经穴与解剖神经节的对应关系，远非当时解剖生理学的知识所能解释，惟有凭着古人遗传的经验，临症体会，参近代的科学常识，稍明梗概而已。根据卢氏临床体会，凡是动脉应手的经穴可施作用于交感神经之上，从针下的酸痹感的趋向，确知很多经穴是直通内脏的。如归来穴直通前列腺及尿道，水道穴直通睾丸，八髎穴之于子宫卵巢，肾俞穴之于肾上腺，皆有直接关系，由于交感神经的纤维分布到这些无管腺体，但是最主要的是血管壁遍布交感神经纤维来节制血管的扩张和收缩运动。

针刺时长与反射的关系。反射的持续的久暂，取决于刺激的强弱和时长，刺法之所以有留针、撚针者，正欲其持续至延长，使冲动持续传导和到达远处。

③艾灸的七大疗效。卢觉非参考西洋的热疗理论，和东洋灸法的实验，融会沟通，阐明艾灸所以愈病的原理。总结归纳最少七大疗效：1.增加毛细管血压，促进血浆蛋白的渗透，使患部的组织，易于修补；2.扩张动脉的毛细管，迫使静脉毛血管随而扩大，使多量的血液，得以流通；3.增加血液循环的速率，以畅通血行；4.排除所有刺激知觉神经末梢的受体，致人于痛苦的化学分子；5.增加血液氧化率，旺盛新陈代谢的机能；6.增加白血球及血浆，助其噬菌运动；7.扩大毛血管系统，促进淋巴管的流通及其他。

④针灸治病各有所宜。针刺是痛觉反射，热觉次之，能直达神经，产生损伤电流，内脏感应最强，故宜于急性疾患，且针之功在电气的感应，引起神经反射，促进内分泌调节血行，治神经性的疾患独具特效，一切头痛、气痛，奏效之速。灼灸为热觉反射，痛觉次之，除影响神经反射外，尚有化学作用，增加白血球，加强它的噬菌运动，旺盛血液的循环和新陈代谢的作用，可缓解神经的痉挛或肌肉的紧张，最宜于慢性疾患。善治风湿顽痹结核腺质，及暴寒所致等症。虽然针、灸相辅为功，不可偏置，若拆其疗能之独到者，则灸者在于传热，针者在于感应，各有所宜。

（三）临床治验

《中国针灸科学论》文后收录了卢觉非、卢觉愚针灸、整脊的医案7个，反映了卢觉非非仅精于痔科，对此术亦有验于此。如卢觉非治卢国棉祖母足痛痹数月不痊，诉称左腿肿痛，膝关尤甚，夜半转筋，非天明不得寐，诊已，欲刺环跳，而所携无长针，改针复溜、三里、膝眼等穴，乃至阳陵，老太夫人微作呻吟，似觉痛些，停撚候息，针出随而起立，举步雀跃。又如在金边一剧院遇中年男子脑充血卒倒，卢觉非就近向借取烟托清洁后，刺人中立醒，再刺列缺、内关、曲池、合谷、足三里、丰隆，并处与方药善后。

卢觉非受卢觉愚的影响对美式整脊术甚为赞同，他认为整脊术中神经节点的支配多能与经穴相应，两者相辅发明，可足借镜。如治卢国棉夫人十余载腿酸痛一案，患者常医未效，痛而且甚痹，昼夜不息，询其病史，知非风湿所致，或气血之变，因验其脊骨，发现胸椎第十一节以下至腰椎第五节异常，依整脊术压而正之，其痛如失，隔日施术一次，计三次而痊。

（四）小结

卢觉非作为香港中医界较有声望的医家，他与卢觉愚一同推动国医针灸在香港的发展，将当时东西洋学说与传统针灸理验相结合，融古贯今，阐扬古道。尤其著作《中国针灸科学论》对针灸治病原理阐发之深度在当时并不多见，他突破了既往对针灸原理的探索囿于东洋神经刺激学说的范围，以自身临床体会深入阐释了针灸效应与神经反射、内分泌和生物电效应的关系，指出针灸原理的科学研究，须借助解剖、生理、组织、生物诸学为基础，乃有可循之道而阐明之。限于时代和条件，我们难以直接获知卢觉非对"经络就是神经"这一说法的态度，但从其对针刺效应的假说和自身的体会，经络所属当另有所指而非等同神经，当时所持的西医理论并不能完全解释传统针灸理法方穴术，这些看法即使放在今天也是具有积极意义的。卢觉非对针灸机理的解释和假说固有其时代局限性，正如卢觉非所言"凡百学术，创始初期或从事革新之论，漏略纰缪，势所难免"，后之学者惟广其用，明其理，方能诞登道岸。

（原载《岭南针灸学术源流探讨与近代学术流派整理研究》，广州中医药大学博士论文，2015）